国家医师资格考试实践技能考试实战模考密卷丛书

中医执业医师实践技能考试实战模考密卷

（具有规定学历和师承及确有专长）

主　编　徐　雅　李卫红

副主编　杜庆红　禄　颖　高惠娟

编　委（以姓氏笔画为序）

田　甜　刘兵兵　刘政中

关梓桐　汤轶波　许筱颖

李　悦　张　凡　陈子杰

胡艳红　韩　琳　穆　岩

中国中医药出版社

·北　京·

图书在版编目（CIP）数据

中医执业医师实践技能考试实战模考密卷/徐雅，李卫红主编．—北京：中国中医药出版社，2018. 12

（国家医师资格考试实践技能考试实战模考密卷丛书）

ISBN 978 - 7 - 5132 - 5378 - 9

Ⅰ．①中… Ⅱ．①徐… ②李… Ⅲ．①中医师 - 资格考试 - 习题集 Ⅳ．①R2 - 44

中国版本图书馆 CIP 数据核字（2018）第 263998 号

中国中医药出版社出版

北京市朝阳区北三环东路 28 号易亨大厦 16 层

邮政编码 100013

传真 010 - 64405750

保定市西城胶印有限公司印刷

各地新华书店经销

开本 787 × 1092 1/16 印张 14 字数 332 千字

2018 年 12 月第 1 版 2018 年 12 月第 1 次印刷

书号 ISBN 978 - 7 - 5132 - 5378 - 9

定价 59. 00 元

网址 www. cptcm. com

社 长 热 线 010 - 64405720

购 书 热 线 010 - 89535836

维 权 打 假 010 - 64405753

微信服务号 zgzyycbs

微商城网址 https://kdt. im/LIdUGr

官 方 微 博 http://e. weibo. com/cptcm

天猫旗舰店网址 https://zgzyycbs. tmall. com

如有印装质量问题请与本社出版部联系（010 - 64405510）

编写说明

医师实践技能考试作为国家执业医师资格考试的首场考试，直接决定考生能否参加之后的医学综合笔试，因此历来被广大考生所重视。而医师实践技能考试三站如何设置、每一站具体考查什么内容，在历年考试大纲中均没有明确规定。因此，为了帮助全国考生更好地了解医师实践技能考试的考试形式、考试内容、考试重点、答题技巧和评分标准等，使考生能够在准备实践技能考试的时候有的放矢，事半功倍，中国中医药出版社特组织在国家执业医师考试培训一线的著名专家编写了本书。

本书严格按照国家中医药管理局中医师资格认证中心、中医类别医师资格考试专家委员会2016年最新颁布的《中医执业医师资格实践技能考试大纲（2016年版）》和《国家医师资格考试实践技能考试指导［中医执业医师（具有规定学历）］》进行编写。我们在对2010年至2016年全国各地实践技能考试真题的大数据分析的基础上，针对考试的广度和深度，总结出近七年考试涉及的高频考点，编写了一定数量的模拟题，涵盖考试热点和难点，体现考试形式和特点。

全书分两部分，第一部分是应试技巧，主要为读者讲解实践技能考试的形式，分析实践技能考试三站的内容和特点，以及每一站的具体要求和评分标准，以便读者更全面地了解实践技能考试，更好地适应考试，更有目的地准备考试。第二部分是模拟试题，完全模拟实践技能考试中三站的内容和出题形式，每一站分别设计了60号模拟题，这些考试题均是基于对历年考试真题大数据分析的基础上，从高频考点中抽取的，并且每一题后面由权威专家给出答案解析，供广大考生应试使用。本书的特别之处在于，重点突出了2016年实践技能考试各站的最新变化。如第一站病案分析由往年的一个病案分析改为两个病案分析，并且在答题要求中免去了主诉、现病史、体格检查等一系列内容的作答；第二站和第三站的部分项目的分值进行了调整。

本书内容翔实，紧贴最新考试大纲，权威性强，适合参加国家执业医师资格考试的考生练习备考使用。

编者

2018年10月

目　录

第一部分　应试技巧 ······ 1
第一站　病案分析 ······ 3
第二站　操作技能 ······ 5
第三站　临床答辩 ······ 7
第二部分　模拟试题 ······ 9
第一站　病案分析 ······ 11
第二站　操作技能 ······ 92
第三站　临床答辩 ······ 157

第一部分　应试技巧

第一站　病案分析

一、考试形式和分值分布

中医实践技能考试的第一站在2016年进行了大的调整，由以往的辨证论治改为病案分析。该站仍然沿用以往的形式，设置60号题。但是每号题中由历年一个病案改为现在的两个病案，其中一个属于内科病案，另一个则从外科、妇科、儿科病案中选取。考试形式是给出一个病案（例）资料，要求考生根据题目提供的临床资料，按照答题卡上的要求，以笔答形式完成中医疾病诊断、中医证候诊断、中医辨病辨证依据（含病因病机分析）、中医类证鉴别、中医治法、方剂名称、药物组成、剂量以及煎服方法的书写。第一站所占分值是40分，每个病案分析20分，考试时间是60分钟。第一站各个项目及评分细则标准见下表。

第一站考试项目及评分标准

考试项目	评分标准	
	具有规定学历	师承或确有专长
中医疾病诊断	3	3
中医证候诊断	3	3
中医辨病辨证依据（含病因病机分析）	4	4
中医类证鉴别	3	3
中医治法	2	2
方剂名称	2	2
药物组成、剂量及煎服法	3	3
合计	20	20
题量及合计	2题，总计40分	2题，总计40分

二、试题举例

××号题

【病案（例）摘要1】

闫某，男，46岁，干部。2015年7月20日初诊。

患者大便稀溏1年余，病情时轻时重，每因抑郁恼怒而加重。现症：泄泻，腹部攻窜作痛，大便溏泻，每日3次，伴见体倦乏力，胸胁胀闷，嗳气食少，脘腹胀痛，舌淡红，苔薄白，脉弦。

【答题要求】

1. 根据上述摘要，在答题卡上完成书面分析。
2. 中医类证鉴别：请与痢疾鉴别。

【病案（例）摘要2】

苏某，男，45岁，工人，5月18日初诊。

患者双手遇热或肥皂水洗后皮肤剧痒难忍发作 3 年，伴有口干不欲饮，腹胀。查体：皮损色暗，粗糙肥厚，对称分布，舌淡，苔白，脉弦细。

【答题要求】

1. 根据上述摘要，在答题卡上完成书面分析。

2. 中医类证鉴别：请与牛皮癣鉴别。

考试时间：60 分钟。

【答案解析1】

中医疾病诊断：泄泻；**中医证候诊断：**肝气乘脾证。

中医辨病辨证依据（含病因病机分析）：

患者以大便稀溏为主症，故诊断为泄泻。大便稀溏，病情时轻时重，每因抑郁恼怒而加重，腹部攻窜作痛，大便溏泻，每日 3 次，伴见体倦乏力，胸胁胀闷，嗳气食少，脘腹胀痛，舌淡红，苔薄白，脉弦，证属肝气乘脾证。

肝气不疏，横逆犯脾，脾失健运，清浊混杂而下，则发生泄泻。

中医类证鉴别：需与痢疾鉴别。

两者均为大便次数增多、粪质稀薄的病证。泄泻以大便次数增加，粪质稀溏，甚则如水样，或完谷不化为主症，大便不带脓血，也无里急后重，或无腹痛；而痢疾以腹痛、里急后重、便下赤白脓血为特征。

中医治法：抑肝扶脾。

方剂：痛泻要方加减。

药物组成、剂量及煎服方法：

白芍 15g，白术 15g，陈皮 12g，防风 12g，党参 15g，茯苓 15g，扁豆 15g，鸡内金 12g。

五剂，水煎服，日一剂，早晚分服。

【答案解析2】

中医疾病诊断：湿疮；**中医证候诊断：**血虚风燥证。

中医辨病辨证依据（含病因病机分析）：

患者双手遇热或肥皂水烫洗后则皮肤剧痒难忍，反复发作 3 年为主症，故中医诊断为湿疮。伴有口干不欲饮，纳差，腹胀。皮损色暗，粗糙肥厚，对称分布。舌淡，苔白，脉弦细。故辨证为血虚风燥证。

病久耗伤阴血，血虚风燥，乃致肌肤甲错。

中医类证鉴别：请与牛皮癣鉴别。

牛皮癣好发于颈侧、肘、尾骶部，常不对称，有典型的苔藓样变。皮损倾向干燥，无多形性损害。

中医治法：养血润肤，祛风止痒。

方剂：当归饮子或四物消风饮加丹参、鸡血藤、乌梢蛇。

药物组成、剂量及煎服法：

当归 20g，白芍 12g，川芎 9g，生地黄 15g，白蒺藜 12g，防风 15g，荆芥穗 15g，何首乌 12g，白鲜皮 12g，黄芪 20g，蝉蜕 12g，丹参 20g，鸡血藤 15g，乌梢蛇 9g。

五剂，水煎服，日一剂，早晚分服。

第二站　操作技能

一、考试形式和分值分布

第二站是临床基本技能操作的考试，本站一般每年出 60 号考题，要求考生从中抽取一号考题，采取的是边操作边口述的形式或考生互查的方式进行。考试时间为 15 分钟。中医类别考生（包括具有规定学历和师承及确有专长人员）本站所占分值是 30 分。而每一号考题又分别包括不同的 4 个问题，分别是：中医操作 2 题，体格检查 1 题，西医操作 1 题。具体的考试项目及评分标准见下表。

第二站考试项目及评分标准

考试内容	考试分数	考试方法	考试时间
中医操作	10	实际操作	15 分钟
中医操作	10		
体格检查	5		
西医操作	5		

二、试题举例

××号题

【题干】

1. 定喘、外关、足三里定位
2. 诊脉选指布指
3. 霍夫曼征
4. 口对口人工呼吸

【答题要求】根据你所抽题号的要求，边操作边口述，时间 15 分钟。

【答案解析】

1. 定喘、外关、足三里定位

定喘：位于背部，横平第 7 颈椎棘突下，后正中线旁开 0.5 寸。

外关：位于前臂后区，腕背侧远端横纹上 2 寸，尺骨与桡骨间隙中点。

足三里：在小腿前外侧，当犊鼻下 3 寸，胫骨前嵴外一横指处。

2. 诊脉的选指和布指

选指：医者在诊脉时用左手诊病人的右手，用右手诊病人的左手，三指指端平齐，手指略呈弓形倾斜，与受诊者体表约呈 45°角为宜，这样的角度可以使指目紧贴于脉搏搏动处以便于诊脉。布指：医生下指时，先以中指按在桡骨茎突内侧动脉处，称为中指定关，然后用食指按在关前定寸，用无名指按在关后定尺，布指疏密适当。

3. 霍夫曼征

使病人腕部稍微背伸，手指微屈曲，检查者以右手食指及中指轻夹病人中指远侧指间关节，以拇指向下弹按其中指指甲，拇指屈曲内收，其他手指屈曲者为阳性反应。阳性代表锥体束损伤。

4. 口对口人工呼吸

（1）施救者一只手的拇指和食指捏住患者鼻翼，用小鱼际肌按患者前额，另一只手固定患者下颌，开启口腔。

（2）施救者双唇严密包住患者口唇，平静状态下吹气，吹气时观察胸廓是否隆起，吹气时间每次不少于1s，每次送气量500～600mL，以胸廓抬起为有效。

（3）吹气完毕，松开患者口鼻，使患者的肺和胸廓自然回缩，将气体排出，重复吹气一次，与心脏按压交替进行，吹气按压比为2∶30。

第三站　临床答辩

一、考试形式和分值分布

第三站是临床答辩，本站一般每年出 60 号考题，要求考生从中抽取一号考题，采取的是现场答辩的方式进行。中医类别考生（包括具有规定学历和师承及确有专长人员）本站所占分值是 30 分。时间是 15 分钟。而每一号考题中根据考生类别不同，又分别包括不同的 4 个问题，具体内容为：

中医考生（具有规定学历）：

1. 中医问诊（病史采集）。
2. 中医答辩。
3. 双重诊断。
4. 临床判读。

中医考生（师承或确有专长）：

1. 中医问诊（病史采集）。
2. 中医答辩。
3. 中医答辩。
4. 临床判读。

考试项目及评分标准见下表。

第三站考试项目及评分标准

具有规定学历人员（中医执业）				师承或确有专长人员（中医执业）			
考试内容	考试分数	考试方法	考试时间	考试内容	考试分数	考试方法	考试时间
中医问诊	10	现场口试	15 分钟	中医问诊	10	现场口试	15 分钟
中医答辩	5			中医答辩	10		
双重诊断	10			中医答辩	5		
临床判读	5			临床判读	5		

二、试题举例

××号题

【题干】

1. 男，56 岁，多饮、多尿、消瘦 1 年。请围绕以上病例问诊
2. 试述足三里、腰阳关的主治病症
3. 患者咳嗽，咳少量黏痰，带有血丝，胸部隐隐作痛，口干咽燥，皮肤干燥，舌边

红，脉细数。查体：T 37.6℃，P 85 次/分钟，R 18 次/分钟，BP 120/80mmHg。实验室检查白细胞 5.9×10^9/L，痰涂片染色见抗酸杆菌（+），X 片显示右上肺见一低密度影，边缘模糊不清。请给出中西医诊断

4. 请说出溃疡性结肠炎的并发症

【答题要求】根据你抽取题号的要求，进行口头答辩，时间 15 分钟。

【答案解析】

1. 病史采集

（1）现病史

①主症的时间，程度：每次喝多少水？每天小便几次？尤其是夜间。每天小便量是多少？体重下降多少？是否跟劳累、受寒、肥胖不运动、情绪波动等有关？

②伴随症状：多食否？心悸否？乏力否？失眠否？大小便正常否？出虚汗否？是否伴有发热？

③诊疗经过：是否进行过空腹血糖或 OGTT 实验？确诊糖尿病否？口服降糖药否？注射胰岛素否？平时查血糖否？控制效果如何？

（2）其他病史：既往史、个人史、家族史、过敏史有无异常？家族中是否有糖尿病患者？

2. 试述足三里、腰阳关的主治病症

足三里的主治病症：①胃痛、呕吐、噎膈、腹胀、腹泻、痢疾、便秘等胃肠病证；②下肢痿痹；③心悸、眩晕、癫狂等神志病；④乳痈、肠痈等外科疾患；⑤虚劳诸证，为强壮保健要穴。

腰阳关的主治病症：①腰骶疼痛，下肢痿痹；②月经不调、赤白带下等妇科病证；③遗精、阳痿等男科病证。

3. 双重诊断

中医诊断：肺痨（肺阴虚证）。

西医诊断：肺结核。

4. 溃疡性结肠炎的并发症

①急性结肠扩张；②溃疡穿孔；③并发大出血；④肛周疾病：常见有肛裂、肛周脓肿、肛瘘、痔疮等；⑤结肠癌；⑥结肠假息肉形成；⑦结肠狭窄与肠梗阻。

第二部分　模拟试题

第一站 病案分析

001 号题

【病案（例）摘要1】

张某，男，46 岁，农民。2016 年 1 月 7 日就诊。

患者于 3 天前因天气变化受凉后出现恶寒发热，无汗，头痛，肢节酸疼，鼻塞声重，鼻痒喷嚏，时流清涕，咽痒，咽痛，咳嗽，痰吐稀薄色白，渴喜热饮。遂来就诊。舌苔薄白而润，脉浮紧。

【答题要求】

1. 根据上述摘要，在答题卡上完成书面分析。

2. 中医类证鉴别：请与时行感冒鉴别。

【病案（例）摘要2】

沈某，男，25 岁，学生。2015 年 8 月 19 日初诊。

患者昨日晨起出现上腹部疼痛，6 小时后出现右下腹痛，呈持续性进行性加剧，伴恶心欲吐，纳差，二便正常，无发热。查体：右下腹麦氏点压痛，反跳痛及肌紧张。舌苔白腻，脉弦紧。血常规：白细胞 $11\times10^9/L$，中性粒细胞 0.81，尿常规正常。

【答题要求】

1. 根据上述摘要，在答题卡上完成书面分析。

2. 中医类证鉴别：请与胃、十二指肠溃疡穿孔鉴别。

时间：60 分钟。

【答案解析1】

中医疾病诊断：感冒；**中医证候诊断**：风寒束表证。

中医辨病辨证依据（含病因病机分析）：

患者因气候变凉诱发，出现恶寒发热，无汗，鼻塞、流涕、喷嚏、咽痒、咽痛，中医辨病为感冒。无汗，头痛，肢节酸疼，鼻塞声重，鼻痒喷嚏，时流清涕，咽痒，痰吐稀薄色白，渴喜热饮，舌苔薄白而润，脉浮紧为风寒束表证。

外出受凉，感受寒邪，风寒外束，卫阳被郁，腠理闭塞，肺气不宣。病位在卫表肺系，病性属表属实。

中医类证鉴别：需与时行感冒鉴别。

时行感冒病情较重，发病急，全身症状显著，可以发生传变，化热入里，继发或合并他病，具有广泛的传染性、流行性。而普通感冒病情较轻，全身症状不重，少有传变，在气候变化时发病率可以升高，但无明显流行特点。

中医治法：辛温解表。

方剂：荆防达表汤或荆防败毒散加减。

药物组成、剂量及煎服法：

荆芥15g，防风12g，羌活9g，柴胡9g，前胡12g，川芎9g，枳壳9g，茯苓12g，桔梗6g，甘草6g。

三剂，水煎服，日一剂，早晚分服。

【答案解析2】

中医疾病诊断：肠痈；**中医证候诊断：**瘀滞证。

中医辨病辨证依据（含病因病机分析）：

患者以转移性右下腹痛，持续性加重，查体右下腹麦氏点压痛，反跳痛及肌紧张为主症，且白细胞 $11\times10^9/L$，中性粒细胞0.81，故诊断为肠痈；转移性右下腹痛，呈持续性，进行性加剧，伴恶心欲吐，纳差，舌苔白腻，脉弦紧，证属病变初期瘀滞证。

肠道传化失司，糟粕停滞，气滞血瘀，瘀久化热，热胜肉腐而成痈肿。

中医类证鉴别：需与胃、十二指肠穿孔鉴别。

胃、十二指肠穿孔后溢液可沿升结肠旁沟流至右下腹部，很似急性阑尾炎的转移性腹痛。该病病人既往多有溃疡病史，突发上腹剧痛，迅速蔓延至全腹，除右下腹压痛外，上腹仍具疼痛和压痛，腹肌板状强直，肠鸣音消失，可出现休克，多有肝浊音界消失。X线透视或摄片多有腹腔游离气体，不难鉴别。如诊断有困难，可行诊断性腹腔穿刺检查。

中医治法：行气活血，通腑泄热。

方剂：大黄牡丹汤合红藤煎剂加减。

药物组成、剂量及煎服方法：

大黄9g（后下），芒硝12g（冲服），桃仁15g，牡丹皮20g，冬瓜仁12g，红藤12g，延胡索15g，乳香15g，没药15g。

五剂，水煎服，日一剂，早晚分服。

002号题

【病案（例）摘要1】

李某，女，20岁，学生。2015年12月17日就诊。

患者于两天前外出受凉后出现恶寒发热，鼻塞流涕，咳嗽，咽痒，咽痛，服用感冒药后，怕冷症状稍减，身热，少汗，头昏，心烦，口干，干咳少痰。遂来就诊。舌红少苔，脉细数。

【答题要求】

1. 根据上述摘要，在答题卡上完成书面分析。

2. 中医类证鉴别：请与风温初起鉴别。

【病案（例）摘要2】

张某，女，35岁，已婚，教师。2015年9月2日就诊。

患者乳房肿块伴疼痛半年，乳房肿块月经前加重，经后缓减，伴有腰酸乏力，神疲倦怠，月经失调，量少色淡。查体：双侧乳房外上象限触及片块表面光滑，活动度好的肿块，有压痛，舌淡，苔白，脉沉细。

【答题要求】

1. 根据上述摘要，在答题卡上完成书面分析。

2. 中医类证鉴别：请与乳核鉴别。

时间：60 分钟。

【答案解析 1】

中医疾病诊断：感冒；**中医证候诊断：**阴虚感冒证。

中医辨病辨证依据（含病因病机分析）：

患者有外出受凉史，而致恶寒发热，咳嗽，鼻塞流涕，咽痒，咽痛，中医辨病为感冒。身热，少汗，头昏，心烦，口干，干咳少痰，舌红少苔，脉细数为阴虚证。

阴亏津少，外受外邪，卫表失和，津液不能作汗。病位在卫表肺系，病性属表属虚。

中医类证鉴别：需与风温初起鉴别。

感冒特别是风热感冒与风温初起颇为相似，但风温病势急骤，寒战发热甚至高热，汗出后热虽暂降，但脉数不静，身热旋即复起，咳嗽胸痛，头痛较剧，甚至出现神志昏迷、惊厥、谵妄等传变入里的证候，而感冒发热一般不高或不发热，病势轻，不传变，服解表药后，多能汗出热退，脉静身凉，病程短，预后良好。

中医治法：滋阴解表。

方剂：加减葳蕤汤化裁。

药物组成、剂量及煎服法：

玉竹 12g，甘草 9g，大枣 6g，豆豉 12g，薄荷 6g（后下），葱白 6g，桔梗 9g，白薇 9g。

三剂，水煎服，日一剂，早晚分服。

【答案解析 2】

中医疾病诊断：乳癖；**中医证候诊断：**冲任失调证。

中医辨病辨证依据（含病因病机分析）：

患者以乳房肿块伴疼痛为主症，故诊断为乳癖；乳房肿块月经前加重，经后缓减，伴有腰酸乏力，神疲倦怠，月经失调，量少色淡。查体：双侧乳房外上象限触及片块表面光滑，活动度好的肿块，且有压痛，舌淡，苔白，脉沉细，证属冲任失调证。

因冲任失调，使气血瘀滞，或阳虚痰湿内结，经脉阻塞，而致乳房结块、疼痛、月经不调。

中医类证鉴别：请与乳核鉴别。

乳核多见于 20～25 岁女性，乳房肿块形如丸卵，质地坚实，表面光滑，边界清楚，活动度好，病程进展缓慢。

中医治法：调摄冲任。

方剂：二仙汤合四物汤加减。

药物组成、剂量及煎服方法：

仙灵脾 9g，当归 9g，白芍 12g，巴戟天 12g，肉苁蓉 9g，制香附 6g，郁金 12g，天冬 12g，贝母 9g，知母 12g。

五剂，水煎服，日一剂，早晚分服。

003 号题

【病案（例）摘要1】

王某，男，37 岁，教师。2015 年 3 月 12 日就诊。

患者反复咳嗽 3 年，每年咳嗽 3 ~ 5 个月。最近两个月咳嗽复发，尤其发怒时加重，出现上气咳逆阵作，咳时面赤，咽干口苦，常感痰滞咽喉而咯之难出，量少质黏如絮条，胸胁胀痛，咳时引痛。遂来就诊。舌边红，舌苔薄黄少津，脉弦数。

【答题要求】

1. 根据上述摘要，在答题卡上完成书面分析。
2. 中医类证鉴别：请与喘证鉴别。

【病案（例）摘要2】

姜某，女，52 岁，已婚，教师，2015 年 6 月 21 日初诊。

患者月经紊乱 1 年，经量多，色暗，有块，面色晦暗，精神萎靡，形寒肢冷，烘热汗出，腰膝酸软，纳呆腹胀，面浮肢肿，夜尿多，带下清稀，舌胖嫩，边有齿痕，苔薄白，脉沉细无力。

【答题要求】

1. 根据上述摘要，在答题卡上完成书面分析。
2. 中医类证鉴别：请与癥瘕鉴别。

时间：60 分钟。

【答案解析1】

中医疾病诊断：咳嗽；**中医证候诊断：**肝火犯肺证。

中医辨病辨证依据（含病因病机分析）：

患者有 3 年咳嗽病史，目前以咳嗽为主症，中医辨病为咳嗽。发怒时加重，出现上气咳逆阵作，咳时面赤，咽干口苦，常感痰滞咽喉而咯之难出，量少质黏如絮条，胸胁胀痛，咳时引痛，舌边红，舌苔薄黄少津，脉弦数，为肝火犯肺证。

郁怒伤肝，肝失条达，气机不畅，肝郁化火，上逆侮肺。病位在肝、肺，病性属里属实。

中医类证鉴别：需与喘证鉴别。

咳嗽与喘证均为肺气上逆之病证。临床上也常见咳、喘并见，但咳嗽以气逆有声，咯吐痰液为主；喘证以呼吸困难，甚则不能平卧为临床特点。

中医治法：清肺泻肝，顺气降火。

方剂：黛蛤散合黄芩泻白散加减。

药物组成、剂量及煎服法：

桑白皮 10g，地骨皮 10g，青皮 6g，陈皮 6g，青黛 9g（冲服），海蛤壳 9g，粳米 6g，五味子 9g，甘草 6g，白茯苓 9g，人参 6g（另煎）。

五剂，水煎服，日一剂，早晚分服。

【答案解析2】

中医疾病诊断：绝经前后诸证；**中医证候诊断：**肾阴阳两虚证。

中医辨病辨证依据（含病因病机分析）：

患者年龄 52 岁，月经紊乱为主症，故诊断为绝经前后诸证。月经紊乱，经量多，色暗，有块，面色晦暗，精神萎靡，形寒肢冷，烘热汗出，腰膝酸软，纳呆腹胀，面浮肢肿，夜尿多，带下清稀，舌胖嫩，边有齿痕，苔薄白，脉沉细无力，证属肾阴阳两虚证。

真阴真阳不足，不能濡养、温煦脏腑，或激发、推动机体的正常生理活动功能减弱，而致诸症丛生。

中医类证鉴别：需与癥瘕鉴别。

癥瘕可能出现月经过多或经断复来，或有下腹疼痛，浮肿，或带下五色，气味臭秽，或身体骤然明显消瘦等症状。并且癥瘕可以发生在中老年阶段。

中医治法：补肾扶阳，滋肾养血。

方剂：二仙汤加生龟板、女贞子、补骨脂。

药物组成、剂量及煎服方法：

仙茅9g，仙灵脾9g，巴戟天9g，当归9g，黄柏6g，知母6g，生龟板30g（先煎），女贞子9g，补骨脂9g。

五剂，水煎服，日一剂，早晚分服。

004 号题

【病案（例）摘要1】

陈某，女，43 岁。2013 年 1 月 25 日就诊。

患者 3 天前外出受凉，出现咳嗽频剧，气粗，喉燥咽痛，咳痰不爽，痰黏稠黄，咳时汗出，鼻流黄涕，口渴，头痛，伴有恶风，身热等。遂来就诊。舌苔薄黄，脉浮数。

【答题要求】

1. 根据上述摘要，在答题卡上完成书面分析。

2. 中医类证鉴别：请与肺痨鉴别。

【病案（例）摘要2】

曾某，女，3 岁。2015 年 9 月 4 日初诊。

患儿腹泻 6 天，大便日行 10 余次，水样便。现症：精神不振，啼哭少泪，口渴多饮，无呕吐，目眶轻度凹陷，皮肤干燥，四肢尚温，小便短少，口唇干，舌红少津，苔少。

【答题要求】

1. 根据上述摘要，在答题卡上完成书面分析。

2. 中医类证鉴别：请与痢疾鉴别。

时间：60 分钟。

【答案解析1】

中医疾病诊断：咳嗽；**中医证候诊断：**风热犯肺证。

中医辨病辨证依据（含病因病机分析）：

患者有外出受风史，而致咳嗽，咳痰，伴有恶风、身热，舌苔薄黄，脉浮数等表证，中医辨病为咳嗽（外感咳嗽）。咳嗽频剧，气粗，喉燥咽痛，咳痰不爽，痰黏稠，咳时汗出，鼻流黄涕，口渴，头痛，伴有恶风，身热，舌苔薄黄，脉浮数为风热犯肺证。

寒温失宜，风热犯肺，肺失宣肃。病位在肺，病性属表属实。

中医类证鉴别：需与肺痨鉴别。

咳嗽与肺痨均可有咳嗽、咳痰症状，但后者为感染“痨虫”所致，有传染性，同时兼见潮热、盗汗、咯血、消瘦等症，可资鉴别。

中医治法：疏风清热，宣肺止咳。

方剂：桑菊饮加减。

药物组成、剂量及煎服法：

桑叶 15g，菊花 10g，薄荷 6g（后下），连翘 10g，牛蒡子 10g，杏仁 10g（后下），桔梗 6g，大贝母 10g，甘草 10g，芦根 15g。

三剂，水煎服，日一剂，早晚分服。

【答案解析2】

中医疾病诊断：小儿泄泻；**中医证候诊断：**气阴两伤证。

中医辨病辨证依据（含病因病机分析）：

以大便次数增多为主症，故诊断为小儿泄泻。精神不振，啼哭少泪，口渴引饮，目眶轻度凹陷，皮肤干燥，小便短少，口唇干，舌红少津，脉细数，故属于气阴两伤证。

泻下日久，伤津耗气，最终致气阴两伤。

中医类证鉴别：请与痢疾鉴别。

痢疾大便为黏液脓血便，伴有腹痛，里急后重，大便常规检查有脓细胞、红细胞和吞噬细胞，大便培养有痢疾杆菌生长。

中医治法：益气养阴。

方剂：人参乌梅汤加减。

药物组成、剂量及煎服方法：

太子参 6g，乌梅 10g，木瓜 6g，山药 6g，莲子 6g，茯苓 6g，甘草 4.5g。

五剂，水煎服，日一剂，早晚分服。

005 号题

【病案（例）摘要1】

傅某，男，48 岁，已婚，工人。2016 年 3 月 19 日初诊。

患者平素性情急躁易怒，3 天前与家人吵架后，出现头部胀痛，无呕吐，无意识障碍，前来就诊。现症：头昏胀痛，两侧为重，面红口苦，心烦易怒，夜寐不宁，舌红苔黄，脉弦。

【答题要求】

1. 根据上述摘要，在答题卡上完成书面分析。
2. 中医类证鉴别：请与眩晕鉴别。

【病案（例）摘要2】

商某，男，2 岁。2012 年 2 月 11 日就诊。

患儿 2 天前过食生冷瓜果及肉食后数小时出现腹痛，腹泻，一日 6 ~ 7 次，粪质稀薄，大便酸臭，泻后痛减，伴嗳气酸腐，食欲不振，恶心呕吐，腹胀。遂来就诊。舌苔厚腻，脉滑实，指纹滞。

【答题要求】

1. 根据上述摘要，在答题卡上完成书面分析。

2. 中医类证鉴别：请与霍乱鉴别。

时间：60 分钟。

【答案解析1】

中医疾病诊断：头痛；**中医证候诊断：**肝阳证。

中医辨病辨证依据（含病因病机分析）：

患者以头痛为主症，故诊断为头痛；头胀痛，两侧为重，面红口苦，心烦易怒，夜寐不宁，舌红苔黄，脉弦数，证属肝阳头痛。

怒伤肝，肝失条达，气郁化火，阳亢风动。

中医类证鉴别：请与眩晕鉴别。

头痛与眩晕可单独出现，也可同时出现。二者对比，头痛之病因有外感与内伤两方面，眩晕则以内伤为主。临床表现，头痛以疼痛为主，实证较多；而眩晕则以昏眩为主，虚证较多。

中医治法：平肝潜阳息风。

方剂：天麻钩藤饮加减。

药物组成、剂量及煎服方法：

天麻9g，钩藤12g（后下），石决明30g，栀子12g，黄芩12g，丹皮15g，桑寄生15g，杜仲15g，牛膝6g，益母草15g，白芍12g，首乌藤15g。

五剂，水煎服，日一剂，早晚分服。

【答案解析2】

中医疾病诊断：小儿泄泻；**中医证候诊断：**伤食泻。

中医辨病辨证依据（含病因病机分析）：

患儿因过食生冷瓜果和肉食诱发，出现腹痛，大便次数增多，粪质稀薄，大便酸臭，中医辨病为泄泻。大便酸臭，泻后痛减，伴嗳气酸腐，食欲不振，恶心呕吐，腹胀，舌苔厚腻，脉滑实，指纹滞，辨证为伤食泻。

饮食不节，脾胃虚弱，水谷不化，精微不布，清浊不分，合污而下。病位在脾胃，病性属里属实。

中医类证鉴别：请与霍乱鉴别。

霍乱是一种上吐下泻并作的病证，发病特点是来势急骤，变化迅速，病情凶险，起病时先突然腹痛，继则吐泻交作，所吐之物均为未消化之食物，气味酸腐热臭，所泻之物多为黄色粪水，或吐下如米泔水，常伴恶寒、发热，部分病人在吐泻之后，津液耗伤，迅速消瘦，或发生转筋，腹中绞痛，若吐泻剧烈，可致面色苍白，目眶凹陷，汗出肢冷等津竭阳衰之危候。而泄泻以大便稀溏、次数增多为特征，一般预后良好。

中医治法：消食化滞，和胃止泻。

方剂：保和丸加减。

药物组成、剂量及煎服法：

焦山楂3g，焦神曲3g，鸡内金3g，陈皮3g，清半夏3g，茯苓3g，连翘3g，莱菔子3g。

三剂，水煎服，日一剂，早晚分服。

006号题

【病案（例）摘要1】

马某，男，51岁，农民。2011年2月18日就诊。

患者家族中有哮病史，幼年时反复出现发作性喉中痰鸣气喘，两天前因天气转凉而出现喉中哮鸣，声如拽锯，呼吸困难，喘急胸满，但坐不得卧，咳痰黏腻难出，白色泡沫痰液，无明显寒热倾向，自觉鼻、咽、眼、耳发痒，鼻塞，流涕，胸部憋塞。遂来就诊。舌苔厚浊，脉滑实。

【答题要求】

1. 根据上述摘要，在答题卡上完成书面分析。

2. 中医类证鉴别：请与喘证鉴别。

【病案（例）摘要2】

庞某，女，8岁。2016年1月4日初诊。

患儿两周前患肺炎，发热，咳嗽，喘促，在当地医院使用抗生素治疗8天，热退无喘，但仍咳嗽，欲求中医治疗来诊。症见干咳少痰，低热盗汗，面色潮红，五心烦热，舌质红乏津，舌苔少，脉细数。

【答题要求】

1. 根据上述摘要，在答题卡上完成书面分析。

2. 中医类证鉴别：请与咳嗽变异型哮喘鉴别。

时间：60分钟。

【答案解析1】

中医疾病诊断：哮病，发作期；**中医证候诊断**：风痰哮。

中医辨病辨证依据（含病因病机分析）：

患者家族中有哮病史，幼年时反复发作，加上天气转凉诱发，出现喉中有哮鸣声，呼吸困难，不能平卧，咳痰黏腻难出，白色泡沫痰液，鼻痒，流涕，胸部憋塞，中医辨病为哮病发作期。咳痰黏腻难出，白色泡沫痰液，无明显寒热倾向，自觉鼻、咽、眼、耳发痒，鼻塞，流涕，胸部憋塞，舌苔厚浊，脉滑实，为风痰哮证。

幼年起病，哮病日久，肺虚不能主气，脾虚健运无权，痰浊伏肺，风邪引触，肺气郁闭，升降失司。病位在肺系，发作时为痰阻气闭，病理性质以邪实为主。

中医类证鉴别：需与喘证鉴别。

二者都有呼吸急促、困难的表现。哮必兼喘，但喘未必兼哮。哮指声响言，喉中哮鸣有声，是一种反复发作的独立性疾病；喘指气息言，为呼吸气促困难，甚则张口抬肩，鼻翼扇动，不能平卧，是多种肺系急慢性疾病的一个症状。

中医治法：祛风涤痰，降气平喘。

方剂：华盖散三子养亲汤加味。

药物组成、剂量及煎服法：

麻黄6g，半夏6g，杏仁6g（后下），僵蚕6g，厚朴9g，白芥子10g，苏子10g，莱菔子10g，陈皮9g，茯苓6g。

三剂，水煎服，日一剂，早晚分服。

【答案解析 2】

中医疾病诊断：肺炎喘嗽；**中医证候诊断：**阴虚肺热证。

中医辨病辨证依据（含病因病机分析）：

已明确肺炎诊断，经治疗后现仍以咳嗽为主症，故诊断为肺炎喘嗽。干咳少痰，低热盗汗，面色潮红，五心烦热，舌质红乏津，舌苔少，脉细数，故属于阴虚肺热证。

肺热日久，耗伤肺阴，形成阴虚肺热证。

中医类证鉴别：与咳嗽变异型哮喘鉴别。

咳嗽变异型哮喘以咳嗽为主症，咳嗽持续 1 个月以上，常在夜间和（或）清晨及运动后发作或加重，以干咳为主，肺部听诊无啰音，抗生素治疗无效。支气管扩张剂治疗有效。

中医治法：养阴清肺，润肺止咳。

方剂：沙参麦冬汤加减。

药物组成、剂量及煎服方法：

沙参 6g，麦冬 6g，玉竹 6g，天花粉 9g，桑白皮 6g，款冬花 6g，芦根 6g。

五剂，水煎服，日一剂，早晚分服。

007 号题

【病案（例）摘要 1】

姜某，男，39 岁。2012 年 1 月 8 日就诊。

患者素有痰鸣气喘史，1 个月前受凉后喉中哮鸣又作，胸膈烦闷，呼吸急促，不能平卧，喘咳气逆，咳痰不爽，痰黏色黄，烦躁，伴有发热，恶寒，无汗，身痛，口干欲饮，大便偏干。遂来就诊。舌边尖红，舌苔白腻罩黄，脉弦紧。

【答题要求】

1. 根据上述摘要，在答题卡上完成书面分析。
2. 中医类证鉴别：请与喘证鉴别。

【病案（例）摘要 2】

王某，女，19 岁，未婚，学生。2016 年 3 月 9 日初诊。

患者 13 岁月经初潮，初潮后月经基本正常。近一年来，月经紊乱，经来无期，时而量多如注，时而量少淋沥不尽，色淡质清，伴畏寒肢冷，面色晦暗，腰肢酸软，小便清长。末次月经：2016 年 2 月 22 日，至今未净。舌质淡，苔薄白，脉沉细。

【答题要求】

1. 根据上述摘要，在答题卡上完成书面分析。
2. 中医类证鉴别：请与经期延长鉴别。

时间：60 分钟。

【答案解析 1】

中医疾病诊断：哮病；**中医证候诊断：**寒包热哮证。

中医辨病辨证依据（含病因病机分析）：

患者有痰鸣气喘病史，加上 1 个月前受凉诱发，出现喉中有哮鸣声，呼吸急促，不能平卧，中医辨病为哮病，应属于发作期。咳痰不爽，痰黏色黄，烦躁，发热，恶寒，无汗，身痛，口干欲饮，大便偏干，舌尖边红，舌苔白腻罩黄，脉弦紧为寒包热哮证。

痰热壅肺，复感风寒，客寒包火，肺失宣降。病位在肺系，病性属表里同病。

中医类证鉴别：需与喘证鉴别。

二者都有呼吸急促、困难的表现。哮必兼喘，但喘未必兼哮。哮指声响言，喉中哮鸣有声，是一种反复发作的独立性疾病；喘指气息言，为呼吸气促困难，甚则张口抬肩，鼻翼扇动，不能平卧，是多种肺系急慢性疾病的一个症状。

中医治法：解表散寒，清化痰热。

方剂：小青龙加石膏汤或厚朴麻黄汤加减。

药物组成、剂量及煎服法：

麻黄 9g，桂枝 9g，石膏 6g（先煎），干姜 6g，半夏 9g，甘草 6g，细辛 6g，芍药 9g，五味子 6g。

三剂，水煎服，日一剂，早晚分服。

【答案解析 2】

中医疾病诊断：崩漏；**中医证候诊断：**肾阳虚证。

中医辨病辨证依据（含病因病机分析）：

患者以月经紊乱，经来无期，时而量多如注，时而量少淋沥不尽为主要表现，故而诊断为崩漏。月经色淡质清，伴有畏寒肢冷，面色晦暗，腰肢酸软，小便清长。舌质淡，苔薄白，脉沉细，辨证为肾阳虚证。

命门火衰，肾阳虚损，封藏失职，冲任不固，不能制约经血，而致崩漏。病变部位在肾，病理性质属于虚证、寒证。

中医类证鉴别：需与经期延长鉴别。

经期延长仅为行经期的延长，月经周期和经量无明显异常表现，经期延长超过 2 周者属于崩漏；而崩漏是以月经周期、行经期和月经量三者均异常为特点。

中医治法：温肾固冲，止血调经。

方剂：右归丸加黄芪、党参、三七。

药物组成、剂量及煎服法：

熟地黄 24g，山药 12g，山茱萸 9g，枸杞子 9g，菟丝子 12g，鹿角胶 12g（烊化），杜仲 12g，黄芪 6g，当归 9g，制附子 6g（先煎），党参 9g，三七 9g。

七剂，水煎服，日一剂，早晚分服。

008 号题

【病案（例）摘要 1】

吴某，女，49 岁，已婚，干部。2015 年 12 月 16 日初诊。

患者近一年来，能食与便溏并见，口渴引饮，精神不振，四肢乏力，形体逐渐消瘦，舌质淡红，苔白而干，脉弱。

【答题要求】

1. 根据上述摘要，在答题卡上完成书面分析。

2. 中医类证鉴别：请与口渴证鉴别。

【病案（例）摘要2】

马某，女，6岁。2014年2月11日就诊。

患者发热两天，体温高达40℃，发热时无汗，两耳下腮部肿大疼痛，边缘不清，触之有弹性感，压痛明显，头痛，无咳痰咳血，无流涕，口渴，大便日一行，小便微黄，食欲欠佳，吞食则腮痛，昨日鼻衄一次，色鲜红，量多，经外院青霉素、退烧药等治疗，热势如初。遂来就诊。舌质红，苔薄黄，脉浮数。

【答题要求】

1. 根据上述摘要，在答题卡上完成书面分析。

2. 中医类证鉴别：请与发颐（化脓性腮腺炎）鉴别。

时间：60分钟。

【答案解析1】

中医疾病诊断：消渴；**中医证候诊断：**气阴亏虚证。

中医辨病辨证依据（含病因病机分析）：

患者以多食、多饮、消瘦为主症，故诊断为消渴（中消）。能食与便溏并见，口渴引饮，精神不振，四肢乏力，形体逐渐消瘦，舌质淡红，苔白而干，脉弱，故属于气阴亏虚证。

气阴不足，脾失健运。其病变的脏腑主要在肺、胃、肾，尤以肾为关键，本病的病理因素主要是虚火、浊瘀，病理性质为本虚标实。

中医类证鉴别：请与口渴症鉴别。

两者都可出现口干多饮症状，口渴症是指口渴饮水的一个临床症状，可出现于多种疾病过程中，尤以外感热病为多见，但这类口渴可随其所患病证的不同而出现相应的临床症状，不伴多食、多尿、尿甜、瘦削等消渴的特点。

中医治法：益气健脾，生津止渴。

方剂：七味白术散加减。

药物组成、剂量及煎服方法：

黄芪30g，党参15g，白术15g，茯苓15g，山药15g，甘草9g，木香6g，藿香12g，葛根20g，天冬15g，麦冬15g。

五剂，水煎服，日一剂，早晚分服。

【答案解析2】

中医疾病诊断：痄腮（流行性腮腺炎）；**中医证候诊断：**邪犯少阳证。

中医辨病辨证依据（含病因病机分析）：

患者高热两天，两耳下腮部肿大疼痛，边缘不清，触之有弹性感，压痛明显，吞食时腮痛，中医辨病为痄腮（流行性腮腺炎）。高热，头痛，咽红，纳少，舌质红，苔薄黄，脉浮数，为邪犯少阳证。

风瘟病毒，从口鼻入，邪毒壅阻少阳经脉，与气血相搏，凝滞于耳下腮部。病位在耳下腮部，病性属表属实。

中医类证鉴别：需与发颐（化脓性腮腺炎）鉴别。

发颐（化脓性腮腺炎）的腮腺肿大多为一侧，表皮泛红，疼痛剧烈，拒按，按压腮部可见口腔内腮腺管口有脓液溢出，无传染性，血白细胞总数及中性粒细胞增高。而痄腮（流行性腮腺炎）按压腮腺管口无脓液溢出，可资鉴别。

中医治法：疏风清热，散结消肿。

方剂：柴胡葛根汤加减。

药物组成、剂量及煎服法：

柴胡6g，黄芩6g，牛蒡子6g，葛根9g，桔梗6g，金银花6g，连翘6g，板蓝根6g，夏枯草6g，赤芍6g，僵蚕6g。

三剂，水煎服，日一剂，早晚分服。

009 号题

【病案（例）摘要1】

赵某，女，65 岁，退休。2014 年 12 月 23 日就诊。

患者冬季反复咳喘多年，两周前因天气变化受凉后，咳喘又作，喘逆上气，胸胀，息粗，鼻翼扇动，不能平卧，咳而不爽，吐痰稠黏，伴有形寒，身热，烦闷，身痛，口渴。遂来就诊。舌边红，苔薄白，脉浮数。

【答题要求】

1. 根据上述摘要，在答题卡上完成书面分析。
2. 中医类证鉴别：请与哮病鉴别。

【病案（例）摘要2】

林某，女，38 岁，已婚，教师。2016 年 1 月 13 日初诊。

患者月经紊乱两年。两年来，经血非时暴下，量多如注，血色鲜红质稠，夹血块，唇红目赤，烦热口渴，大便干结，小便黄，舌红苔黄，脉滑数。

【答题要求】

1. 根据上述摘要，在答题卡上完成书面分析。
2. 中医类证鉴别：请与月经过多鉴别。

时间：60 分钟。

【答案解析1】

中医疾病诊断：喘证；**中医证候诊断：**表寒肺热证。

中医辨病辨证依据（含病因病机分析）：

患者有慢性咳喘病史，体质较差，因遇气候变凉诱发，出现喘逆上气，胸胀，鼻翼扇动，不能平卧，中医辨病为喘证。咳痰不爽，吐痰稠黏，伴有形寒，身热，烦闷，身痛，口渴，舌边红，苔薄白，脉浮，为表寒肺热证。

天气变化受凉，寒邪束表，热郁于肺，肺气上逆。病位在肺系，病性属表里同病，属实。

中医类证鉴别：需与哮病鉴别。

喘证和哮病都有呼吸急促、困难的表现。喘指气息而言，为呼吸气促困难，甚则张口抬肩，不能平卧，既是多种肺系疾病的一个症状，又是一种病证。哮是指声响而言，必见喉中哮鸣有声，亦伴呼吸困难，是一种反复发作的独立性疾病。哮必兼喘，而喘未必兼哮。

中医治法：解表清里，化痰平喘。

方剂：麻杏石甘汤加味。

药物组成、剂量及煎服法：

麻黄 9g，桑白皮 6g，石膏 18g（先煎），杏仁 9g（后下），苏子 9g，半夏 6g，款冬花 6g，甘草 6g。

三剂，水煎服，日一剂，早晚分服。

【答案解析 2】

中医疾病诊断：崩漏；**中医证候诊断：**实热证。

中医辨病辨证依据（含病因病机分析）：

患者以月经周期异常、行经期异常、经量异常为主症，故诊断为崩漏。经血色鲜红质稠，夹血块，唇红目赤，烦热口渴，大便干结，小便黄，舌红苔黄，脉滑数，故属于实热证。

素体阳盛，或情志不遂，肝郁化火，或感受热邪，或过食辛辣助阳之品，致火热内盛，热伤冲任，迫血妄行，非时而下，遂致崩漏。

中医类证鉴别：请与月经过多鉴别。

月经过多是以月经量明显增多，但是月经周期、行经期正常为特点；而崩漏是以月经周期异常、行经期异常、经量异常为特点。

中医治法：清热凉血，止血调经。

方剂：清热固经汤加减。

药物组成、剂量及煎服方法：

生地黄 15g，牡蛎 30g（先煎），栀子 15g，黄芩 15g，地骨皮 12g，阿胶 15g（烊化），地榆 15g，藕节 15g。

五剂，水煎服，日一剂，早晚分服。

010 号题

【病案（例）摘要 1】

郑某，男，45 岁，工人。2013 年 1 月 24 日就诊。

患者 3 天前因天气变化受凉，出现发热，1 天前出现咳喘，喘息气逆，呼吸急促，胸部胀闷，不能平卧，痰多稀薄而带泡沫，色白质黏，常有头痛，恶寒，无汗，口不渴。遂来就诊。苔薄白而滑，脉浮紧。

【答题要求】

1. 根据上述摘要，在答题卡上完成书面分析。

2. 中医类证鉴别：请与哮病鉴别。

【病案（例）摘要 2】

李某，女，14 岁，学生。2016 年 5 月 12 日初诊。

患者无明显诱因皮肤出现青紫斑点 1 周。现症：皮肤青紫斑点，时作时止，伴有鼻衄，齿衄，心烦易怒，口微渴，手足心热，舌质红，苔少，脉细数。

【答题要求】

1. 根据上述摘要，在答题卡上完成书面分析。

2. 中医类证鉴别：请与出疹鉴别。

时间：60分钟。

【答案解析1】

中医疾病诊断：喘证；**中医证候诊断：**风寒壅肺证。

中医辨病辨证依据（含病因病机分析）：

患者因气候变凉诱发，出现咳喘，喘息气逆，不能平卧，中医辨病为喘证。痰多稀薄而带泡沫，色白质黏，常有头痛，恶寒，无汗，口不渴，苔薄白而滑，脉浮紧，为风寒壅肺证。

风寒上受，内舍于肺，邪实气壅，肺气不宣。病位在肺系，病性属表属实。

中医类证鉴别：需与哮病鉴别。

喘证和哮病都有呼吸急促、困难的表现。喘指气息而言，为呼吸气促困难，甚则张口抬肩，不能平卧，是多种肺系疾病的一个症状。哮指声响而言，必见喉中哮鸣有声，亦伴呼吸困难，是一种反复发作的独立性疾病。喘未必兼哮，而哮必兼喘。

中医治法：宣肺散寒，止咳平喘。

方剂：麻黄汤合华盖散加减。

药物组成、剂量及煎服法：

麻黄9g，陈皮6g，桑白皮6g，杏仁9g（后下），苏子9g，半夏6g，赤茯苓6g，甘草6g。

三剂，水煎服，日一剂，早晚分服。

【答案解析2】

中医疾病诊断：血证，紫斑；**中医证候诊断：**阴虚火旺证。

中医辨病辨证依据（含病因病机分析）：

患者以皮肤青紫斑点，时作时止，伴有鼻衄、齿衄为主症，故中医诊断为血证（紫斑）。患者心烦易怒，口微渴，手足心热，舌质红，苔少，脉细数，故辨证为阴虚火旺证。

虚火内炽，灼伤脉络，血溢肌腠，发为紫斑。病变部位在皮肤，病理性质属于虚热证。

中医类证鉴别：请与出疹鉴别。

紫斑与出疹均有局部肤色的改变，紫斑呈点状者需与出疹的疹点区别，紫斑隐于皮内，压之不褪色，触之不碍手；疹高出于皮肤，压之褪色，摸之碍手，且二者成因、病位均有不同。

中医治法：滋阴降火，宁络止血。

方剂：茜根散加减。

药物组成、剂量及煎服方法：

茜草根9g，黄芩6g，侧柏叶15g，生地黄15g，阿胶9g（烊化），甘草6g。

五剂，水煎服，日一剂，早晚分服。

011号题

【病案（例）摘要1】

周某，男，32岁，教师。2012年7月19日就诊。

患者近一个月来呛咳气急，痰少质黏，偶有咯血，血色鲜红，最近几天疲劳乏力，食欲不振，形体逐渐消瘦，午后潮热，五心烦热，夜寐盗汗。遂来就诊。舌干而红，苔薄黄而剥，脉细数。

【答题要求】

1. 根据上述摘要，在答题卡上完成书面分析。

2. 中医类证鉴别：请与肺痿鉴别。

【病案（例）摘要2】

王某，女，45 岁，已婚，干部。2016 年 3 月 9 日初诊。

患者 13 岁月经初潮，初潮后月经基本正常。近一年来，经血非时而至，崩中暴下继而淋沥，血色淡而质薄，气短神疲，面色皖白，面浮肢肿，手足不温，末次月经：2016 年 2 月 22 日，至今未净。舌质淡，苔薄白，脉弱。

【答题要求】

1. 根据上述摘要，在答题卡上完成书面分析。

2. 中医类证鉴别：请与月经先后不定期鉴别。

时间：60 分钟。

【答案解析1】

中医疾病诊断：肺痨；**中医证候诊断：**虚火灼肺证。

中医辨病辨证依据（含病因病机分析）：

患者最近一个月呛咳气急，咯血，潮热，盗汗，形体逐渐消瘦，中医辨病为肺痨。偶有咯血，血色鲜红，午后潮热，五心烦热，急躁易怒，夜寐盗汗，舌干而红，苔薄黄而剥，脉细数，为虚火灼肺证。

感受痨虫，肺肾阴伤，水亏火旺，燥热内灼，络损血溢。病位在肺，病理性质以阴虚为本。

中医类证鉴别：需与肺痿鉴别。

两者均属于病位在肺的慢性虚弱性疾患，但肺痿是肺部多种慢性疾患后期转归而成，如肺痈、肺痨、久嗽等导致肺叶痿弱不用，俱可成痿。肺痨后期也可以转成肺痿，但必须明确肺痨并不等于就是肺痿，两者有因果轻重的不同。肺痿是以咳吐浊唾涎沫为主症，而肺痨是以咳嗽、咯血、潮热、盗汗、消瘦为特征。

中医治法：滋阴降火。

方剂：百合固金汤合秦艽鳖甲散加减。

药物组成、剂量及煎服法：

麦冬 15g，玉竹 10g，百合 10g，百部 15g，白及 10g，生地黄 15g，五味子 10g，玄参 15g，川贝母 10g，芍药 10g，秦艽 10g，鳖甲 30g（先煎），丹皮 10g，熟地黄 10g。

三剂，水煎服，日一剂，早晚分服。

【答案解析2】

中医疾病诊断：崩漏；**中医证候诊断：**脾虚证。

中医辨病辨证依据（含病因病机分析）：

以月经周期异常、行经期异常、经量异常为主症，故诊断为崩漏。血色淡而质薄，气短神疲，面色㿠白，面浮肢肿，手足不温，舌质淡，苔薄白，脉弱，证属脾虚证。

忧思过度，劳倦伤脾，脾气亏虚，统摄无权，冲任失固，不能约制经血而成崩漏。

中医类证鉴别：需与月经先后不定期鉴别。

月经先后不定期表现为月经周期异常，而经期和经量无明显异常表现。崩漏是以月经周期、行经期和经量均异常为特点。

中医治法：补气升阳，止血调经。

方剂：举元煎合安冲汤加炮姜炭。

药物组成、剂量及煎服方法：

人参9g，黄芪15g，炙甘草6g，升麻6g，白术9g，生龙骨15g（先煎），生牡蛎15g（先煎），海螵蛸15g，续断15g，炮姜6g，生地黄15g，白芍9g，茜草9g。

五剂，水煎服，日一剂，早晚分服。

012号题

【病案（例）摘要1】

孙某，女，30岁。2014年8月12日就诊。

患者两年来咳嗽少痰，痰中带血反复发作，近半月加重出现疲劳乏力，食欲不振，形体逐渐消瘦，咳嗽无力，气短声低，咳痰清稀色白，量较多，痰中带血，血色淡红，午后潮热，伴有畏风，怕冷，自汗与盗汗并见，纳少神疲，便溏，面色㿠白，颧红。遂来就诊。舌质淡，边有齿印，苔薄，脉细弱而数。

【答题要求】

1. 根据上述摘要，在答题卡上完成书面分析。
2. 中医类证鉴别：请与虚劳鉴别。

【病案（例）摘要2】

王某，男，5岁。2015年12月9日就诊。

患儿3天前出现发热，咳嗽，气喘，痰多，外院用抗生素治疗，持续高热未退，咳喘加重，症见壮热不退，咳嗽剧烈，气急憋喘，鼻翼扇动，鼻孔干燥，烦躁口渴，嗜睡便秘，舌红少津，苔黄燥，脉滑数。

【答题要求】

1. 根据上述摘要，在答题卡上完成书面分析。
2. 中医类证鉴别：请与儿童哮喘鉴别。

时间：60分钟。

【答案解析1】

中医疾病诊断：肺痨；**中医证候诊断：**气阴两虚证。

中医辨病辨证依据（含病因病机分析）：

患者有两年咳嗽病史，咯血，潮热，盗汗，形体逐渐消瘦，中医辨病为肺痨。咳嗽无力，气短声低，咳痰清稀色白，量较多，痰中带血，血色淡红，午后潮热，伴有畏风，怕冷，自汗与盗汗并见，纳少神疲，便溏，面色㿠白，颧红，舌质淡，边有齿印，苔薄，脉细弱而数为气阴耗伤证。

肺痨日久，阴伤气耗，肺脾两虚，肺气不清，脾虚不健。病位在肺，病性属里属虚。

中医类证鉴别： 需与虚劳鉴别。

肺痨与虚劳均为慢性、虚弱性疾患，但肺痨具有传染特点，是一个独立的慢性传染性疾患，有其发生、发展及传变规律；虚劳病源于内伤亏损，是多种慢性疾病虚损证候的总称。肺痨病位主要在肺，不同于虚劳的五脏并重，以肾为主；肺痨的病理主在阴虚，不同于虚劳的阴阳并重。

中医治法： 益气养阴。

方剂： 保真汤或参苓白术散加减。

药物组成、剂量及煎服法：

麦冬 15g，生地黄 15g，五味子 10g，芍药 10g，熟地黄 10g，白术 10g，太子参 15g，黄芪 15g，茯苓 10g，甘草 6g，地骨皮 10g，天冬 10g，黄柏 10g，知母 10g。

七剂，水煎服，日一剂，早晚分服。

【答案解析 2】

中医疾病诊断： 肺炎喘嗽；**中医证候诊断：** 毒热闭肺证。

中医辨病辨证依据（含病因病机分析）：

患者以发热、咳嗽、咳痰、喘息、鼻扇为主症，故诊断为肺炎喘嗽。壮热不退，咳嗽剧烈，气急憋喘，鼻翼扇动，鼻孔干燥，烦躁口渴，嗜睡便秘，舌红少津，苔黄燥，脉滑数，证属毒热闭肺证。

毒热闭肺，肺气闭郁。病变部位在肺，病理性质属于实证、热证。

中医类证鉴别： 请与儿童哮喘鉴别。

儿童哮喘呈反复发作的咳嗽喘息，胸闷气短，喉间痰鸣，发作时双肺可闻及以呼气相为主的哮鸣音，伴有呼气相延长，且支气管舒张剂治疗有显著疗效。

中医治法： 清热解毒，泻肺开闭。

方剂： 黄连解毒汤合三拗汤加减。

药物组成、剂量及煎服方法：

麻黄 6g，苦杏仁 6g（后下），生石膏 10g（先煎），甘草 6g，黄芩 6g，黄连 3g，栀子 6g，虎杖 6g，浙贝母 9g。

五剂，水煎服，日一剂，早晚分服。

013 号题

【病案（例）摘要 1】

胡某，男，46 岁，工人。2014 年 6 月 27 日就诊。

患者近 5 年工作压力大，忧愁烦闷，而出现心中悸动不安，情绪不宁，失眠，健忘，多梦，五心烦热，盗汗，口咽干燥。遂来就诊。舌红少苔，脉细数。

【答题要求】

1. 根据上述摘要，在答题卡上完成书面分析。

2. 中医类证鉴别：请与奔豚鉴别。

【病案（例）摘要 2】

陈某，女，8 岁。2016 年 3 月 9 日初诊。

患儿以“发热 2 天，胸背部皮肤出疹 1 天”为主诉来诊，偶有咳嗽，胸背部皮肤见红斑，丘疹，疱疹，少许结痂，疱疹壁薄，疱浆清亮，痘疹稀疏，舌质淡，苔薄白，脉浮数。

【答题要求】

1. 根据上述摘要，在答题卡上完成书面分析。

2. 中医类证鉴别：请与脓疱疮鉴别。

时间：60 分钟。

【答案解析 1】

中医疾病诊断：心悸；**中医证候诊断：**阴虚火旺证。

中医辨病辨证依据（含病因病机分析）：

患者由于工作压力大、精神紧张，出现心中悸动不安，失眠多梦，中医辨病为心悸。五心烦热，盗汗，口咽干燥，舌红少苔，脉细数，为阴虚火旺证。

长期忧愁烦闷，郁久化火，肝肾阴虚，水不济火，心火内动，扰动心神。病位在心，病性属里属虚。

中医类证鉴别：需与奔豚鉴别。

奔豚发作之时，亦觉心胸躁动不安，与心悸的鉴别要点为：奔豚乃上下冲逆，发自少腹；心悸为心中剧烈跳动，发自于心。

中医治法：滋阴清火，养心安神。

方剂：天王补心丹合朱砂安神丸加减。

药物组成、剂量及煎服法：

麦冬 15g，生地黄 15g，五味子 6g，桔梗 10g，当归 10g，远志 6g，柏子仁 10g，丹参 15g，茯苓 10g，甘草 6g，酸枣仁 10g，天冬 10g，人参 10g（另煎兑服），玄参 10g，朱砂 2g（冲服）。

七剂，水煎服，日一剂，早晚分服。

【答案解析 2】

中医疾病诊断：水痘；**中医证候诊断：**邪犯肺卫证。

中医辨病辨证依据（含病因病机分析）：

患儿以发热，皮肤出现红斑、丘疹、疱疹，少许结痂为主症，故诊断为水痘。胸背部皮肤见红斑，丘疹，疱疹，少许结痂，疱疹壁薄，疱浆清亮，痘疹稀疏，舌质淡，苔薄白，脉浮数，故属于邪犯肺卫证。

感受水痘时邪所致，水痘时邪从口鼻而入，蕴郁肺脾，外邪袭肺，肺失宣发，则见发热、流涕、咳嗽，病邪深入，郁于脾胃，与湿相搏，外透肌肤，则致水痘布露。

中医类证鉴别：请与脓疱疮鉴别。

脓疱疮好发于炎热夏季，一般无发热等全身症状，皮疹多见于头面部及肢体暴露部位，病初为疱疹，很快成为脓疱，疱液浑浊，经搔抓脓液流溢蔓延而传播。

中医治法：疏风清热，利湿解毒。

方剂：银翘散加减。

药物组成、剂量及煎服方法：

金银花 9g，连翘 6g，竹叶 9g，薄荷 6g（后下），荆芥 6g，牛蒡子 6g，桔梗 6g，芦根

6g，甘草6g，车前子6g（包煎）。

五剂，水煎服，日一剂，早晚分服。

014 号题

【病案（例）摘要1】

贾某，男，67岁，退休。2012年11月17日就诊。

患者有心脏病病史10余年，常感心中悸动不安，伴有胸闷不舒，心烦寐差，近一周来病情加重，出现眩晕，胸闷痞满，渴不欲饮，小便短少，下肢浮肿，形寒肢冷，伴恶心，欲吐，流涎。遂来就诊。舌淡胖，苔白滑，脉象沉细而滑。

【答题要求】

1. 根据上述摘要，在答题卡上完成书面分析。

2. 中医类证鉴别：请与奔豚鉴别。

【病案（例）摘要2】

王某，女，28岁，已婚，公务员。2015年8月14日初诊。

患者右下腹痛36小时，伴发热12小时，纳呆，恶心，呕吐一次，为胃内容物，二便正常，月经史无异常，末次月经8月2日。查体：T 38.4℃，右下腹有压痛，反跳痛，腹皮挛急；舌红，苔黄腻，脉滑数。血常规：白细胞$15\times10^9/L$，中性粒细胞0.85，尿常规正常。

【答题要求】

1. 根据上述摘要，在答题卡上完成书面分析。

2. 中医类证鉴别：请与右侧输尿管结石鉴别。

时间：60分钟。

【答案解析1】

中医疾病诊断：心悸；**中医证候诊断：**水饮凌心证。

中医辨病辨证依据（含病因病机分析）：

患者既往有10余年心脏病史，近一周感到心中悸动不安，伴有胸闷不舒，心烦寐差，中医辨病为心悸。眩晕，胸闷痞满，渴不欲饮，小便短少，下肢浮肿，形寒肢冷，伴恶心，欲吐，流涎，舌淡胖，苔白滑，脉象沉细而滑，为水饮凌心证。

久病体虚，脾肾阳虚，水饮内停，上凌于心，扰乱心神。病位在心，病性属本虚标实。

中医类证鉴别：需与奔豚鉴别。

奔豚发作之时，亦觉心胸躁动不安，与心悸的鉴别要点为：奔豚乃上下冲逆，发自少腹；心悸为心中剧烈跳动，发自于心。

中医治法：振奋心阳，化气行水，宁心安神。

方剂：苓桂术甘汤加减。

药物组成、剂量及煎服法：

泽泻15g，茯苓15g，半夏10g，陈皮6g，桂枝10g，甘草6g，白术15g，生姜9g，黄芪10g，人参6g（另煎）。

三剂，水煎服，日一剂，早晚分服。

【答案解析2】

中医疾病诊断：肠痈；**中医证候诊断：**湿热证。

中医辨病辨证依据（含病因病机分析）：

患者以右下腹疼痛，伴有压痛、反跳痛为主症，故诊断为肠痈。舌红，苔黄腻，脉滑数，诊断为湿热证。

暴饮暴食，嗜食生冷油腻，损伤脾胃，导致肠道功能失调，糟粕积滞，湿热内生，积结肠道而成痈。

中医类证鉴别：请与右侧输尿管结石鉴别。

右侧输尿管结石腹痛多在右下腹，为突发性绞痛，并向外生殖器部放射，腹痛剧烈但体征不明显，肾区叩痛，尿液检查有较多红细胞，B型超声检查表现为特殊结石声影和肾积水等，X线摄片约90%在输尿管走行部位可显示结石影。

中医治法：通腑泄热，解毒利湿透脓。

方剂：复方大柴胡汤加减。

药物组成、剂量及煎服方法：

柴胡6g，黄芩6g，枳壳9g，川楝子9g，大黄6g（后下），延胡索9g，白芍9g，蒲公英15g，木香6g，丹参15g，甘草6g。

三剂，水煎服，日一剂，早晚分服。

015号题

【病案（例）摘要1】

杨某，女，53岁。2015年12月5日就诊。

患者半年来常感心慌不适，最近一周因工作事务繁忙而加重，出现心悸不宁，善惊易恐，坐卧不安，不寐多梦而易惊醒，恶闻声响，食少纳呆。遂来就诊。苔薄白，脉细略数。

【答题要求】

1. 根据上述摘要，在答题卡上完成书面分析。

2. 中医类证鉴别：请与奔豚鉴别。

【病案（例）摘要2】

朱某，男，48岁，干部。2016年3月18日初诊。

患者1周前过食辛辣刺激之物后，出现皮肤灼热，瘙痒无休，抓破渗液流水。伴心烦口渴，身热不扬，大便干，小便短赤。查体：皮损潮红、丘疱疹，对称分布。舌红，苔薄白，脉滑数。

【答题要求】

1. 根据上述摘要，在答题卡上完成书面分析。

2. 中医类证鉴别：请与接触性皮炎鉴别。

时间：60分钟。

【答案解析1】

中医疾病诊断：心悸；**中医证候诊断：**心虚胆怯证。

中医辨病辨证依据（含病因病机分析）：

患者由于工作繁忙诱发，经常感到心慌不适，不寐多梦，并且容易惊醒，中医辨病为心悸。善惊易恐，坐卧不安，不寐多梦而易惊醒，恶闻声响，食少纳呆，苔薄白，脉细略数，为心虚胆怯证。

劳倦过度，气血亏损，心虚胆怯，心神失养，神摇不安。病位在心，病性属里属虚。

中医类证鉴别：需与奔豚鉴别。

奔豚发作之时，亦觉心胸躁动不安，与心悸的鉴别要点为：奔豚乃上下冲逆，发自少腹；心悸为心中剧烈跳动，发自于心。

中医治法：镇惊定志，养心安神。

方剂：安神定志丸加减。

药物组成、剂量及煎服法：

茯苓15g，茯神10g，远志10g，龙齿6g（先煎），石菖蒲10g，朱砂2g（冲服），人参6g（另煎）。

三剂，水煎服，日一剂，早晚分服。

【答案解析2】

中医疾病诊断：湿疮；**中医证候诊断：**湿热蕴肤证。

中医辨病辨证依据（含病因病机分析）：

患者以皮肤灼热，瘙痒无休，抓破渗液流水为主症，中医诊断为湿疮。伴心烦口渴，身热不扬，大便干，小便短赤，舌红，苔薄白，脉滑数，属于湿热蕴肤证。

食辛辣刺激荤腥动风之物，脾胃受损，失其健运，湿热内生，又兼外受风邪，内外两邪相搏，风湿热邪浸淫肌肤所致。

中医类证鉴别：请与接触性皮炎鉴别。

接触性皮炎常有明确的接触史，皮损常限于接触部位，皮疹较单一，有水肿、水疱，境界清楚，去除病因后较快痊愈，不再接触即不复发。

中医治法：清热利湿止痒。

方剂：龙胆泻肝汤合萆薢渗湿汤加减。

药物组成、剂量及煎服法：

龙胆草9g，栀子9g，黄芩9g，黄柏9g，薏苡仁9g，萆薢6g，车前草6g，牡丹皮9g，茯苓皮9g，苍术9g，苦参9g，生甘草6g。

五剂，水煎服，日一剂，早晚分服。

016号题

【病案（例）摘要1】

林某，女，51岁。2013年12月30日就诊。

患者有胸闷胸痛病史5年，遇阴雨天而易发作或加重，1天前因过食油腻诱发胸闷，胸闷重而心痛微，痰多气短，肢体沉重，形体肥胖，伴有心悸，气短，自汗，倦怠乏力，纳呆便溏，咳吐痰涎。遂来就诊。舌体胖大且边有齿痕，苔浊腻，脉滑。

【答题要求】

1. 根据上述摘要，在答题卡上完成书面分析。

2. 中医类证鉴别：请与胃脘痛鉴别。

【病案（例）摘要2】

谭某，女，38岁，干部。2016年4月6日初诊。

患者双手遇热或肥皂水烫洗后则皮肤剧痒难忍，反复发作3年。伴有口干不欲饮，纳差，腹胀。月经史无异常。查体：皮损色暗，粗糙肥厚，对称分布。舌淡，苔白，脉弦细。

【答题要求】

1. 根据上述摘要，在答题卡上完成书面分析。

2. 中医类证鉴别：请与牛皮癣鉴别。

时间：60分钟。

【答案解析1】

中医疾病诊断：胸痹；**中医证候诊断：**痰浊闭阻证。

中医辨病辨证依据（含病因病机分析）：

患者胸闷胸痛，过食油腻而诱发，结合患者人到中年，既往有胸闷胸痛病史，中医辨病为胸痹。胸闷重而心痛微，痰多气短，肢体沉重，形体肥胖，遇阴雨天而易发作或加重，伴有倦怠乏力，纳呆便溏，咳吐痰涎。舌体胖大且边有齿痕，苔浊腻，脉滑，为痰浊闭阻证。

久病体虚，痰浊盘踞，胸阳失展，气机痹阻，脉络阻滞。病位在心，病性属于本虚标实证。

中医类证鉴别：需与胃脘痛鉴别。

胸痹以闷痛为主，为时极短，虽与饮食有关，但休息、服药常可缓解。而胃脘痛与饮食相关，以胀痛为主，局部有压痛，持续时间较长，常伴有泛酸、嘈杂、嗳气、呃逆等胃部症状。

中医治法：通阳泄浊，豁痰宣痹。

方剂：瓜蒌薤白半夏汤合涤痰汤加减。

药物组成、剂量及煎服法：

瓜蒌10g，薤白10g，半夏6g，白酒6g（兑服），竹茹9g，人参6g（另煎），茯苓10g，甘草6g，石菖蒲9g，陈皮6g，枳实6g，胆南星12g。

五剂，水煎服，日一剂，早晚分服。

【答案解析2】

中医疾病诊断：湿疮；**中医证候诊断：**血虚风燥证。

中医辨病辨证依据（含病因病机分析）：

患者以双手遇热或肥皂水烫洗后则皮肤剧痒难忍，反复发作3年为主症，故中医诊断为湿疮。伴有口干不欲饮，纳差，腹胀。皮损色暗，粗糙肥厚，对称分布。舌淡，苔白，脉弦细，故辨证为血虚风燥证。

病久耗伤阴血，血虚风燥，乃致肌肤甲错。

中医类证鉴别：请与牛皮癣鉴别。

牛皮癣好发于颈侧、肘、尾骶部，常不对称，有典型的苔藓样变。皮损倾向干燥，无多形性损害。

中医治法：养血润肤，祛风止痒。

方剂：当归饮子或四物消风饮加丹参、鸡血藤、乌梢蛇。

药物组成、剂量及煎服法：

当归20g，白芍12g，川芎9g，生地黄15g，白蒺藜12g，防风15g，荆芥穗15g，何首乌12g，白鲜皮12g，黄芪20g，蝉蜕12g，丹参20g，鸡血藤15g，乌梢蛇9g。

五剂，水煎服，日一剂，早晚分服。

017 号题

【病案（例）摘要1】

尚某，男，53岁，工人。2013年1月12日就诊。

患者有长期吸烟史，顽固性咳嗽两月余，最近一周天气变凉伴胸闷气憋，咳嗽不畅，胸痛有定处，如锥如刺，痰血暗红，口唇紫暗，伴消瘦，疲乏。遂来就诊。舌质暗有瘀点、瘀斑，苔薄，脉细涩。

【答题要求】

1. 根据上述摘要，在答题卡上完成书面分析。
2. 中医类证鉴别：请与肺痨鉴别。

【病案（例）摘要2】

张某，男，35岁。2016年6月23日确诊。

患者进食较多，胃脘胀痛，呕吐1次，吐后痛减；现症：胃脘痛、胀满拒按，不思饮食，舌苔厚腻，脉滑。

【答题要求】

1. 根据上述摘要，在答题卡上完成书面分析。
2. 中医类证鉴别：请与胁痛鉴别。

时间：60分钟。

【答案解析1】

中医疾病诊断：癌病，肺癌；**中医证候诊断：**瘀阻肺络证。

中医辨病辨证依据（含病因病机分析）：

患者男性，年龄45岁，顽固性干咳持续2个月，胸闷气憋，咳嗽不畅，胸部固定刺痛，痰血暗红，伴消瘦、疲乏，结合患者有长期吸烟史，中医辨病为癌病，肺癌。胸痛有定处，如锥如刺，痰血暗红，口唇紫暗，舌质暗有瘀点、瘀斑，苔薄，脉细涩，为瘀阻肺络证。

有咳嗽史，正气内虚，脏腑受损，气滞血瘀，痹阻于肺。病位在肺，病性属里属实。

中医类证鉴别：需与肺痨鉴别。

二者均有咳嗽、咯血、胸痛、发热、消瘦等症状，很容易混淆。肺痨多发生于青壮年，而肺癌好发于40岁以上的中老年男性。部分肺痨患者已愈合的结核病灶所引起的肺部瘢痕可恶变为肺癌。肺痨经抗痨治疗有效，肺癌经抗痨治疗病情无好转。借助肺部X线检查、痰结核菌检查、痰脱落细胞学检查、纤维支气管镜检查等，有助于两者的鉴别。

中医治法：行气活血，散瘀消结。

方剂： 血府逐瘀汤加减。

药物组成、剂量及煎服法：

桃仁12g，红花9g，川芎6g，赤芍6g，牛膝9g，当归9g，生地黄9g，柴胡3g，枳壳6g，甘草6g，桔梗6g。

三剂，水煎服，日一剂，早晚分服。

【答案解析2】

中医疾病诊断： 胃痛；**中医证候诊断：** 饮食伤胃证。

中医辨病辨证依据（含病因病机分析）：

患者进食较多，出现胃脘胀痛，呕吐，吐后痛减，中医诊断为胃痛。胃脘痛、胀满拒按，不思饮食，舌苔厚腻，脉滑，证属饮食伤胃证。

饮食不节，饮食积滞，阻塞胃气，不通则痛。

中医类证鉴别： 需与胁痛鉴别。

胁痛是以胁部疼痛为主症，可伴发热恶寒，或目黄肤黄，或胸闷太息，极少伴嘈杂泛酸、嗳气吞腐；肝气犯胃的胃痛有时亦可攻痛连胁，但仍以胃脘部疼痛为主症。

中医治法： 消食导滞，和胃止痛。

方剂： 保和丸加减。

药物组成、剂量及煎服方法：

神曲9g，山楂6g，莱菔子12g，茯苓12g，半夏9g，陈皮12g，连翘12g，枳实9g，槟榔6g。

五剂，水煎服，日一剂，早晚分服。

018 号题

【病案（例）摘要1】

李某，男，59岁。2014年1月27日就诊。

患者反复发作性胸闷疼痛2年，每次疼痛持续2~3分钟，服用硝酸甘油后可缓解，2天前因劳累症状加重，心悸而痛，胸闷气短，动则更甚，自汗，面色㿠白，神倦怯寒，四肢欠温。遂来就诊。舌质淡胖，边有齿痕，苔白腻，脉沉细迟。

【答题要求】

1. 根据上述摘要，在答题卡上完成书面分析。
2. 中医类证鉴别：请与胃脘痛鉴别。

【病案（例）摘要2】

王某，女，17岁，未婚。15岁月经初潮，自初潮以来，月经紊乱，经来无期，量少淋沥，血色鲜红而质稠，心烦潮热，小便黄少，大便干结，舌质红，苔薄黄，脉细数。

【答题要求】

1. 根据上述摘要，在答题卡上完成书面分析。
2. 中医类证鉴别：请与月经先期鉴别。

时间： 60分钟。

【答案解析1】

中医疾病诊断： 胸痹；**中医证候诊断：** 心肾阳虚证。

中医辨病辨证依据（含病因病机分析）：

患者以胸闷胸痛，因劳累而诱发为主症，且持续时间短，服用硝酸甘油后可缓解，结合患者中年以上，中医辨病为胸痹。自汗，面色䀮白，神倦怯寒，四肢欠温，舌质淡胖，边有齿痕，苔白腻，脉沉细迟为心肾阳虚证。

久病体虚，阳气虚衰，胸阳不振，气机痹阻，血行瘀滞。病位在心，病性属本虚标实证。

中医类证鉴别：需与胃脘痛鉴别。

胸痹以闷痛为主，为时极短，虽与饮食有关，但休息、服药常可缓解。胃脘痛与饮食相关，以胀痛为主，局部有压痛，持续时间较长，常伴有泛酸、嘈杂、嗳气、呃逆等胃部症状。

中医治法：温补阳气，振奋心阳。

方剂：参附汤合右归饮加减。

药物组成、剂量及煎服法：

人参6g（另煎），制附子6g（先煎），肉桂3g（后下），补骨脂9g，熟地黄12g，甘草6g，生姜6g，仙灵脾6g，枸杞10g，山药10g，杜仲9g，山萸肉10g，大枣6g。

三剂，水煎服，日一剂，早晚分服。

【答案解析2】

中医疾病诊断：崩漏；**中医证候诊断：**虚热证。

中医辨病辨证依据（含病因病机分析）：

患者以月经周期异常、行经期异常、经量异常为主症，故诊断为崩漏。量少淋沥，血色鲜红而质稠，心烦潮热，小便黄少，大便干结，舌质红，苔薄黄，脉细数，故属于虚热证。

火热内盛，热伤冲任，迫血妄行，非时而下，遂致崩漏。

中医类证鉴别：需与月经先期鉴别。

月经先期仅有月经周期提前，行经期和经量基本正常，而崩漏是月经周期、行经期和经量三者均异常。

中医治法：养阴清热，止血调经。

方剂：加减一阴煎合生脉散加山茱萸、阿胶。

药物组成、剂量及煎服方法：

生地黄9g，白芍9g，麦冬12g，熟地黄12g，知母12g，地骨皮9g，甘草6g，人参6g（另煎），五味子6g，山茱萸6g，阿胶9g（烊化）。

五剂，水煎服，日一剂，早晚分服。

019号题

【病案（例）摘要1】

孟某，男，41岁。2012年11月8日就诊。

患者平素嗜食肥甘滋腻之品，近半年来常常入睡困难，睡后易醒，心烦不寐，胸闷脘痞，泛恶嗳气，伴心悸，健忘，神疲乏力，口苦，头重，目眩。遂来就诊。舌偏红，苔黄腻，脉滑数。

【答题要求】

1. 根据上述摘要，在答题卡上完成书面分析。

2. 中医类证鉴别：请与一时性失眠鉴别。

【病案（例）摘要2】

郭某，未婚，21岁。2015年12月3日初诊。

患者素食冷食，经行小腹冷痛，得热痛减，经量少，色暗黑有块，畏冷身痛，舌苔白腻，脉沉紧。

【答题要求】

1. 根据上述摘要，在答题卡上完成书面分析。

2. 中医类证鉴别：请与异位妊娠破裂鉴别。

时间：60分钟。

【答案解析1】

中医疾病诊断：不寐；**中医证候诊断：**痰热扰心证。

中医辨病辨证依据（含病因病机分析）：

患者以入睡困难，睡后易醒为主症，中医辨病为不寐。胸闷脘痞，泛恶嗳气，心悸，健忘，神疲乏力，口苦，头重，目眩，舌偏红，苔黄腻，脉滑数，为痰热扰心证。

饮食不节，湿食生痰，郁痰生热，扰动心神。病位在心，病性属里属实。

中医类证鉴别：应与一时性失眠鉴别。

不寐是指单纯以失眠为主症，表现为持续的、严重的睡眠困难。而因一时性情志影响或生活环境改变引起的暂时性失眠不属病态。

中医治法：清化痰热，和中安神。

方剂：黄连温胆汤加减。

药物组成、剂量及煎服法：

半夏10g，陈皮6g，茯苓15g，枳实10g，竹茹10g，黄连3g，白术6g，甘草6g，焦山楂10g，莱菔子10g。

三剂，水煎服，日一剂，早晚分服。

【答案解析2】

中医疾病诊断：痛经；**中医证候诊断：**寒凝血瘀证。

中医辨病辨证依据（含病因病机分析）：

患者经行出现周期性小腹疼痛，故诊断为痛经。经行小腹冷痛，得热痛减，经量少，色暗黑有块，畏冷身痛、舌苔白腻，脉沉紧。故诊断为寒凝血瘀证。

贪食生冷，内伤于寒，风冷寒湿客于冲任、胞中，以致经血凝滞不畅，不通则痛。

中医类证鉴别：请与异位妊娠破裂鉴别。

异位妊娠破裂多有停经史和早孕反应，妊娠试验阳性，妇科检查时，宫颈有抬举痛，腹腔内出血较多时，子宫有漂浮感，盆腔B超检查常可见子宫腔以外有孕囊或包块存在，后穹隆穿刺或腹腔穿刺阳性，内出血严重时，患者可出现休克表现，血红蛋白下降。痛经虽可出现剧烈的小腹痛，但无上述妊娠征象。

中医治法：温经暖宫，化瘀止痛。

方剂：少腹逐瘀汤加减。

药物组成、剂量及煎服法：

小茴香 12g，延胡索 6g，没药 9g，当归 12g，川芎 9g，官桂 6g（后下），赤芍 9g，蒲黄 12g（包煎），五灵脂 9g。

五剂，水煎服，日一剂，早晚分服。

020 号题

【病案（例）摘要1】

李某，女，39 岁。2013 年 9 月 5 日就诊。

患者两周前因思想负担重，开始出现夜间入睡困难，睡后易醒，而致虚烦不寐，触事易惊，终日惕惕，胆怯心悸，伴气短自汗，倦怠乏力，遂来就诊。舌淡，脉弦细。

【答题要求】

1. 根据上述摘要，在答题卡上完成书面分析。
2. 中医类证鉴别：请与生理性少寐鉴别。

【病案（例）摘要2】

沈某，男，25 岁，学生。2015 年 8 月 19 日初诊。

患者 3 天前出现上腹部疼痛，6 小时后出现右下腹痛，呈持续性进行性加剧，伴恶心欲吐，纳差，二便正常，无发热。现症见腹痛剧烈，全腹压痛、反跳痛，腹皮挛急，高热不退，时时汗出，烦渴，恶心呕吐，腹胀，便秘，舌红绛而干，苔黄厚干燥，脉洪数。

【答题要求】

1. 根据上述摘要，在答题卡上完成书面分析。
2. 中医类证鉴别：请与宫外孕破裂鉴别。

时间：60 分钟。

【答案解析1】

中医疾病诊断：不寐；**中医证候诊断：**心虚胆怯证。

中医辨病辨证依据（含病因病机分析）：

患者以常常入睡困难，睡后易醒为主症，中医辨病为不寐。虚烦不寐，触事易惊，终日惕惕，胆怯心悸，伴气短自汗，倦怠乏力，舌淡，脉弦细，为心虚胆怯证。

忧思伤脾，气血亏虚，心胆虚怯，心神失养，神魂不安。病位在心，病性属里属虚。

中医类证鉴别：应与生理性少寐鉴别。

不寐是指单纯以失眠为主症，表现为持续的、严重的睡眠困难。至于老年人少寐早醒，亦多属生理状态。

中医治法：益气镇惊，安神定志。

方剂：安神定志丸合酸枣仁汤加减。

药物组成、剂量及煎服法：

川芎 10g，知母 6g，甘草 6g，酸枣仁 10g，茯苓 15g，远志 10g，人参 6g（另煎），石菖蒲 10g，龙齿 6g（先煎），茯神 10g。

七剂，水煎服，日一剂，早晚分服。

【答案解析2】

中医疾病诊断：肠痈；**中医证候诊断：**热毒证。

中医辨病辨证依据（含病因病机分析）：

患者以转移性右下腹痛，腹痛剧烈，全腹压痛、反跳痛，腹皮挛急为主症，中医诊断为肠痈。高热不退，时时汗出，烦渴，恶心呕吐，腹胀，便秘，舌红绛而干，苔黄厚干燥，脉洪数，证属热毒证。

饮食不节，或饱食后急剧奔走或跌仆损伤，或寒温不节，或情志所伤，损伤肠胃，导致肠道传化失司，糟粕停滞，气滞血瘀，瘀久化热，热胜肉腐而成痈肿。

中医类证鉴别：需与宫外孕破裂鉴别。

宫外孕破裂常有急性失血症状和下腹疼痛症状，有停经史，妇科检查阴道内有血液，阴道后穹隆穿刺有血等。

中医治法：通腑排脓，养阴清热。

方剂：大黄牡丹汤合透脓散加减。

药物组成、剂量及煎服方法：

大黄9g（后下），牡丹皮12g，桃仁12g，冬瓜仁12，芒硝15g（冲服），当归9g，皂角刺9g，穿山甲6g，川芎9g，黄芪12g，生甘草12g。

五剂，水煎服，日一剂，早晚分服。

021号题

【病案（例）摘要1】

黄某，女，17岁。2013年5月8日就诊。

患者4岁时因高烧后患癫痫，近半年来每隔一至两月发作一次，发作时突然昏倒，不省人事，两目上视，四肢抽搐，吐涎，伴有吼叫，平时急躁易怒，心烦失眠，咳痰不爽，口苦咽干，便秘溲黄，病发后，症情加重，彻夜难眠，目赤，醒后如常人，醒后对发作时情况不知。遂来就诊。舌红，苔黄腻，脉弦滑而数。

【答题要求】

1. 根据上述摘要，在答题卡上完成书面分析。
2. 中医类证鉴别：请与中风鉴别。

【病案（例）摘要2】

唐某，女，49岁，已婚，教师。2015年6月21日初诊。

患者月经紊乱一年，头晕耳鸣，头部面颊阵发性烘热、汗出，五心烦热，腰膝酸痛，月经先期，经色鲜红，量时多时少，皮肤干燥瘙痒，口干，大便干结，尿少色黄，舌红少苔，脉细数。

【答题要求】

1. 根据上述摘要，在答题卡上完成书面分析。
2. 中医类证鉴别：请与癥瘕鉴别。

时间：60分钟。

【答案解析1】

中医疾病诊断：痫病；**中医证候诊断：**痰火扰神证。

中医辨病辨证依据（含病因病机分析）：

患者以突然昏倒，不省人事，两目上视，四肢抽搐，吐涎，吼叫，醒后如常人，反复发作为主症，中医辨病为痫病。急躁易怒，心烦失眠，咳痰不爽，口苦咽干，便秘溲黄，彻夜难眠，目赤，舌红，苔黄腻，脉弦滑而数，为痰火扰神证。

有癫痫病史，积痰内伏，郁久化火，痰随火升，痰热上扰清窍，神明昏乱。病位在心，病性属里属实。

中医类证鉴别：需与中风病鉴别。

典型发作痫病与中风均有突然仆倒，昏不知人等，但痫病有反复发作史，发时口吐涎沫，两目上视，四肢抽搐，或作怪叫声，可自行苏醒，无半身不遂、口舌㖞斜等症；而中风病则仆地无声，昏迷持续时间长，醒后常有半身不遂等后遗症。

中医治法：清热泻火，化痰开窍。

方剂：龙胆泻肝汤合涤痰汤加减。

药物组成、剂量及煎服法：

龙胆草 12g，竹茹 9g，茯苓 10g，甘草 6g，石菖蒲 9g，陈皮 6g，枳实 6g，胆南星 12g，栀子 10g，黄芩 9g，人参 6g（另煎）。

三剂，水煎服，日一剂，早晚分服。

【答案解析 2】

中医疾病诊断：绝经前后诸证；**中医证候诊断：**肾阴虚证。

中医辨病辨证依据（含病因病机分析）：

患者年龄 49 岁，月经紊乱为主症，故诊断为绝经前后诸证。月经紊乱，头晕耳鸣，头部面颊阵发性烘热、汗出，五心烦热，腰膝酸痛，月经先期，经色鲜红，量时多时少，皮肤干燥瘙痒，口干，大便干结，尿少色黄，舌红少苔，脉细数，证属肾阴虚证。

天癸渐竭，肾阴不足，素体阴虚，或数脱于血，多产房劳者，可出现肾阴亏虚，阳失潜藏之证，若肾水不能上济心火，可致心肾不交，又肾阴不足以涵养肝木，或情志不畅，郁结化热，灼烧真阴，可致肝肾阴虚，肝阳上亢。

中医类证鉴别：需与癥瘕鉴别。

癥瘕可能出现月经过多或经断复来，或有下腹疼痛，浮肿，或带下五色，气味臭秽，或身体骤然明显消瘦等症状。

中医治法：滋养肾阴，佐以潜阳。

方剂：左归饮加制首乌、龟板。

药物组成、剂量及煎服方法：

熟地黄 9g，山药 6g，枸杞子 6g，炙甘草 3g，茯苓 4.5g，山茱萸 6g。

五剂，水煎服，日一剂，早晚分服。

022 号题

【病案（例）摘要 1】

高某，男，38 岁，2011 年 10 月 17 日就诊。

患者 3 小时前大量饮酒后胃脘灼痛，痛势急迫，口干口苦，口渴而不欲饮，纳呆恶心，小便色黄，大便不畅。遂来就诊。舌红，苔黄腻，脉滑数。

【答题要求】

1. 根据上述摘要，在答题卡上完成书面分析。

2. 中医类证鉴别：请与胁痛鉴别。

【病案（例）摘要2】

历某，女，33岁，已婚，职员。2015年5月24日初诊。

患者因家务琐事长期操劳。2个月前出现带下量多，色白，质稀薄，无臭气，绵绵不断，面色萎黄，四肢不温，精神疲惫，纳少便溏，两足浮肿，舌淡苔白，脉缓弱。

时间：60分钟。

【答题要求】

1. 根据上述摘要，在答题卡上完成书面分析。

2. 中医类证鉴别：请与白浊鉴别。

【答案解析1】

中医疾病诊断：胃痛；**中医证候诊断：**湿热中阻证。

中医辨病辨证依据（含病因病机分析）：

患者以胃脘部灼痛为主症，中医辨病为胃痛。口干口苦，口渴而不欲饮，纳呆恶心，小便色黄，大便不畅，舌红，苔黄腻，脉滑数，为湿热中阻证。

饮酒过度，湿热蕴结，胃气痞阻。病位在胃，病性属里属实。

中医类证鉴别：需与胁痛鉴别。

胁痛是以胁部疼痛为主症，可伴发热恶寒，或目黄肤黄，或胸闷太息，极少伴嘈杂泛酸、嗳气吐腐。肝气犯胃的胃痛有时亦可攻痛连胁，但仍以胃脘部疼痛为主症。

中医治法：清化湿热，理气和胃。

方剂：清中汤加减。

药物组成、剂量及煎服法：

香附9g，陈皮9g，黑山栀6g，金铃子6g，延胡索6g，炙甘草6g，川黄连6g。

三剂，水煎服，日一剂，早晚分服。

【答案解析2】

中医疾病诊断：带下过多；**中医证候诊断：**脾虚证。

中医辨病辨证依据（含病因病机分析）

患者以出现带下量多，色白，质稀薄，无臭气，绵绵不断为主症，中医诊断为带下过多。面色萎黄，四肢不温，精神疲惫，纳少便溏，两足浮肿，舌淡苔白，脉缓弱，中医辨证为脾虚证。

脾运化失常，水谷之精微不能上输以化血，反聚而成湿，流注下焦，伤及任、带而为带下。

中医类证鉴别：请与白浊鉴别。

白浊是指尿道流出浑浊如脓之物的一种疾患，而带下秽物出自阴道。病变部位不同，可资鉴别。

中医治法：健脾益气，升阳除湿。

方剂：完带汤加减。

药物组成、剂量及煎服法：

白术 12g，山药 15g，党参 15g，炒白芍 10g，苍术 10g，柴胡 12g，车前子 20g（包煎），黑芥穗 9g，陈皮 10g，延胡索 15g，白芷 12g。

023 号题

【病案（例）摘要1】

钱某，女，45 岁。2014 年 1 月 23 日就诊。

患者近两年来进食或腹部受凉后出现上腹部疼痛，3 天前因天气寒冷而受凉后，突然出现胃脘部冷痛 2 小时，恶寒喜暖，得温痛减，遇寒加重，口淡不渴，喜热饮。遂来就诊。舌淡苔薄白，脉弦紧。

【答题要求】

1. 根据上述摘要，在答题卡上完成书面分析。

2. 中医类证鉴别：请与腹痛鉴别。

【病案（例）摘要2】

李某，女，28 岁，职员。2015 年 4 月 25 日初诊。

患者平素月经正常，末次月经：2015 年 3 月 3 日，现停经 53 天，阴道不规则出血 3 天，停经后明显有早孕反应，3 天前阴道有少量出血，色淡红，质稀薄，遂到医院就诊，查尿妊娠试验阳性。B 超示：宫内妊娠。曾服安络血效果不明显，现阴道仍有少量出血，腰酸、腹痛，并伴见神疲肢倦，面色白，气短懒言，舌淡苔白，脉细滑。

【答题要求】

1. 根据上述摘要，在答题卡上完成书面分析。

2. 中医类证鉴别：请与妊娠腹痛鉴别。

时间：60 分钟。

【答案解析1】

中医疾病诊断：胃痛；**中医证候诊断：**寒邪客胃证。

中医辨病辨证依据（含病因病机分析）：

患者以上腹部疼痛为主症，中医辨病为胃痛。有受凉史，恶寒喜暖，得温痛减，遇寒加重，口淡不渴，喜热饮，舌淡苔薄白，脉弦紧，为寒邪客胃证。

天气变化受凉，寒凝胃脘，阳气被遏，气机阻滞。病位在胃，病性属里属实。

中医类证鉴别：需与腹痛鉴别。

腹痛是以胃脘部以下、耻骨毛际以上整个部位疼痛为主症，胃痛是以上腹胃脘部近心窝处疼痛为主症，两者仅就疼痛部位来说，是有区别的，但胃处腹中，与肠相连，因而胃痛可以影响及腹，而腹痛亦可牵连于胃，这就要从其疼痛的主要部位和如何起病来加以辨别。

中医治法：温胃散寒，行气止痛。

方剂：良附丸加减。

药物组成、剂量及煎服法：

香附 9g，陈皮 6g，高良姜 9g，紫苏叶 9g，炙甘草 6g。

三剂，水煎服，日一剂，早晚分服。

【答案解析2】

中医疾病诊断：胎动不安；**中医证候诊断：**气血虚弱证。

中医辨病辨证依据（含病因病机分析）：

患者在妊娠期间出现阴道有少量出血，腰酸、腹痛，故诊断为胎动不安。伴见神疲肢倦，面色白，气短懒言，舌淡苔白，脉细滑，辨证为气血虚弱证。

因故损伤气血，气虚不摄，血虚失养，胎气不固，以致胎动不安。

中医类证鉴别：请与妊娠腹痛鉴别。

胎动不安是妊娠期间仅有腰酸腹痛或下腹坠胀，或伴有少量阴道出血。妊娠腹痛是指妊娠期发生小腹疼痛，并无腰酸，也无阴道流血。

中医治法：补气养血，固肾安胎。

方剂：胎元饮去当归，加黄芪、阿胶。

药物组成、剂量及煎服法：

人参（另煎）、杜仲、芍药各6g，熟地黄9g，白术、炙甘草各6g，陈皮9g，黄芪20g，阿胶12g（烊化）。

五剂，水煎服，日一剂，早晚分服。

024号题

【病案（例）摘要1】

张某，女，51岁，工人。2013年8月11日就诊。

患者素体偏胖，喜食生冷，两天前饮食生冷，胃脘部不舒，呕吐频频，呕吐清水痰涎，脘闷不食，头眩心悸。遂来就诊。舌苔白腻，脉滑。

【答题要求】

1. 根据上述摘要，在答题卡上完成书面分析。

2. 中医类证鉴别：请与反胃鉴别。

【病案（例）摘要2】

杨某，女，26岁，已婚，职员。2015年7月23日初诊。

患者停经59天，阴道出血伴小腹下坠3天。末次月经：2015年5月25日，半月前出现恶心，呕吐酸苦水，头晕目眩。经某医院检查，尿妊娠试验阳性，并服用中药，上症略有减轻。3天前出现不规则阴道出血，量少色鲜红，腹部坠胀疼痛，心烦不安，手足心热，口干咽燥。时有潮热，小便短黄，大便稀溏。舌红，苔黄而干，脉滑数。B超提示：宫内早孕，胚胎存活。

【答题要求】

1. 根据上述摘要，在答题卡上完成书面分析。

2. 中医类证鉴别：请与胎殒难留鉴别。

时间：60分钟。

【答案解析1】

中医疾病诊断：呕吐；**中医证候诊断：**痰饮内阻证。

中医辨病辨证依据（含病因病机分析）：

患者以胃脘部不舒，呕吐频频，呕吐清水痰涎为主症，中医辨病为呕吐。呕吐清水痰涎，脘闷不食，头眩心悸，舌苔白腻，脉滑，为痰饮内阻证。

饮食生冷，损伤脾胃，脾失健运，痰饮内停，中阳不振，胃气上逆。病位在胃，病性属里属实。

中医类证鉴别：需与反胃鉴别。

二者同属胃部的病变，病机都是胃失和降，气逆于上，而且都有呕吐的临床表现。但反胃系脾胃虚寒，胃中无火，难以腐熟食入之谷物，表现为朝食暮吐，暮食朝吐，吐出物多为未消化之宿食，呕吐量较多，吐后即感舒适。呕吐有感受外邪、饮食不节、情志失调和胃虚失和的不同，往往吐无定时，或轻或重，吐出物为食物或痰涎清水，呕吐量或多或少。

中医治法：温中化饮，和胃降逆。

方剂：小半夏汤合苓桂术甘汤加减。

药物组成、剂量及煎服法：

半夏10g，生姜6g，茯苓12g，白术6g，甘草6g，桂枝9g。

三剂，水煎服，日一剂，早晚分服。

【答案解析2】

中医疾病诊断：胎动不安；**中医证候诊断：**血热证。

中医辨病辨证依据（含病因病机分析）：

患者妊娠期间出现不规则阴道出血，量少色鲜红，腹部坠胀疼痛，B超显示胎儿存活，故诊断为胎动不安。心烦不安，手足心热，口干咽燥。时有潮热，小便短黄，大便稀溏。舌红，苔黄而干，脉滑数。辨证为血热证。

素体阳虚，或七情郁结化热，或外感邪热，或阴虚生热，热扰冲任，损伤胎气，以致胎动不安。

中医类证鉴别：请与胎殒难留鉴别。

胎殒难留阴道流血增多，腹痛加重，妇科检查子宫颈口已扩张，有时胚胎组织堵塞于子宫颈口，子宫与停经月份相符或略小，B超检查孕囊变形，或子宫壁与胎膜之间的暗区不断增大，胎囊进入宫颈管内，无胎心搏动。

中医治法：滋阴清热，养血安胎。

方剂：保阴煎加苎麻根。

药物组成、剂量及煎服法：

生地黄12g，黄芩6g，白芍（酒炒）9g，柴胡9g，丹皮6g，甘草6g，地骨皮12g，苎麻根12g。

五剂，水煎服，日一剂，早晚分服。

025号题

【病案（例）摘要1】

吴某，男，46岁，公务员。2012年1月18日就诊。

患者两天前与家人吵架生气后，出现呕吐频频，呕吐吞酸，嗳气频繁，胸胁胀痛。遂来就诊。舌质红，苔薄腻，脉弦。

【答题要求】

1. 根据上述摘要，在答题卡上完成书面分析。

2. 中医类证鉴别：请与噎膈鉴别。

【病案（例）摘要2】

杜某，女，28岁。2015年6月23日初诊。

平素月经正常，因工作劳累，近6个月来，经行后1～2日内小腹绵绵作痛，腰部酸胀，经色暗淡，量少，质稀薄，偶有潮热，耳鸣，苔薄白，脉细弱。

【答题要求】

1. 根据上述摘要，在答题卡上完成书面分析。

2. 中医类证鉴别：请与异位妊娠破裂鉴别。

时间：60分钟。

【答案解析1】

中医疾病诊断：呕吐；**中医证候诊断：**肝气犯胃证。

中医辨病辨证依据（含病因病机分析）：

患者以呕吐为主症，中医辨病为呕吐。吞酸，嗳气，胸胁胀痛，舌质红，苔薄腻，脉弦，为肝气犯胃证。

情志不畅，肝气不疏，横逆犯胃，胃失和降。病位在胃，病性属里属实。

中医类证鉴别：需与噎膈鉴别。

呕吐与噎膈，皆有呕吐的症状，然呕吐之病，进食顺畅，吐无定时，噎膈之病，进食哽噎不顺或食不得入，或食入即吐，甚则因噎废食；呕吐大多病情较轻，病程较短，预后尚好，而噎膈多因内伤所致，病情深重，病程较长，预后欠佳。

中医治法：疏肝理气，和胃降逆。

方剂：四七汤加减。

药物组成、剂量及煎服法：

苏叶6g，厚朴9g，半夏12g，生姜6g，茯苓10g，大枣6g。

三剂，水煎服，日一剂，早晚分服。

【答案解析2】

中医疾病诊断：痛经；**中医证候诊断：**肾气亏虚证。

中医辨病辨证依据（含病因病机分析）：

患者以经行后小腹绵绵作痛，伴腰部酸胀为主症，故中医诊断为痛经；经色暗淡，量少，质稀薄，偶有潮热，耳鸣，苔薄白，脉细弱，故属于肝肾虚损证。

多因禀赋素弱，肝肾本虚，或因多产房劳，损及肝肾，精亏血少，冲任不足，胞脉失养，行经之后，精血更虚，冲任、胞宫失于濡养，而致不荣则痛。

中医类证鉴别：请与异位妊娠破裂鉴别。

异位妊娠破裂多有停经史和早孕反应，妊娠试验阳性，妇科检查时，宫颈有抬举痛，腹腔内出血较多时，子宫有漂浮感，盆腔B超检查常可见子宫腔以外有孕囊或包块存在，后穹隆穿刺或腹腔穿刺阳性，内出血严重时，患者可出现休克表现，血红蛋白下降。痛经虽可出现剧烈的小腹痛，但无上述妊娠征象。

中医治法：补肾益气止痛。

方剂：益肾调经汤加减。

药物组成、剂量及煎服法：

杜仲、续断、熟地黄各9g，当归6g，白芍9g（炒），益母草12g，焦艾、巴戟天、乌药各9g。

五剂，水煎服，日一剂，早晚分服。

026 号题

【病案（例）摘要1】

李某，男，63岁，退休。2013年4月3日就诊。

患者15年前腹部手术，术后5年后右下腹反复疼痛，按之疼痛加剧，伴有腹泻或便秘，最近一周腹痛较剧，痛如针刺，痛处固定，经久不愈，遂来就诊。舌质紫暗，脉细涩。

【答题要求】

1. 根据上述摘要，在答题卡上完成书面分析。

2. 中医类证鉴别：请与外科腹痛鉴别。

【病案（例）摘要2】

患儿，女，7岁。2015年10月9日初诊。

患儿3天前外出受凉后出现发烧，体温高达39℃，家长予服小柴胡冲剂及退热药后热退复起，遂来就诊。现症：发热无汗，呛咳不爽，呼吸气急，痰白而稀，口不渴，咽不红，舌苔薄白，脉浮紧。

【答题要求】

1. 根据上述摘要，在答题卡上完成书面分析。

2. 中医类证鉴别：请与儿童哮喘鉴别。

时间：60分钟。

【答案解析1】

中医疾病诊断：腹痛；**中医证候诊断：**瘀血内停证。

中医辨病辨证依据（含病因病机分析）：

患者以右下腹反复疼痛为主症，无反跳痛和腹肌紧张，中医辨病为腹痛。痛如针刺，痛处固定，经久不愈，按之疼痛加剧，舌质紫暗，脉细涩，为瘀血内停证。

有腹部手术病史，术后气滞血瘀，瘀血内停，气机阻滞，脉络不通。病位在腹部，病性属里属实。

中医类证鉴别：需与外科腹痛鉴别。

外科腹痛多后发热，疼痛剧烈，痛有定处，压痛明显，见腹痛拒按，腹肌紧张等。

中医治法：活血化瘀，和络止痛。

方剂：少腹逐瘀汤加减。

药物组成、剂量及煎服法：

干姜6g，当归20g，肉桂3g（后下），小茴香6g，川芎12g，赤芍12g，蒲黄15g（包煎），延胡索6g，没药12g，五灵脂12g。

三剂，水煎服，日一剂，早晚分服。

【答案解析2】

中医疾病诊断：肺炎喘嗽；**中医证候诊断：**风寒闭肺证。

中医辨病辨证依据（含病因病机分析）：

患儿以发热，呛咳不爽，呼吸气急，痰白而稀为主症，故诊断为肺炎喘嗽。咳吐白痰，口不渴，咽不红，舌苔薄白，脉浮紧，辨证为风寒闭肺证。

风寒之邪由口鼻或皮毛而入，侵犯肺卫，致肺失清肃，闭郁不宣，化热炼津，炼液成痰，阻于气道，肃降无权。

中医类证鉴别：请与儿童哮喘鉴别。

儿童哮喘呈反复发作的咳嗽喘息，胸闷气短，喉间痰鸣，发作时双肺可闻及以呼气相为主的哮鸣音，呼气延长，支气管舒张剂有显著疗效。

中医治法：辛温宣肺，化痰止咳。

方剂：三拗汤加味。

药物组成、剂量及煎服法：

麻黄6g，苦杏仁4.5g（后下），甘草3g，荆芥4.5g，防风4.5g，前胡4.5g，苏叶6g，桔梗6g。

三剂，水煎服，日一剂，早晚分服。

027号题

【病案（例）摘要1】

范某，男，49岁，干部。2015年12月17日就诊。

患者昨天下午受凉后开始出现阵发性腹痛，遇寒痛甚，得温痛减，口淡不渴，形寒肢冷，小便清长，大便清稀。遂来就诊。舌质淡，苔白腻，脉沉紧。

【答题要求】

1. 根据上述摘要，在答题卡上完成书面分析。

2. 中医类证鉴别：请与胃痛鉴别。

【病案（例）摘要2】

张某，女，2岁。2016年3月4日初诊。

患儿2天前因外感后出现发热、咳嗽、喘促，给予退热止咳等对症处理后，病情不减。现症见壮热烦躁，咳嗽喘憋，气促鼻扇，喉间痰鸣，痰稠色黄，口唇紫绀，咽红肿。舌质红，苔黄，脉滑数，指纹紫滞、显于气关。

【答题要求】

1. 根据上述摘要，在答题卡上完成书面分析。

2. 中医类证鉴别：请与儿童哮喘鉴别。

时间：60分钟。

【答案解析1】

中医疾病诊断：腹痛；**中医证候诊断：**寒邪内阻证。

中医辨病辨证依据（含病因病机分析）：

患者以阵发性腹痛为主症，故诊断为腹痛。遇寒则痛甚，得温则痛减，伴形寒肢冷，口淡不渴，小便清长，大便清稀，舌质淡，苔白腻，脉沉紧，为寒邪内阻证。

有受凉史，风寒直中经脉，寒邪凝滞，中阳被遏，脉络痹阻。病位在腹部，病性属里属实。

中医类证鉴别：需与胃痛鉴别。

胃处腹中，与肠相连，腹痛常伴有胃痛的症状，胃痛亦时有腹痛的表现，常需鉴别。胃痛部位在心下胃脘之处，常伴有恶心、嗳气等胃病见症，腹痛部位在胃脘以下，上述症状在腹痛中较少见。

中医治法：散寒温里，理气止痛。

方剂：良附丸合正气天香散加减。

药物组成、剂量及煎服法：

高良姜12g，香附12g，乌药6g，陈皮6g，苏叶6g，干姜9g。

三剂，水煎服，日一剂，早晚分服。

【答案解析2】

中医疾病诊断：肺炎喘嗽；**中医证候诊断：**痰热闭肺证。

中医辨病辨证依据（含病因病机分析）：

患儿以发热、咳嗽、咳痰、喘息为主症，故诊断为肺炎喘嗽。见壮热烦躁，咳嗽喘憋，气促鼻扇，喉间痰鸣，痰稠色黄，口唇紫绀，咽红肿，舌质红，苔黄，脉滑数，指纹紫滞、显于气关，故属于痰热闭肺证。

外感风邪，由口鼻或皮毛而入，侵犯肺卫，致肺失清肃，闭郁不宣，化热炼津，炼液成痰，阻于气道，肃降无权。

中医类证鉴别：请与儿童哮喘鉴别。

儿童哮喘呈反复发作的咳嗽喘息，胸闷气短，喉间痰鸣，发作时双肺可闻及以呼气相为主的哮鸣音，呼气延长，支气管舒张剂有显著疗效。

中医治法：清热涤痰，宣肺降逆。

方剂：麻杏石甘汤合葶苈大枣泻肺汤加减。

药物组成、剂量及煎服方法：

麻黄3g，苦杏仁4.5g（后下），生石膏6g（包煎），甘草3g，葶苈子6g，桑白皮6g，前胡4.5g，黄芩6g，百部4.5g，海浮石6g。

五剂，水煎服，日一剂，早晚分服。

028号题

【病案（例）摘要1】

罗某，男，49岁，公务员。2014年2月3日就诊。

患者于两天前因赴宴饮食过量，之后感到脘腹胀满，疼痛拒按，嗳腐吞酸，恶食呕恶，痛而欲泻，泻后痛减，大便秘结。遂来就诊。苔厚腻，脉滑。

【答题要求】

1. 根据上述摘要，在答题卡上完成书面分析。
2. 中医类证鉴别：请与胃痛鉴别。

【病案（例）摘要2】

马某，女，5岁。2015年6月12日初诊。

患儿2个月前患急性肠胃炎，治疗后即出现食欲不振，食少饮多，大便干结，苔花剥，脉细数。遂来就诊。

【答题要求】

1. 根据上述摘要，在答题卡上完成书面分析。

2. 中医类证鉴别：请与积滞鉴别。

时间：60 分钟。

【答案解析 1】

中医疾病诊断：腹痛；**中医证候诊断：**饮食内停证。

中医辨病辨证依据（含病因病机分析）：

患者以脘腹胀痛，疼痛拒按，痛而欲泻，泻后痛减为主症，中医辨病为腹痛。嗳腐吞酸，恶食呕恶，痛而欲泻，泻后痛减，苔厚腻，脉滑，为饮食内停证。

饮食不节，食滞内停，运化失司，胃肠不和。病位在腹部，病性属里属实。

中医类证鉴别：需与胃痛鉴别。

胃处腹中，与肠相连，腹痛常伴有胃痛的症状，胃痛亦时有腹痛的表现，常需鉴别。胃痛部位在心下胃脘之处，常伴有恶心、嗳气等胃病见症；腹痛部位在胃脘以下，上述症状在腹痛中较少见。

中医治法：消食导滞，理气止痛。

方剂：枳实导滞丸加减。

药物组成、剂量及煎服法：

大黄 15g（后下），枳实 9g，神曲 9g，茯苓 6g，黄芩 6g，黄连 6g，白术 6g，泽泻 6g。

三剂，水煎服，日一剂，早晚分服。

【答案解析 2】

中医疾病诊断：厌食症；**中医证候诊断：**脾胃阴虚证。

中医辨病辨证依据（含病因病机分析）：

患儿以长期食欲不振，食少饮多为特征，故中医诊断为厌食症。大便干结，苔花剥，脉细数，辨证属于脾胃阴虚证。

患儿病后失于调理，导致脾胃阴虚，脾胃失健，纳化失职，则造成厌食。

中医类证鉴别：请与积滞鉴别。

积滞有伤乳伤食病史，除食欲不振、不思乳食外，还伴有脘腹胀满、嗳吐酸腐、大便酸臭等症。

中医治法：养阴和胃。

方剂：益胃汤加减。

药物组成、剂量及煎服法：

北沙参 12g，麦冬 10g，玉竹 10g，白芍 10g，乌梅 10g，生山楂 10g。

五剂，水煎服，日一剂，早晚分服。

029 号题

【病案（例）摘要 1】

马某，女，23 岁，学生。2016 年 6 月 11 日就诊。

患者昨晚与同学聚餐，进食无节制，半夜出现腹痛肠鸣，泻下 3～4 次，大便粪质稀溏，泻下粪便臭如败卵，泻后痛减，脘腹胀满，嗳腐酸臭，不思饮食。遂来就诊。舌苔厚腻，脉滑。

【答题要求】

1. 根据上述摘要，在答题卡上完成书面分析。

2. 中医类证鉴别：请与痢疾鉴别。

【病案（例）摘要2】

刘某，女，2岁。2015年7月18日初诊。

患儿为早产儿，自幼食量偏少，1个月前因过食油腻而致食欲不振，食量明显减少，多食后则脘腹饱胀，形体适中，精神可，二便调。舌质淡红，苔薄白，指纹淡紫。

【答题要求】

1. 根据上述摘要，在答题卡上完成书面分析。

2. 中医类证鉴别：请与疰夏鉴别。

时间：60分钟。

【答案解析1】

中医疾病诊断：泄泻；**中医证候诊断：**食滞胃肠证。

中医辨病辨证依据（含病因病机分析）：

患者以大便次数增多，每日三四次，粪质稀溏为主症，中医辨病为泄泻。泻下粪便臭如败卵，泻后痛减，脘腹胀满，嗳腐酸臭，不思饮食，舌苔厚腻，脉滑，为食滞胃肠证。

饮食不节，宿食内停，阻滞肠胃，传化失司。病位在肠，病性属里属实。

中医类证鉴别：需与痢疾鉴别。

两者均为大便次数增多、粪质稀薄的病证。泄泻以大便次数增多，粪质稀溏，甚则如水样，或完谷不化为主症，大便不带脓血，也无里急后重，或无腹痛。而痢疾以腹痛、里急后重、便下赤白脓血为特征。

中医治法：消食导滞，和中止泻。

方剂：保和丸加减。

药物组成、剂量及煎服法：

神曲12g，山楂12g，莱菔子15g，半夏9g，陈皮9g，茯苓12g，连翘9g，谷芽6g，扁豆9g，甘草6g。

三剂，水煎服，日一剂，早晚分服。

【答案解析2】

中医疾病诊断：厌食症；**中医证候诊断：**脾失健运证。

中医辨病辨证依据（含病因病机分析）：

患儿以长期厌进饮食，食量减少为特征，故辨病为厌食症。食量明显减少，多食后则脘腹饱胀，形体适中，精神可，二便调，舌质淡红，苔薄白，指纹淡紫，辨证为脾失健运证。

小儿脏腑娇嫩，形气未充，过食油腻致脾胃失健，纳化失职，则造成厌食。

中医类证鉴别：请与疰夏鉴别。

疰夏为夏季季节性疾病，有“春夏剧，秋冬瘥”的发病特点，临床表现除食欲不振外，可见精神倦怠、大便不调或有发热等症。

中医治法：运脾开胃。

方剂：不换金正气散加减。

药物组成、剂量及煎服法：

苍术4.5g，厚朴3g，陈皮6g，藿香3g，半夏3g，枳壳6g，神曲6g，山楂4.5g，甘草3g。

三剂，水煎服，日一剂，早晚分服。

030号题

【病案（例）摘要1】

金某，女，11岁。2013年5月7日就诊。

患者两天前进食较杂，夜卧不安，凌晨突然呕吐一次，为胃内容物，继而泄泻腹痛，泻下急迫，至就诊时3小时已大便4次，泻而不爽，大便粪质稀溏，粪色黄褐，气味臭秽，伴肛门灼热，烦热口渴，小便短黄。遂来就诊。舌质红，苔黄腻，脉滑数。

【答题要求】

1. 根据上述摘要，在答题卡上完成书面分析。
2. 中医类证鉴别：请与痢疾鉴别。

【病案（例）摘要2】

高某，男，38岁。2015年12月2日初诊。

患者饮食稍有不节即皮肤瘙痒，反复发作2个月，抓后糜烂渗出。伴纳少，腹胀便溏。查体：皮损潮红，丘疹，对称分布，可见鳞屑。舌淡胖，苔白腻，脉濡缓。

【答题要求】

1. 根据上述摘要，在答题卡上完成书面分析。
2. 中医类证鉴别：请与牛皮癣鉴别。

时间：60分钟。

【答案解析1】

中医疾病诊断：泄泻；**中医证候诊断：**湿热伤中证。

中医辨病辨证依据（含病因病机分析）：

患者由于进食不当诱发腹痛，大便次数增多，粪质稀溏，中医辨病为泄泻。泻下急迫，泻而不爽，粪色黄褐，气味臭秽，肛门灼热，烦热口渴，小便短黄，舌质红，苔黄腻，脉滑数，为湿热伤中证。

饮食不节，宿食内停，湿热壅滞，损伤脾胃，传化失常。病位在肠，病性属里属实。

中医类证鉴别：需与痢疾鉴别。

两者均为大便次数增多、粪质稀薄的病证。泄泻以大便次数增加，粪质稀溏，甚则如水样，或完谷不化为主症，大便不带脓血，也无里急后重，或无腹痛。而痢疾以腹痛、里急后重、便下赤白脓血为特征。

中医治法：清热利湿，分利止泻。

方剂：葛根芩连汤加减。

药物组成、剂量及煎服法：

葛根9g，黄芩9g，黄连6g，砂仁3g（后下），芦根3g，麦芽6g，甘草6g。

三剂，水煎服，日一剂，早晚分服。

【答案解析 2】

中医疾病诊断：湿疮；**中医证候诊断：**脾虚湿蕴证。

中医辨病辨证依据（含病因病机分析）：

患者以饮食稍有不节即皮肤瘙痒、反复发作 2 个月，抓后糜烂渗出为主症，中医诊断为湿疮。纳少，腹胀便溏，舌淡胖，苔白腻，脉濡缓，辨证为脾虚湿蕴证。

中医类证鉴别：请与牛皮癣鉴别。

慢性湿疮需与牛皮癣鉴别，牛皮癣好发于颈侧、肘、尾骶部，常不对称，有典型的苔藓样变。皮损倾向干燥，无多形性损害。

中医治法：健脾利湿止痒。

方剂：除湿胃苓汤加减。

药物组成、剂量及煎服法：

苍术 6g，厚朴 6g，陈皮 9g，滑石 12g（包煎），炒白术 12g，猪苓 12g，炒黄柏 12g，炒枳壳 9g，泽泻 9g，赤苓 12g，炙甘草 9g。

七剂，水煎服，日一剂，早晚分服。

031 号题

【病案（例）摘要 1】

江某，男，37 岁，工人。2014 年 7 月 13 日就诊。

患者昨晚与朋友在路边吃烧烤，5 小时后感到腹部疼痛，泻下稀便 6 次，里急后重，痢下赤白脓血，黏稠如胶冻，腥臭难闻，肛门灼热，小便短赤。遂来就诊。苔黄腻，脉滑数。

【答题要求】

1. 根据上述摘要，在答题卡上完成书面分析。
2. 中医类证鉴别：请与泄泻鉴别。

【病案（例）摘要 2】

王某，女，3 岁。2015 年 4 月 13 日就诊。

患儿 3 天前因为受寒出现发热，咳嗽，喘息，经服用退热止咳药物效果不佳。现症见壮热不退，四肢抽搐，神昏谵语，口唇发绀，气促痰鸣，双目上视，舌红，苔黄，脉数，指纹青紫，可达命关。

【答题要求】

1. 根据上述摘要，在答题卡上完成书面分析。
2. 中医类证鉴别：请与儿童哮喘鉴别。

时间：60 分钟。

【答案解析 1】

中医疾病诊断：痢疾；**中医证候诊断：**湿热痢。

中医辨病辨证依据（含病因病机分析）：

患者因路边吃烧烤，有饮食不洁史，出现腹痛，大便次数增多，里急后重，痢下赤白脓血，急性起病，发生在夏季，中医辨病为痢疾。痢下黏稠如胶冻，腥臭难闻，肛门灼热，小便短赤，苔黄腻，脉滑数，为湿热痢。

饮食不节，湿热蕴结，熏灼肠道，气血壅滞，肠络伤损。病位在肠，病性属里属实。

中医类证鉴别：需与泄泻鉴别。

两者均多发于夏秋季节，病变部位在胃肠，病因亦有相同之处，症状都有腹痛、大便次数增多。但痢疾大便次数虽多而量少，排赤白脓血便，腹痛伴里急后重感明显。而泄泻大便溏薄，粪便清稀，或如水样，或完谷不化，而无赤白脓血便，腹痛多伴肠鸣，少有里急后重感。

中医治法：清肠化湿，调气和血。

方剂：芍药汤加减。

药物组成、剂量及煎服法：

黄芩12g，黄连6g，大黄3g（后下），芍药15g，当归12g，甘草6g，木香6g，槟榔10g，肉桂1g（后下）。

三剂，水煎服，日一剂，早晚分服。

【答案解析2】

中医疾病诊断：肺炎喘嗽；**中医证候诊断：**邪陷厥阴证。

中医辨病辨证依据（含病因病机分析）：

患者以发热、咳嗽、喘息为主症，中医诊断为肺炎喘嗽。壮热不退，四肢抽搐，神昏谵语，口唇发绀，气促痰鸣，双目上视，舌红，苔黄，脉数，指纹青紫，可达命关，证属邪陷厥阴证。

热炽化火，内陷厥阴，引动肝风，则又可致神昏、抽搐之变证。

中医类证鉴别：请与儿童哮喘鉴别。

儿童哮喘呈反复发作的咳嗽喘息，胸闷气短，喉间痰鸣，发作时双肺可闻及以呼气相为主的哮鸣音，呼气延长，支气管舒张剂有显著疗效。

中医治法：平肝息风，清心开窍。

方剂：羚角钩藤汤合牛黄清心丸加减。

药物组成、剂量及煎服法：

羚羊角粉3g（冲服），钩藤6g，桑叶6g，川贝母4.5g，生地黄6g，菊花6g，茯神6g，牛黄3g（冲服），黄芩4.5g，黄连3g，栀子4.5g，白芍4.5g。

五剂，水煎服，日一剂，早晚分服。

032号题

【病案（例）摘要1】

方某，女，26岁，学生。2013年8月3日就诊。

患者平素喜欢冷食，昨夜食冷饮水果出现腹痛拘急，大便次数增多，痢下赤白黏冻，白多赤少，里急后重，口淡乏味，脘胀腹满，头身困重。遂来就诊。舌质淡，舌苔白腻，脉濡缓。

【答题要求】

1. 根据上述摘要，在答题卡上完成书面分析。

2. 中医类证鉴别：请与泄泻鉴别。

【病案（例）摘要2】

陈某，女，8岁。2015年3月9日初诊。

患者发热4天，胸背部皮疹3天，现症：壮热不退，烦躁不安，口渴欲饮，面红目赤，皮疹分布较密，疹色紫暗，疱浆浑浊，大便干结，小便短黄，舌红绛，苔黄糙而干，脉数有力。

【答题要求】

1. 根据上述摘要，在答题卡上完成书面分析。

2. 中医类证鉴别：请与脓疱疮鉴别。

时间：60分钟。

【答案解析1】

中医疾病诊断：痢疾；**中医证候诊断：**寒湿痢。

中医辨病辨证依据（含病因病机分析）：

患者因食冷饮水果，有饮食不节史，出现腹痛，大便次数增多，里急后重，泻下赤白脓血，中医辨病为痢疾。白多赤少，里急后重，口淡乏味，脘胀腹满，头身困重，舌质淡，舌苔白腻，脉濡缓，为寒湿痢。

饮食不节，寒湿客肠，气血凝滞，传导失司。病位在肠，病性属里属实。

中医类证鉴别：需与泄泻鉴别。

两者均多发于夏秋季节，病变部位在胃肠，病因亦有相同之处，症状都有腹痛、大便次数增多。但痢疾大便次数虽多而量少，排赤白脓血便，腹痛伴里急后重感明显。而泄泻大便溏薄，粪便清稀，或如水样，或完谷不化，而无赤白脓血便，腹痛多伴肠鸣，少有里急后重感。

中医治法：温中燥湿，调气和血。

方剂：不换金正气散加减。

药物组成、剂量及煎服法：

藿香10g，苍术10g，半夏6g，厚朴6g，陈皮9g，炮姜6g，桂枝4.5g，大枣6g，甘草6g，木香3g，枳实6g。

三剂，水煎服，日一剂，早晚分服。

【答案解析2】

中医疾病诊断：水痘；**中医证候诊断：**邪炽气营证。

中医辨病辨证依据（含病因病机分析）：

患者以发热、皮肤出现红斑，丘疹，疱疹为主症，故诊断为水痘。壮热不退，烦躁不安，口渴欲饮，面红目赤，皮疹分布较密，疹色紫暗，疱浆浑浊，大便干结，小便短黄，舌红绛，苔黄糙而干，脉数有力，故属于邪炽气营证。

感受水痘时邪所致，水痘时邪从口鼻而入，蕴郁肺脾，邪毒炽盛，毒热内传气营，气分热盛，则见壮热、烦躁、口渴。毒传营分，毒热夹湿外透肌表，则见水痘密集，疹色暗紫，疱浆浑浊。

中医类证鉴别：请与脓疱疮鉴别。

脓疱疮好发于炎热夏季，一般无发热等全身症状，皮疹多见于头面部及肢体暴露部位，病初为疱疹，很快成为脓疱，疱液浑浊，经搔抓脓液流溢蔓延而传播。

中医治法：清气凉营，解毒化湿。

方剂：清胃解毒汤加减。

药物组成、剂量及煎服方法：

升麻6g，黄连6g，黄芩6g，石膏9g（先煎），牡丹皮9g，生地黄9g，紫草6g，赤芍6g，栀子6g，车前草6g。

五剂，水煎服，日一剂，早晚分服。

033 号题

【病案（例）摘要1】

于某，男，72岁，农民。2014年9月5日就诊。

患者近半年大便干结难解，经常三四日一行，近一周来虽有便意，但排便困难，欲大便而艰涩不畅，大便并不干硬，用力努挣则汗出短气，便后乏力，面白神疲，肢倦懒言。遂来就诊。舌淡苔白，脉弱。

【答题要求】

1. 根据上述摘要，在答题卡上完成书面分析。

2. 中医类证鉴别：请与肠结鉴别。

【病案（例）摘要2】

苏某，女，2岁。2015年5月10日初诊。

患儿因受凉流清涕，恶寒，发热。今晨起啼哭不安。泻下稀水样大便4次，多泡沫，臭气轻，纳少，舌质淡，苔薄白，指纹淡红。

【答题要求】

1. 根据上述摘要，在答题卡上完成书面分析。

2. 中医类证鉴别：请与痢疾鉴别。

时间：60分钟。

【答案解析1】

中医疾病诊断：便秘；**中医证候诊断：**虚秘（气虚）。

中医辨病辨证依据（含病因病机分析）：

患者年老体虚，两次排便时间间隔3天以上，大便粪质干结，排出困难，欲大便而艰涩不畅，中医辨病为便秘。虽有便意，但排便困难，大便并不干硬，用力努挣则汗出短气，便后乏力，面白神疲，肢倦懒言，舌淡苔白，脉弱，为气虚秘。

年高体弱，脾肺气虚，传送无力。病位在大肠，病性属里属虚。

中医类证鉴别：需与肠结鉴别。

两者皆为大便秘结不通，但肠结多为急病，因大肠通降受阻所致，表现为腹部疼痛拒按，大便完全不通，且无矢气和肠鸣音，严重者可吐出粪便。便秘多为慢性久病，因大肠传导失常所致，表现为腹部胀满，大便干结艰行，可有矢气和肠鸣音，或有恶心欲吐，食纳减少。

中医治法：益气润肠。

方剂：黄芪汤加减。

药物组成、剂量及煎服法：

黄芪10g，麻仁10g，白蜜6g（兑服），陈皮6g，人参6g（另煎），白术6g。

三剂，水煎服，日一剂，早晚分服。

【答案解析 2】

中医疾病诊断：小儿泄泻；**中医证候诊断：**风寒泻。

中医辨病辨证依据（含病因病机分析）：

患儿以受凉而泻下稀水样大便为主症，中医诊断为小儿泄泻。大便多泡沫，臭气轻，纳少，舌质淡，苔薄白，指纹淡红，辨证为风寒泻。

外感寒邪，则脾胃运化功能失职，水谷不分，精微不布，清浊不分，水反为湿，谷反为滞，合污而下，而致泄泻。

中医类证鉴别：请与痢疾鉴别。

痢疾与泄泻，两者均多发于夏秋季节，病变部位在胃肠，病因亦有相同之处，症状都有腹痛、大便次数增多，但痢疾大便次数虽多而量少，排赤白脓血便，腹痛伴里急后重感明显；而泄泻大便溏薄，粪便清稀，或如水样，或完谷不化，而无赤白脓血便，腹痛多伴肠鸣，少有里急后重感。

中医治法：疏风散寒，化湿和中。

方剂：藿香正气散加减。

药物组成、剂量及煎服法：

藿香 9g，白芷 6g，川芎 6g，紫苏叶 6g，半夏 6g，苍术 6g，白术 3g，白茯苓 3g，陈皮 6g，厚朴（姜制）3g，甘草 1g。

三剂，水煎服，日一剂，早晚分服。

034 号题

【病案（例）摘要 1】

郭某，女，39 岁，教师。2016 年 4 月 5 日就诊。

患者 3 年前患肝炎，反复发作，近 3 年来右胁肋部隐隐作痛，悠悠不休，遇劳加重，口干咽燥，心中烦热，头晕目眩。遂来就诊。舌红少苔，脉细弦而数。

【答题要求】

1. 根据上述摘要，在答题卡上完成书面分析。
2. 中医类证鉴别：请与胃脘痛鉴别。

【病案（例）摘要 2】

张某，女，28 岁，已婚。2015 年 4 月 5 日就诊。

患者昨日恶心，呕吐一次，二便正常，月经无异常，今日腹痛加剧，右下腹压痛、反跳痛，腹皮挛急，右下腹可摸及包块，壮热，纳呆，恶心呕吐，腹泻，舌红，苔黄腻，脉弦数。尿常规正常。

【答题要求】

1. 根据上述摘要，在答题卡上完成书面分析。
2. 中医类证鉴别：请与宫外孕破裂鉴别。

时间：60 分钟。

【答案解析 1】

中医疾病诊断：胁痛；**中医证候诊断：**肝络失养证。

中医辨病辨证依据（含病因病机分析）：

患者有肝炎病史，并且反复发作，近3年来右胁肋部一直隐隐作痛，中医辨病为胁痛。遇劳加重，口干咽燥，心中烦热，头晕目眩，舌红少苔，脉细弦而数，为肝络失养证。

久病耗伤，肝肾阴亏，精血耗伤，肝络失养，不荣则痛。病位在肝胆，病性属里属虚。

中医类证鉴别：需与胃脘痛鉴别。

胁痛与胃脘痛的病证中皆有肝郁的病机。但胃脘痛病位在胃脘，兼有嗳气频作、吞酸嘈杂等胃失和降的症状。而胁痛病位在胁肋部，伴有目眩、口苦、胸闷、喜太息的症状。

中医治法：养阴柔肝。

方剂：一贯煎加减。

药物组成、剂量及煎服法：

生地黄15g，枸杞10g，黄精15g，沙参15g，麦冬15g，当归15g，白芍15g，川楝子10g，制香附10g。

三剂，水煎服，日一剂，早晚分服。

【答案解析2】

中医疾病诊断：肠痈；**中医证候诊断：**湿热证。

中医辨病辨证依据（含病因病机分析）：

患者以腹痛加剧，右下腹压痛、反跳痛，腹皮挛急，右下腹可摸及包块为主症，故诊断为肠痈。壮热，纳呆，恶心呕吐，腹泻，舌红，苔黄腻，脉弦数，辨证为湿热证。

饮食不节，或情志损伤，或饱食后急剧奔走，或跌仆损伤，或寒温不节等，损伤肠胃，导致肠道传化失司，糟粕停滞，气滞血瘀，瘀久化热，热胜肉腐而成痈肿。

中医类证鉴别：请与宫外孕破裂鉴别。

宫外孕破裂常有急性失血症状和下腹疼痛症状，有停经史，妇科检查阴道内有血液，阴道后穹隆穿刺有血等。

中医治法：通腑泄热，解毒利湿透脓。

方剂：复方大柴胡汤加减。

药物组成、剂量及煎服法：

柴胡9g，黄芩12g，枳壳12g，川楝子9g，大黄6g（后下），延胡索12g，白芍12g，蒲公英30g，木香6g，丹参20g，甘草6g。

三剂，水煎服，日一剂，早晚分服。

035号题

【病案（例）摘要1】

唐某，男，33岁，公务员。2016年5月9日就诊。

患者于2个月前无明显诱因感觉胁肋部灼热胀痛，口苦口黏，胸闷纳呆，恶心呕吐，小便黄赤，大便不爽，兼有身热恶寒，身目发黄。遂来就诊。舌红苔黄腻，脉弦滑数。

【答题要求】

1. 根据上述摘要，在答题卡上完成书面分析。

2. 中医类证鉴别：请与胃脘痛鉴别。

【病案（例）摘要2】

赵某，男，7岁。2015年4月9日就诊。

因外出游玩致恶寒发热，无汗，体温37℃以上，反复发热，呛咳不爽，呼吸气急，痰白清稀，口不渴，咽不红，舌质不红，舌苔薄白，脉浮紧。

【答题要求】

1. 根据上述摘要，在答题卡上完成书面分析。

2. 中医类证鉴别：请与儿童哮喘鉴别。

时间：60分钟。

【答案解析1】

中医辨病辨证依据（含病因病机分析）：

中医疾病诊断：胁痛；**中医证候诊断：**肝胆湿热证。

患者以右胁肋部灼热胀痛为主症，故中医辨病为胁痛。口苦口黏，胸闷纳呆，恶心呕吐，小便黄赤，大便不爽，兼有身热恶寒，身目发黄，舌红苔黄腻，脉弦滑数，为肝胆湿热证。

湿热蕴结，肝胆失疏，络脉失和。病位在肝胆，病性属里属实。

中医类证鉴别：需与胃脘痛鉴别。

胁痛与胃脘痛的病证皆有肝郁的病机。但胃脘痛病位在胃脘，兼有嗳气频作、吞酸嘈杂等胃失和降的症状。而胁痛病位在胁肋部，伴有目眩、口苦、胸闷、喜太息的症状。

中医治法：清热利湿。

方剂：龙胆泻肝汤加减。

药物组成、剂量及煎服法：

龙胆草6g，栀子9g，黄芩9g，当归6g，木通6g，柴胡6g，泽泻12g，车前子9g（包煎），生地黄9g，生甘草6g。

三剂，水煎服，日一剂，早晚分服。

【答案解析2】

中医疾病诊断：肺炎喘嗽；**中医证候诊断：**风寒闭肺证。

中医辨病辨证依据（含病因病机分析）：

患儿以呛咳不爽，呼吸气急，痰白清稀为主症，故诊断为肺炎喘嗽。伴有恶寒发热，无汗，口不渴，咽不红，舌质不红，舌苔薄白，脉浮紧等风寒表证，故诊断为风寒闭肺证。

风寒之邪由口鼻或皮毛而入，侵犯肺卫，致肺失清肃，闭郁不宣，化热炼津，炼液成痰，阻于气道，肃降无权。

中医类证鉴别：请与儿童哮喘鉴别。

儿童哮喘呈反复发作的咳嗽喘息，胸闷气短，喉间痰鸣，发作时双肺可闻及以呼气相为主的哮鸣音，呼气延长，支气管舒张剂有显著疗效。

中医治法：辛温宣肺，化痰止咳。

方剂：三拗汤加味。

药物组成、剂量及煎服法：

麻黄6g，苦杏仁3g（后下），甘草3g，荆芥4.5g，防风4.5g，前胡6g，苏叶6g，桔梗3g。

三剂，水煎服，日一剂，早晚分服。

036 号题

【病案（例）摘要1】

韩某，男，53岁，工人。2015年11月3日就诊。

患者反复皮肤、面目发黄6年，近半年面目及肌肤淡黄，晦暗不泽，肢软乏力，心悸气短，小便色黄，大便溏薄。遂来就诊。舌质淡苔薄，脉濡细。

【答题要求】

1. 根据上述摘要，在答题卡上完成书面分析。

2. 中医类证鉴别：请与阳黄鉴别。

【病案（例）摘要2】

患儿，男，5岁。2015年8月4日初诊。

患儿因为饮食不慎，出现大便水样，泻下急迫，量多次频，气味秽臭，见少许黏液，肛周红赤，发热，烦躁口渴，恶心呕吐，小便短黄。舌质红，苔黄腻，脉滑数，指纹紫。

【答题要求】

1. 根据上述摘要，在答题卡上完成书面分析。

2. 中医类证鉴别：请与痢疾鉴别。

时间：60分钟。

【答案解析1】

中医疾病诊断：黄疸；**中医证候诊断：**阴黄，脾虚湿滞证。

中医辨病辨证依据（含病因病机分析）：

患者以目黄、肤黄、小便黄，晦暗不泽为主症，中医辨病为黄疸，阴黄。黄疸晦暗不泽，肢软乏力，心悸气短，大便溏薄，舌质淡苔薄，脉濡细，为脾虚湿滞证。

黄疸日久，脾虚血亏，湿滞残留，阻塞胆道，胆汁不循常道，外溢于肌肤，发为黄疸。病位在脾胃肝胆，病性属本虚标实证。

中医类证鉴别：需与阳黄鉴别。

阳黄黄色鲜明，发病急，病程短，常伴身热，口干苦，舌苔黄腻，脉象弦数。急黄为阳黄之重症，病情急骤，疸色如金，兼见神昏、发斑、出血等危象。阴黄黄色晦暗，病程长，病势缓，常伴纳少、乏力、舌淡、脉沉迟或细缓。

中医治法：健脾养血，利湿退黄。

方剂：黄芪建中汤加减。

药物组成、剂量及煎服法：

黄芪20g，桂枝9g，生姜6g，白术15g，当归9g，白芍15g，炙甘草9g，大枣9g，茵陈15g，茯苓9g。

三剂，水煎服，日一剂，早晚分服。

【答案解析2】

中医疾病诊断：小儿泄泻；**中医证候诊断：**湿热泻证。

中医辨病辨证依据（含病因病机分析）：

患儿以大便次数增多为主症，故诊断为小儿泄泻。泻下急迫，量多次频，气味秽臭，见少许黏液，肛周红赤，发热，烦躁口渴，恶心呕吐，小便短黄，舌质红，苔黄腻，脉滑数，故属于湿热泻证。

湿热之邪伤脾，运化功能失职，水谷不分，精微不布，清浊不分，水反为湿，谷反为滞，合污而下，而致泄泻。

中医类证鉴别：请与痢疾鉴别。

痢疾大便为黏液脓血便，腹痛，里急后重，大便常规检查有脓细胞、红细胞和吞噬细胞，大便培养有痢疾杆菌生长。

中医治法：解热化湿。

方剂：葛根黄芩黄连汤加味。

药物组成、剂量及煎服方法：

葛根6g，黄芩6g，黄连4.5g，马齿苋6g，白头翁6g，车前子6g（包煎）。

五剂，水煎服，日一剂，早晚分服。

037号题

【病案（例）摘要1】

程某，男，31岁，干部。2012年6月3日就诊。

患者5天前因事情出差，回家后发热、周身乏力，身目俱黄，黄色鲜明，头重身困，胸脘痞满，食欲减退，恶心呕吐，腹胀，大便溏泄。遂来就诊。舌苔厚腻微黄，脉象濡缓。

【答题要求】

1. 根据上述摘要，在答题卡上完成书面分析。

2. 中医类证鉴别：请与阴黄鉴别。

【病案（例）摘要2】

韩某，女，30岁，已婚，职员。2015年10月9日初诊。

患者自幼有发作性痰鸣气喘病史，多在秋季发病，今晨突然出现鼻痒，咽痒，喷嚏，鼻塞，流涕，胸部憋塞，遂来就诊。现症：喉中痰涎壅盛，声如拽锯，喘急胸闷，但坐不得卧，咳吐白色泡沫痰液，无恶寒发热，面色青暗，舌苔厚浊，脉滑实。

【答题要求】

1. 根据上述摘要，在答题卡上完成书面分析。

2. 中医类证鉴别：请与喘证鉴别。

时间：60分钟。

【答案解析1】

中医疾病诊断：黄疸；**中医证候诊断：**阳黄，湿重于热证。

中医辨病辨证依据（含病因病机分析）：

患者因外出有事出差，回家后发热，身目俱黄，黄色鲜明，中医辨病为黄疸，阳黄。头重身困，胸脘痞满，食欲减退，恶心呕吐，腹胀，大便溏泄，舌苔厚腻微黄，脉象濡缓，为湿重于热证。

感受湿热之邪，湿遏热伏，困阻中焦，胆汁不循常道，外溢于肌肤，发为黄疸。病位在脾胃肝胆，病性属里属实。

中医类证鉴别：需与阴黄鉴别。

阳黄黄色鲜明，发病急，病程短，常伴身热，口干苦，舌苔黄腻，脉象弦数。急黄为阳黄之重症，病情急骤，疸色如金，兼见神昏、发斑、出血等危象。阴黄黄色晦暗，病程长，病势缓，常伴纳少、乏力、舌淡、脉沉迟或细缓。

中医治法：利湿化浊运脾，佐以清热。

方剂：茵陈五苓散合甘露消毒丹加减。

药物组成、剂量及煎服法：

白术10g，茵陈15g，茯苓9g，桂枝6g，泽泻6g，猪苓6g，滑石9g（包煎），黄芩6g，石菖蒲6g，川贝母6g，木通6g，藿香6g，射干3g，连翘3g，白蔻仁6g（后下）。

三剂，水煎服，日一剂，早晚分服。

【答案解析2】

中医疾病诊断：哮病；**中医证候诊断：**风痰哮证。

中医辨病辨证依据（含病因病机分析）：

患者以喉中痰涎壅盛，声如拽锯，喘急胸闷，但坐不得卧为主症，且自幼有发作性痰鸣气喘病史，故诊断为哮病。咳吐白色泡沫痰液，无恶寒发热，面色青暗，舌苔厚浊，脉滑实，且发病前有鼻痒，咽痒，喷嚏，鼻塞，流涕，胸部憋塞等，证属风痰哮证。

痰浊伏肺，风邪引触，肺气郁闭，升降失司。

中医类证鉴别：请与喘证鉴别。

哮病和喘证都有呼吸急促、困难的表现，哮必兼喘，但喘未必兼哮，哮指声响言，喉中哮鸣有声，是一种反复发作的独立性疾病，喘指气息言，为呼吸气促困难，是多种肺系急慢性疾病的一个症状。

中医治法：祛风涤痰，降气平喘。

方剂：三子养亲汤加味。

药物组成、剂量及煎服方法：

白芥子9g，苏子12g，莱菔子12g，麻黄9g，杏仁6g（后下），僵蚕12g，厚朴12g，半夏9g，陈皮12g，茯苓12g。

五剂，水煎服，日一剂，早晚分服。

038号题

【病案（例）摘要1】

鲁某，女，61岁，退休。2013年8月23日就诊。

患者3年前开始感到头痛，头晕，此后反复发作，近两个月因思想负担过重，头痛头晕症状加重，出现头昏胀痛，以两侧为重，心烦易怒，夜寐不宁，口苦面红，兼有胁痛。遂来就诊。舌红苔黄，脉弦数。

【答题要求】

1. 根据上述摘要，在答题卡上完成书面分析。

2. 中医类证鉴别：请与眩晕鉴别。

【病案（例）摘要2】

李某，女，65岁，已婚，农民。2016年2月9日初诊。

患者近20年来，每因受凉出现气喘咳嗽，且症状逐年加重，多次住院治疗，近日天气转凉后，喘促咳嗽又作。现症：气喘胸闷，呼多吸少，动则喘息尤甚，气不得续，形瘦神惫，汗出肢冷，面青唇紫，舌淡苔白，脉微细。

【答题要求】

1. 根据上述摘要，在答题卡上完成书面分析。

2. 中医类证鉴别：请与哮病鉴别。

时间：60分钟。

【答案解析1】

中医疾病诊断：头痛（内伤头痛）；**中医证候诊断：**肝阳上亢证。

中医辨病辨证依据（含病因病机分析）：

患者有3年头痛病史，近两个月因思想负担过重诱发，出现头痛，头晕，伴有胀痛，以两侧为重，中医辨病为内伤头痛。两侧为重，心烦易怒，夜寐不宁，口苦面红，兼有胁痛，舌红苔黄，脉弦数，证属肝阳上亢证。

有头痛史，情志不畅，肝失条达，气郁化火，阳亢风动。病位在头部，病性属里属实。

中医类证鉴别：需与眩晕鉴别。

头痛与眩晕可单独出现，也可同时出现，二者对比，头痛之病因有外感与内伤两方面，眩晕则以内伤为主。临床表现，头痛以疼痛为主，实证较多；而眩晕则以昏眩为主，虚证较多。

中医治法：平肝潜阳息风。

方剂：天麻钩藤饮加减。

药物组成、剂量及煎服法：

天麻9g，石决明18g（先煎），川牛膝12g，钩藤12g（后下），黄芩9g，朱茯神9g，桑寄生9g，杜仲9g，栀子9g，益母草9g，首乌藤9g。

三剂，水煎服，日一剂，早晚分服。

【答案解析2】

中医疾病诊断：喘证；**中医证候诊断：**肾虚不纳证。

中医辨病辨证依据（含病因病机分析）：

患者以喘息胸闷为主症，故诊断为喘证。气喘胸闷，呼多吸少，动则喘息尤甚，气不得续，形瘦神惫，汗出肢冷，面青唇紫，舌淡苍白，脉微细，证属肾虚不纳证。

患者久病咳喘，肺病及肾，肺肾俱虚，气失摄纳。

中医类证鉴别：请与哮病鉴别。

哮病和喘证都有呼吸急促、困难的表现，哮必兼喘，但喘未必兼哮。哮指声响言，喉中哮鸣有声，是一种反复发作的独立性疾病；喘指气息言，为呼吸气促困难，张口抬肩，鼻翼扇动，不能平卧，是多种肺系急慢性疾病的一个症状。

中医治法：补肾纳气。

方剂：金匮肾气丸合参蛤散加减。

药物组成、剂量及煎服方法：

附子9g（先煎），肉桂3g（后下），山萸肉12g，胡桃肉12g，紫河车12g，熟地黄15g，山药15g，当归15g，人参15g，蛤蚧12g。

五剂，水煎服，日一剂，早晚分服。

039号题

【病案（例）摘要1】

蔡某，男，51岁，工人。2016年9月17日就诊。

患者有高血压病史15年，长期服用降压药，反复头痛2年，近两周来因工作劳累，睡眠较少，出现头痛且空，眩晕耳鸣，腰膝酸软，神疲乏力，滑精。遂来就诊。舌红少苔，脉细无力。

【答题要求】

1. 根据上述摘要，在答题卡上完成书面分析。
2. 中医类证鉴别：请与眩晕鉴别。

【病案（例）摘要2】

王某，男，48岁，已婚，干部。2015年7月30日初诊。

患者平素性情急躁易怒，1天前出现项背强直，肢体抽搐。现症：高热头痛，口噤不开，手足躁动，项背强急，四肢抽搐，角弓反张，舌质红绛，舌苔薄黄，脉弦细而数。

【答题要求】

1. 根据上述摘要，在答题卡上完成书面分析。
2. 中医类证鉴别：请与破伤风鉴别。

时间：60分钟。

【答案解析1】

中医疾病诊断：头痛（内伤头痛）；**中医证候诊断：**肾虚头痛。

中医辨病辨证依据（含病因病机分析）：

患者有15年高血压病史，近2年反复头痛，最近工作劳累，睡眠较少，出现头痛且空，中医辨病为内伤头痛。头痛且空，眩晕耳鸣，腰膝酸软，神疲乏力，滑精，舌红少苔，脉细无力，证属肾虚证。

有高血压史，久病体虚，气血不足，不能上荣，窍络失养，不荣则痛。病位在头部，病性属里属虚。

中医类证鉴别：需与眩晕鉴别。

头痛与眩晕可单独出现，也可同时出现，二者对比，头痛之病因有外感与内伤两方面，眩晕则以内伤为主。临床表现，头痛以疼痛为主，实证较多；而眩晕则以昏眩为主，虚证较多。

中医治法：养阴补肾，填精生髓。

方剂：大补元煎加减。

药物组成、剂量及煎服法：

熟地黄9g，枸杞9g，炙甘草6g，杜仲6g，人参10g（另煎），当归9g，山萸肉3g，炒山药6g。

三剂，水煎服，日一剂，早晚分服。

【答案解析2】

中医疾病诊断：痉证；**中医证候诊断：**肝经热盛证。

中医辨病辨证依据（含病因病机分析）：

以项背强急，手足挛急，甚则角弓反张为主症，故诊断为痉证。高热头痛，口噤不开，手足躁动，项背强急，四肢抽搐，角弓反张，舌质红绛，舌苔薄黄，脉弦细而数，故属于肝经热盛证。

邪热炽盛，动风伤津，筋脉失和。

中医类证鉴别：请与破伤风鉴别。

破伤风古称“金疮痉”，属外科疾病范畴，因金疮破伤，伤口不洁，感受风毒之邪致痉，临床表现为项背强急，四肢抽搐，角弓反张，发痉多始于头面部，肌肉痉挛，口噤，苦笑面容，逐渐延及四肢或全身，病前有金疮破伤、伤口不洁病史，可与痉证鉴别。

中医治法：清肝潜阳，息风镇痉。

方剂：羚角钩藤汤加减。

药物组成、剂量及煎服方法：

水牛角30g（先煎），钩藤15g（后下），桑叶15g，菊花15g，川贝母15g，竹茹10g，茯神15g，白芍12g，生地黄12g，甘草9g。

五剂，水煎服，日一剂，早晚分服。

040号题

【病案（例）摘要1】

卢某，女，37岁，职工。2014年11月6日就诊。

患者于两个月前分娩后，出现头晕目眩，视物旋转，动则加剧，劳累即发，面色㿠白，神疲乏力，倦怠懒言，唇甲不华，发色不泽，心悸少寐，纳少腹胀。遂来就诊。舌淡苔薄白，脉细弱。

【答题要求】

1. 根据上述摘要，在答题卡上完成书面分析。
2. 中医类证鉴别：请与中风鉴别。

【病案（例）摘要2】

李某，女，48岁，已婚，干部。2016年6月10日初诊。

患者久居湿地，近一月来全身逐渐水肿，下肢明显，按之没指，小便短少，身体困重，胸闷纳呆，泛恶，舌苔白腻，脉沉缓。

【答题要求】

1. 根据上述摘要，在答题卡上完成书面分析。
2. 中医类证鉴别：请与鼓胀鉴别。

时间：60分钟。

【答案解析1】

中医疾病诊断：眩晕；**中医证候诊断：**气血亏虚证。

中医辨病辨证依据（含病因病机分析）：

患者以头晕目眩，视物旋转为主症，中医辨病为眩晕。动则加剧，劳累即发，面色㿠白，神疲乏力，倦怠懒言，唇甲不华，发色不泽，心悸少寐，纳少腹胀，舌淡苔薄白，脉细弱，为气血亏虚证。

有分娩史，气血亏虚，清阳不展，脑失所养。病位在头窍，病性属里属虚。

中医类证鉴别：需与中风鉴别。

中风以猝然昏仆，不省人事，口舌㖞斜，半身不遂，失语，或不经昏仆，仅以㖞僻不遂为特征。中风昏仆与眩晕之甚者相似，眩晕之甚者亦可仆倒，但无半身不遂及不省人事、口舌㖞斜诸症。也有部分中风病人，以眩晕、头痛为其先兆表现，故临证当注意中风与眩晕的区别与联系。

中医治法：补益气血，调养心脾。

方剂：归脾汤加减。

药物组成、剂量及煎服法：

炒黄芪 6g，人参 9g（另煎），白术 6g，当归 6g，龙眼肉 9g，大枣 3g，茯苓 6g，木香 3g，炙甘草 3g，远志 6g，生姜 3g，炒酸枣仁 6g。

三剂，水煎服，日一剂，早晚分服。

【答案解析 2】

中医疾病诊断：水肿；**中医证候诊断：**水湿浸渍证。

中医辨病辨证依据（含病因病机分析）：

以全身逐渐水肿，下肢明显为主症，故诊断为水肿。全身逐渐水肿，下肢明显，按之没指，小便短少，身体困重，胸闷纳呆，泛恶，舌苔白腻，脉沉缓，属于水湿浸渍证。

久居湿地，水湿内侵，脾气受困，脾阳不振，运化失职，水液犯溢于肌肤发为水肿。病变部位在脾，病理性质属于本虚标实证。

中医类证鉴别：请与鼓胀鉴别。

二病均可见肢体水肿，腹部膨隆。鼓胀的主症是单腹胀大，面色苍黄，腹壁青筋暴露，四肢多不肿，反见瘦削，后期或可伴见轻度肢体浮肿；而水肿则头面或下肢先肿，后及全身，严重时出现腹水，腹部膨隆，面色白，但无腹壁青筋暴露。鼓胀是由于肝、脾、肾功能失调，导致气滞、血瘀、水湿聚于腹中，水肿乃肺、脾、肾三脏气化失调，而导致水液泛滥肌肤。

中医治法：运脾化湿，通阳利水。

方剂：五皮饮合胃苓汤加减。

药物组成、剂量及煎服方法：

桑白皮 20g，陈皮 15g，大腹皮 15g，茯苓皮 15g，生姜皮 9g，苍术 12g，厚朴 15g，草果 12g，桂枝 6g，白术 9g，茯苓 9g，猪苓 9g，泽泻 9g。

五剂，水煎服，日一剂，早晚分服。

041 号题

【病案（例）摘要1】

李某，女，46 岁，干部。2015 年 8 月 9 日就诊。

患者因近半年工作任务繁重，常常夜晚不能入睡，出现头晕目眩，视物旋转，头目胀痛，耳鸣，口苦，失眠多梦，遇烦劳郁怒而加重，颜面潮红，急躁易怒，肢麻震颤。遂来就诊。舌红苔黄，脉弦数。

【答题要求】

1. 根据上述摘要，在答题卡上完成书面分析。

2. 中医类证鉴别：请与厥证鉴别。

【病案（例）摘要2】

康某，女，19岁，未婚，学生。2015年8月9日初诊。

患者3天前受凉后，出现恶寒，发热，咳嗽。1天前出现气喘。现症：喘息咳逆，呼吸急促，胸部胀闷，痰多稀薄色白，恶寒，发热，头痛，无汗，口不渴，舌淡，苔薄白而滑，脉浮紧。

【答题要求】

1. 根据上述摘要，在答题卡上完成书面分析。

2. 中医类证鉴别：请与哮病鉴别。

时间：60分钟。

【答案解析1】

中医疾病诊断：眩晕；**中医证候诊断：**肝阳上亢证。

中医辨病辨证依据（含病因病机分析）：

患者以头晕目眩，视物旋转为主症，中医辨病为眩晕。头目胀痛，口苦，失眠多梦，遇烦劳郁怒而加重，颜面潮红，急躁易怒，肢麻震颤，舌红苔黄，脉弦数，为肝阳上亢证。

情志不遂，肝失条达，肝阳风火，上扰清窍。病位在头窍，病性属里属实。

中医类证鉴别：请与厥证鉴别。

厥证以突然昏仆、不省人事、四肢厥冷为特征，发作后可在短时间内苏醒，严重者可一厥不复而死亡，眩晕严重者也有欲仆或晕眩仆倒的表现，但眩晕病人无昏迷、不省人事的表现。

中医治法：平肝潜阳，清火息风。

方剂：天麻钩藤饮加减。

药物组成、剂量及煎服法：

天麻15g，石决明20g（先煎），钩藤15g（后下），牛膝12g，杜仲12g，桑寄生12g，黄芩10g，栀子10g，菊花9g，白芍15g。

三剂，水煎服，日一剂，早晚分服。

【答案解析2】

中医疾病诊断：喘证；**中医证候诊断：**风寒壅肺证。

中医辨病辨证依据（含病因病机分析）：

患者以喘息咳逆，呼吸急促，胸部胀闷，痰多稀薄色白为主症，故中医诊断为喘证。痰色白、质稀，伴恶寒，发热，头痛，无汗，口不渴，舌淡，苔薄白而滑，脉浮紧，故属于风寒壅肺证。

风寒上受，内舍于肺，邪实气壅，肺气不宣。病变部位在肺，病理性质属于表实证。

中医类证鉴别：请与哮病鉴别。

哮病和喘证都有呼吸急促、困难的表现，哮必兼喘，但喘未必兼哮。哮指声响言，喉中哮鸣有声，是一种反复发作的独立性疾病。喘指气息言，为呼吸气促困难，张口抬肩，不能平卧，是多种肺系急慢性疾病的一个症状。

中医治法：宣肺散寒。

方剂：麻黄汤合华盖散加减。

药物组成、剂量及煎服法：

麻黄9g，紫苏子12g，半夏12g，橘红12g，杏仁6g（后下），紫菀12g，白前12g。

五剂，水煎服，日一剂，早晚分服。

042 号题

【病案（例）摘要1】

丁某，男，73岁，退休。2016年11月9日就诊。

患者平素头晕头痛，耳鸣目眩，腰膝酸软，长期服用六味地黄丸，一周前突发右侧肢体偏瘫，无意识改变，伴口眼㖞斜、言语不利、手指瞤动。遂来就诊。舌质红，苔腻，脉弦细。

【答题要求】

1. 根据上述摘要，在答题卡上完成书面分析。
2. 中医类证鉴别：请与痿证鉴别。

【病案（例）摘要2】

王某，男，48岁，已婚，干部。2015年7月30日初诊。

患者两天前受暑后出现高热，1天前出现项背强直，肢体抽搐。现症：壮热汗出，项背强急，手足挛急，甚则角弓反张，腹满便结，口渴喜冷饮，舌质红，苔黄燥，脉弦数。

【答题要求】

1. 根据上述摘要，在答题卡上完成书面分析。
2. 中医类证鉴别：请与颤证鉴别。

时间：60分钟。

【答案解析1】

中医疾病诊断：中风（中经络）；**中医证候诊断：**阴虚风动证。

中医辨病辨证依据（含病因病机分析）：

患者以突然出现右侧肢体偏瘫，口眼㖞斜，发于40岁以上，发病之前多有头晕、头痛等先兆症状，中医辨病为中风。患者意识清楚，手指瞤动，舌质红，苔腻，脉弦细，为中经络，阴虚风动证。

年高体虚，肝肾阴虚，风阳内动，风痰瘀阻经络。病位在脑，与心、肝、脾、肾密切相关，病性属里属虚。

中医类证鉴别：需与痿证鉴别。

痿证可以有肢体瘫痪、活动无力等类似中风之表现；中风后半身不遂日久不能恢复者，亦可见肌肉瘦削，筋脉弛缓，两者应予以区别。但痿证一般起病缓慢，以双下肢瘫痪或四肢瘫痪，或肌肉萎缩，筋惕肉瞤为多见；而中风的肢体瘫痪多起病急骤，且以偏瘫不遂为主。痿证起病时无神昏，中风则常有不同程度的神昏。

中医治法：滋阴潜阳，息风通络。

方剂：镇肝息风汤加减。

药物组成、剂量及煎服法：

牛膝12g，生杭芍15g，生赭石15g（先煎），玄参15g，生龙骨15g（先煎），生牡蛎10g（先煎），生龟板10g（先煎），天冬15g，川楝子6g，生麦芽6g，茵陈6g，甘草6g。

三剂，水煎服，日一剂，早晚分服。

【答案解析2】

中医疾病诊断：痉证；**中医证候诊断：**阳明热盛证。

中医辨病辨证依据（含病因病机分析）：

以项背强急，手足挛急，甚则角弓反张为主症，故诊断为痉证。壮热汗出，腹满便结，口渴喜冷饮，舌质红，苔黄燥，脉弦数，故属于阳明热盛证。

阳明胃热亢盛，腑气不通，热盛伤津，筋脉失养。

中医类证鉴别：请与颤证鉴别。

颤证是一种慢性疾病过程，以头颈、手足不自主颤动、振摇为主要症状，手足颤抖动作幅度小，频率较快，多呈持续性，无发热、神昏等症状；痉证肢体抽搐幅度大，抽搐多呈持续性，有时伴短阵性间歇，手足屈伸牵引，弛纵交替，部分病人可有发热、两目上视、神昏等症状，再结合病史分析，二者不难鉴别。

中医治法：清泄胃热，增液止痉。

方剂：白虎汤合增液承气汤加减。

药物组成、剂量及煎服方法：

生石膏30g（先煎），知母15g，玄参15g，生地黄15g，麦冬15g，大黄9g（后下），芒硝15g（冲服），粳米15g，甘草9g。

五剂，水煎服，日一剂，早晚分服。

043号题

【病案（例）摘要1】

魏某，女，62岁，农民。2013年10月19日就诊。

患者平素头晕头痛，耳鸣目眩，两天前患者因郁怒致口眼㖞斜，舌强语謇，左侧半身不遂。遂来就诊。舌质红，苔黄，脉弦。

【答题要求】

1. 根据上述摘要，在答题卡上完成书面分析。
2. 中医类证鉴别：请与口僻鉴别。

【病案（例）摘要2】

吴某，女，54岁，已婚。2014年4月19日初诊。

胸闷胸痛反复发作3年，进食油腻及阴雨天症状加重。现症：胸闷，痰多气短，倦怠乏力，肢体沉重，形体肥胖，舌体胖大且边有齿痕，苔白浊腻，脉滑。

【答题要求】

1. 根据上述摘要，在答题卡上完成书面分析。

2. 中医类证鉴别：请与悬饮鉴别。

时间：60分钟。

【答案解析1】

中医疾病诊断：中风（中经络）；**中医证候诊断：**风阳上扰证。

中医辨病辨证依据（含病因病机分析）：

患者以口眼㖞斜，舌强语謇，左侧半身不遂为主症，结合患者年龄40岁以上，发病之前多有头晕、头痛等先兆症状，故中医辨病为中风。头晕头痛，耳鸣目眩，舌质红，苔黄，脉弦，为风阳上扰证。

情志郁怒，肝火偏旺，阳亢化风，横窜络脉。病位在脑，与心、肝、脾、肾密切相关，病性属里属虚。

中医类证鉴别：请与口僻鉴别。

口僻俗称吊线风，主要症状是口眼㖞斜，但常伴耳后疼痛，口角流涎，言语不清，而无半身不遂或神志障碍等表现，多因正气不足，风邪入脉络，气血痹阻所致，不同年龄均可罹患。

中医治法：平肝潜阳，活血通络。

方剂：天麻钩藤饮加减。

药物组成、剂量及煎服法：

天麻15g，石决明20g（先煎），钩藤15g（后下），牛膝12g，杜仲12g，桑寄生12g，黄芩10g，栀子10g，菊花9g，白芍15g。

三剂，水煎服，日一剂，早晚分服。

【答案解析2】

中医疾病诊断：胸痹；**中医证候诊断：**痰浊闭阻证。

中医辨病辨证依据（含病因病机分析）：

患者胸闷胸痛反复发作为主症，故中医诊断为胸痹。痰多气短，倦怠乏力，肢体沉重，形体肥胖，舌体胖大且边有齿痕，苔白浊腻，脉滑，辨证为痰浊闭阻证。

痰浊盘踞，胸阳失展，气机痹阻，脉络阻滞。

中医类证鉴别：请与悬饮鉴别。

悬饮、胸痹均有胸痛，但胸痹为当胸闷痛，并可向左肩或左臂内侧等部位放射，常因受寒、饱餐、情绪激动、劳累而突然发作，历时短暂，休息或用药后得以缓解。悬饮为胸胁胀痛，持续不解，多伴有咳唾，转侧、呼吸时疼痛加重，肋间饱满，并有咳嗽、咳痰等肺系证候。

中医治法：通阳泄浊，豁痰宣痹。

方剂：瓜蒌薤白半夏汤合涤痰汤加减。

药物组成、剂量及煎服法：

瓜蒌20g，薤白12g，半夏12g，胆南星12g，竹茹15g，人参6g，茯苓12g，甘草12g，石菖蒲12g，陈皮12g，枳实12g。

五剂，水煎服，日一剂，早晚分服。

044 号题

【病案（例）摘要1】

严某，女，36 岁，职工。2016 年 7 月 16 日就诊。

患者半月前出现双下肢皮肤疖肿，3 天前出现眼睑浮肿，延及全身，皮肤光亮，尿少色赤，恶风发热。遂来就诊。舌质红，苔薄黄，脉滑数。

【答题要求】

1. 根据上述摘要，在答题卡上完成书面分析。

2. 中医类证鉴别：请与鼓胀鉴别。

【病案（例）摘要2】

蔡某，女，57 岁。2015 年 7 月 16 日就诊。

近 3 年常易潮热汗出，口干耳鸣。近半年出现入寐困难，醒后不寐，头晕腰酸。2 个月前因家事劳神而失眠加重，现症：心烦不寐，入睡困难，心悸多梦，伴头晕耳鸣，腰膝酸软，潮热盗汗，五心烦热，咽干少津，舌红少苔，脉细数。

【答题要求】

1. 根据上述摘要，在答题卡上完成书面分析。

2. 中医类证鉴别：请与一过性失眠鉴别。

时间：60 分钟。

【答案解析1】

中医疾病诊断：水肿（阳水）；**中医证候诊断：**湿毒浸淫证。

中医辨病辨证依据（含病因病机分析）：

患者以眼睑浮肿，继而延及四肢全身为主症，结合半月前出现双下肢皮肤疖肿病史，故中医辨病为水肿。双下肢皮肤疖肿，皮肤光亮，尿少色赤，恶风发热，舌质红，苔薄黄，脉滑数，辨证为阳水，湿毒浸淫证。

疮毒内归脾肺，三焦气化不利，水湿内停。病位在肺脾肾，病性属里属实。

中医类证鉴别：需与鼓胀鉴别。

二病均可见肢体水肿，腹部膨隆。鼓胀的主症是单腹胀大，面色苍黄，腹壁青筋暴露，四肢多不肿，反见瘦削，后期或可伴见轻度肢体浮肿。而水肿则头面或下肢先肿，继及全身，面色㿠白，腹壁亦无青筋暴露。鼓胀是由于肝、脾、肾功能失调，导致气滞、血瘀、水湿聚于腹中。水肿乃肺、脾、肾三脏气化失调，而导致水液泛滥肌肤。

中医治法：宣肺解毒，利湿消肿。

方剂：麻黄连翘赤小豆汤合五味消毒饮加减。

药物组成、剂量及煎服法：

麻黄 6g，桑白皮 15g，赤小豆 15g，金银花 24g，野菊花 15g，蒲公英 18g，紫花地丁 12g，连翘 12g，紫背天葵 15g。

三剂，水煎服，日一剂，早晚分服。

【答案解析2】

中医疾病诊断：不寐；**中医证候诊断：**心肾不交证。

中医辨病辨证依据（含病因病机分析）：

患者以心烦不寐，入睡困难，心悸多梦为主症，中医诊断为不寐。伴头晕耳鸣，腰膝酸软，潮热盗汗，五心烦热，咽干少津，舌红少苔，脉细数，辨证为心肾不交证。

肾水亏虚，不能上济于心，心火炽盛，不能下交于肾。

中医类证鉴别：需与一过性失眠鉴别。

不寐应与一时性失眠相区别。不寐是指单纯以失眠为主症，表现为持续的、严重的睡眠困难，若因一时性情志影响或生活环境改变引起的暂时性失眠不属病态。

中医治法：滋阴降火，交通心肾。

方剂：六味地黄丸合交泰丸加减。

药物组成、剂量及煎服法：

熟地黄15g，山萸肉12g，山药15g，泽泻12g，茯苓12g，丹皮12g，黄连6g，肉桂3g（后下）。

五剂，水煎服，日一剂，早晚分服。

045 号题

【病案（例）摘要1】

潘某，男，18 岁，学生。2014 年 9 月 11 日就诊。

患者1天前因天气炎热下河游泳，次日感觉小便不适，尿频，灼热刺痛，溺色黄赤，少腹拘急胀痛，伴恶寒发热，口苦，呕恶，腰痛拒按，大便秘结。遂来就诊。苔黄腻，脉滑数。

【答题要求】

1. 根据上述摘要，在答题卡上完成书面分析。

2. 中医类证鉴别：请与癃闭鉴别。

【病案（例）摘要2】

刘某，男，42 岁，农民。2016 年 2 月 25 日初诊。

患者因发作性昏仆抽搐就诊。发作时突然昏仆抽搐，吐涎，发出怪声。患者平时急躁易怒，心烦失眠，口苦咽干，苔黄腻，脉弦滑而数。

【答题要求】

1. 根据上述摘要，在答题卡上完成书面分析。

2. 中医类证鉴别：请与中风鉴别。

时间：60 分钟。

【答案解析1】

中医疾病诊断：淋证；**中医证候诊断：**热淋。

中医辨病辨证依据（含病因病机分析）：

患者以小便频数，灼热刺痛，少腹拘急胀痛为主症，中医辨病为淋证。灼热刺痛，溺色黄赤，恶寒发热，口苦，呕恶，腰痛拒按，大便秘结，苔黄腻，脉滑数，为热淋证。

游泳导致秽浊之邪内侵，化生湿热，湿热蕴结下焦，膀胱气化失司。病位在膀胱与肾，病性属里属实。

中医类证鉴别：需与癃闭鉴别。

二者都有小便量少，排尿困难之症状，但淋证尿频而尿痛，且每日排尿总量多为正常，癃闭则无尿痛，每日排尿量少于正常，严重时甚至无尿。癃闭复感湿热，常可并发淋证，而淋证日久不愈，亦可发展成癃闭。

中医治法：清热利湿通淋。

方剂：八正散加减。

药物组成、剂量及煎服法：

木通 6g，瞿麦 15g，萹蓄 15g，车前子 15g（包煎），滑石 6g（包煎），蒲公英 25g，紫花地丁 30g，生甘草 6g，柴胡 10g，生大黄 6g（后下），栀子 6g。

三剂，水煎服，日一剂，早晚分服。

【答案解析 2】

中医疾病诊断：痫病；**中医证候诊断：**痰火扰神证。

中医辨病辨证依据（含病因病机分析）：

患者以突然昏仆抽搐，吐涎，发出怪声为主症，中医诊断为痫病。患者平时急躁易怒，心烦失眠，口苦咽干，苔黄腻，脉弦滑而数，辨证为痰火扰神证。

痰浊蕴结，气郁化火，痰火内盛，上扰脑神。

中医类证鉴别：请与中风鉴别。

痫病典型发作与中风病均有突然仆倒，昏不知人等，但痫病有反复发作史，发时口吐涎沫，两目上视，四肢抽搐，或作怪叫声，可自行苏醒，无半身不遂、口舌㖞斜等症，而中风病则仆地无声，昏迷持续时间长，醒后常有半身不遂等后遗症。

中医治法：清热泻火，化痰开窍。

方剂：龙胆泻肝汤合涤痰汤加减。

药物组成、剂量及煎服法：

龙胆草 9g，青黛 3g（冲），芦荟 9g，大黄 6g（后下），黄芩 9g，栀子 9g，姜半夏 12g，胆南星 12g，木香 6g，枳实 9g，茯苓 12g，橘红 12g，人参 6g（另煎），石菖蒲 12g，麝香 0.1g（冲服）。

046 号题

【病案（例）摘要 1】

武某，男，40 岁，工人。2015 年 7 月 6 日就诊。

患者因天气炎热加上工作繁忙，3 天前出现小便不适，尿频，灼热刺痛，尿色深红，夹有血块，疼痛满急加剧，心烦。遂来就诊。舌尖红，苔黄，脉滑数。

【答题要求】

1. 根据上述摘要，在答题卡上完成书面分析。

2. 中医类证鉴别：请与尿血鉴别。

【病案（例）摘要 2】

李某，女，65 岁，已婚，农民。2016 年 4 月 1 日初诊。

患者 15 年前曾行腹部手术，术后 5 年开始反复出现下腹部疼痛，近半年加重。现症：下腹部疼痛较剧，痛如针刺，痛处固定，经久不愈，舌质紫暗，脉细涩。

【答题要求】

1. 根据上述摘要，在答题卡上完成书面分析。

2. 中医类证鉴别：请与胃痛鉴别。

时间：60分钟。

【答案解析1】

中医疾病诊断：淋证；**中医证候诊断：**血淋。

中医辨病辨证依据（含病因病机分析）：

患者以小便频数，灼热刺痛，小腹拘急引痛为主症，中医辨病为淋证。尿色深红，夹有血块，疼痛满急加剧，心烦，舌尖红，苔黄，脉滑数，为血淋证。

感受湿热，下注膀胱，热甚灼络，迫血妄行。病位在膀胱与肾，病性属里属实。

中医类证鉴别：需与尿血鉴别。

二者均可见血随尿出，以小便时痛与不痛为其鉴别要点，不痛者为尿血，痛（滴沥刺痛）者为血淋。

中医治法：清热通淋，凉血止血。

方剂：小蓟饮子加减。

药物组成、剂量及煎服法：

小蓟9g，生地黄9g，藕节6g，木通6g，甘草6g，栀子9g，滑石6g（包煎），当归9g，蒲黄（包煎）6g，淡竹叶9g。

三剂，水煎服，日一剂，早晚分服。

【答案解析2】

中医疾病诊断：腹痛；**中医证候诊断：**瘀血内停证。

中医辨病辨证依据（含病因病机分析）：

患者以下腹部疼痛为主症，故中医诊断为腹痛。下腹部疼痛较剧，痛如针刺，痛处固定，经久不愈，舌质紫暗，脉细涩，辨证为瘀血证。

瘀血内停，气机阻滞，脉络不通，不通则痛。

中医类证鉴别：请与胃痛鉴别。

胃处腹中，与肠相连，腹痛常伴有胃痛的症状，胃痛亦时有腹痛的表现，常需鉴别。胃痛部位在心下胃脘之处，常伴有恶心、嗳气等胃病见症，腹痛部位在胃脘以下，上述症状在腹痛中较少见。

中医治法：活血祛瘀，通络止痛。

方剂：少腹逐瘀汤加减。

药物组成、剂量及煎服法：

小茴香12g，延胡索12g，没药9g，川芎9g，当归20g，炮姜6g，桃仁15g，红花15g，牛膝9g，赤芍15g，生地黄15g，甘草9g。

五剂，水煎服，日一剂，早晚分服。

047号题

【病案（例）摘要1】

薛某，男，33岁，工人。2014年8月26日就诊。

患者平素嗜食肥甘厚味，嗜烟酒，半月前开始阳事不举，阴茎痿软，阴囊潮湿，瘙痒腥臭，睾丸坠胀作痛，小便赤涩灼痛，胁胀腹闷，肢体困倦，泛恶口苦。遂来就诊。舌红，苔黄腻，脉滑数。

【答题要求】

1. 根据上述摘要，在答题卡上完成书面分析。

2. 中医类证鉴别：请与早泄鉴别。

【病案（例）摘要2】

王某，男，25岁，已婚。2015年8月26日就诊。

患者居处地较潮湿，7天前劳动后汗出当风，突然出现腰部疼痛，未予以重视。病情逐渐加重，遂来诊。现症：腰部冷痛重着，转侧不利，逐渐加重，静卧疼痛不减，寒冷和阴天则加重，舌质淡，苔白腻，脉沉而迟缓。

【答题要求】

1. 根据上述摘要，在答题卡上完成书面分析。

2. 中医类证鉴别：请与肾痹鉴别。

时间：60分钟。

【答案解析1】

中医疾病诊断：阳痿；**中医证候诊断：**湿热下注证。

中医辨病辨证依据（含病因病机分析）：

患者以阳事不举，阴茎痿软为主症，中医辨病为阳痿。阴囊潮湿，瘙痒腥臭，睾丸坠胀作痛，小便赤涩灼痛，胁胀腹闷，肢体困倦，泛恶口苦，舌红，苔黄腻，脉滑数，为湿热下注证。

有嗜食肥甘厚味，嗜烟酒史，湿热内生，湿热下注肝经，宗筋经络失畅。病位在宗筋，病性属里属实。

中医类证鉴别：需与早泄鉴别。

阳痿是指欲性交时阴茎不能勃起，或举而不坚，或坚而不久，不能进行正常性生活的病证，而早泄是同房时，阴茎能勃起，但射精过早，射精后阴茎痿软的病证。二者在临床表现上有明显差别，但在病因病机上有相同之处。若早泄日久不愈，可进一步导致阳痿，故阳痿病情重于早泄。

中医治法：清利湿热。

方剂：龙胆泻肝汤加减。

药物组成、剂量及煎服法：

龙胆草6g，栀子9g，黄芩9g，当归6g，木通6g，柴胡6g，泽泻12g，车前子9g（包煎），生地黄9g，生甘草6g。

三剂，水煎服，日一剂，早晚分服。

【答案解析2】

中医疾病诊断：腰痛；**中医证候诊断：**寒湿证。

中医辨病辨证依据（含病因病机分析）：

患者以腰部冷痛重着，转侧不利，逐渐加重，静卧病痛不减，寒冷和阴天则加重为主症，中医诊断为腰痛。腰部冷痛，寒冷和阴天则加重，舌质淡，苔白腻，脉沉而迟缓，辨证为寒湿证。

寒湿闭阻，滞碍气血，经脉不利，不通则痛。

中医类证鉴别： 请与肾痹鉴别。

腰痛是以腰部疼痛为主，肾痹是指腰背强直弯曲，不能屈伸，行动困难而言，多由骨痹日久发展而成。

中医治法： 散寒行湿，温经通络。

方剂： 甘姜苓术汤加减。

药物组成、剂量及煎服法：

干姜 9g，桂枝 12g，甘草 9g，牛膝 9g，茯苓 12g，白术 12g，杜仲 15g，桑寄生 15g，续断 15g。

五剂，水煎服，日一剂，早晚分服。

048 号题

【病案（例）摘要1】

王某，女，27 岁，学生。2014 年 10 月 23 日就诊。

患者 3 周前由于感情受阻后，心情抑郁，出现精神恍惚，心神不宁，多疑易惊，悲忧善哭，喜怒无常，时时欠伸。遂来就诊。舌质淡，脉弦。

【答题要求】

1. 根据上述摘要，在答题卡上完成书面分析。
2. 中医类证鉴别：请与癫证鉴别。

【病案（例）摘要2】

李某，男，55 岁。2015 年 10 月 23 日就诊。

患者近一年来因工作劳累，睡眠较少，反复出现心慌不安，不能自主。近日因工作焦虑，心慌加重，有时持续 1 小时方能缓解。现症：心悸气短，不能自主，头晕目眩，失眠健忘，面色无华，倦怠乏力，纳呆食少。

【答题要求】

1. 根据上述摘要，在答题卡上完成书面分析。
2. 中医类证鉴别：请与奔豚鉴别。

时间： 60 分钟。

【答案解析1】

中医疾病诊断： 郁证（脏躁）；**中医证候诊断：** 心神失养证。

中医辨病辨证依据（含病因病机分析）：

患者有感情受阻史，心情抑郁，精神恍惚，心神不宁，悲忧善哭，喜怒无常，结合患者为青年女性，中医辨病为郁证。精神恍惚，心神不宁，多疑易惊，喜怒无常，时时欠伸，舌质淡，脉弦，为心神失养证。

有感情受阻史，肝失条达，气机不畅，郁久化火，营阴暗耗，心神失养。病位在肝，病性属里属虚。

中医类证鉴别： 需与癫证鉴别。

两病均与五志过极、七情内伤有关。临床表现都有心神失常症状，郁证脏躁多发于青中年妇女，在精神因素的刺激下呈间歇性发作，在不发作时可如常人。而癫证则多发于青壮年，男女发病率无显著差别，病程迁延，主要表现为精神错乱，失去自控能力，心神失常的症状极少自行缓解。

中医治法：甘润缓急，养心安神。

方剂：甘麦大枣汤加减。

药物组成、剂量及煎服法：

甘草 9g，小麦 15g，大枣 10g，郁金 6g，合欢花 6g。

三剂，水煎服，日一剂，早晚分服。

【答案解析 2】

中医疾病诊断：心悸；**中医证候诊断：**心血不足证。

中医辨病辨证依据（含病因病机分析）：

患者以反复发作的心悸心慌为主症，故中医诊断为心悸。头晕目眩，失眠健忘，面色无华，倦怠乏力，纳呆食少，辨证为心血不足证。

心血亏耗，心失所养，心神不宁。

中医类证鉴别：请与奔豚鉴别。

奔豚发作之时，亦觉心胸躁动不安，本病与心悸的鉴别要点为：奔豚乃上下冲逆，发自少腹。心悸为心中剧烈跳动，发自于心。

中医治法：补血养心，益气安神。

方剂：归脾汤加减。

药物组成、剂量及煎服法：

黄芪 30g，人参 9g（另煎），白术 12g，炙甘草 9g，熟地黄 15g，当归 20g，龙眼肉 12g，茯神 12g，远志 12g，酸枣仁 15g，木香 6g。

五剂，水煎服，日一剂，早晚分服。

049 号题

【病案（例）摘要 1】

王某，男，65 岁，退休。2015 年 9 月 27 日就诊。

患者平时有胃脘不适，3 日前因食不易消化食物疼痛加重，肠鸣便溏，每日排柏油便两次，便血紫黑，脘腹隐痛，面色无华，喜温恶寒。遂来就诊。舌淡，脉细。

【答题要求】

1. 根据上述摘要，在答题卡上完成书面分析。

2. 中医类证鉴别：请与痔疮鉴别。

【病案（例）摘要 2】

郑某，男，86 岁，已婚，退休工人。2015 年 12 月初诊。

患者头晕反复出现 10 余年，未经系统诊治，今日突然昏仆，不省人事，目合口张，鼻鼾息微，手撒肢冷，汗多，大小便自遗，肢体软瘫，急来就诊，舌痿，脉细弱。

【答题要求】

1. 根据上述摘要，在答题卡上完成书面分析。

2. 中医类证鉴别：请与痫病鉴别。

时间：60 分钟。

【答案解析1】

中医疾病诊断：血证（便血）；**中医证候诊断：**脾胃虚寒证。

中医辨病辨证依据（含病因病机分析）：

患者平时有胃脘不适，因食难消化食物诱发胃痛，出现肠鸣便溏，大便血紫黑，柏油便，中医辨病为血证，便血。脘腹隐痛，面色无华，喜温恶寒，舌淡，脉细，为脾胃虚寒证。

有进食难消化食物史，素有胃病，中焦虚寒，统血无力，血溢胃肠。病位在胃肠，病性属里属虚。

中医类证鉴别：需与痔疮鉴别。

痔疮属外科疾病，其大便下血特点为便时或便后出血，常伴有肛门异物感或疼痛，做肛门直肠检查时，可发现内痔或外痔，与内科所论之便血不难鉴别。

中医治法：健脾温中，养血止血。

方剂：黄土汤加减。

药物组成、剂量及煎服法：

炮姜10g，白术10g，制附子6g（先煎），茯苓10g，甘草6g，熟地黄10g，阿胶10g（烊化），黄芩6g，白及粉3g（冲服），灶心土20g（煎汤代水）。

三剂，水煎服，日一剂，早晚分服。

【答案解析2】

中医疾病诊断：中风，中脏腑；**中医证候诊断：**脱证。

中医辨病辨证依据（含病因病机分析）：

患者头晕反复出现10余年，今日突然昏仆，不省人事，肢体软瘫，故诊断为中风，中脏腑。目合口张，鼻鼾息微，手撒肢冷，汗多，大小便自遗，舌痿，脉细弱，中医辨证为脱证。

正不胜邪，元气衰微，阴阳欲绝。

中医类证鉴别：请与痫病鉴别。

痫病发作时起病急骤，突然昏仆倒地，与中风相似，但痫病为阵发性神志异常的疾病，猝发仆地时常口中作声，如猪羊啼叫，四肢频抽而口吐白沫，中风则仆地无声，一般无四肢抽搐及口吐涎沫的表现，痫病之神昏多为时短暂，移时可自行苏醒，醒后一如常人，但可再发；中风患者昏仆倒地，其神昏症状严重，持续时间长，难以自行苏醒，需及时治疗方可逐渐清醒，中风多伴有半身不遂、口眼㖞斜等症，亦与痫病不同。

中医治法：回阳救阴，益气固脱。

方剂：参附汤合生脉散加味。

药物组成、剂量及煎服法：

人参6g（另煎），附子9g（先煎），麦冬15g，五味子12g，山萸肉15g。

三剂，水煎服，立即灌服。日一剂，早晚分服。

050号题

【病案（例）摘要1】

叶某，女，69岁，农民。2014年7月25日就诊。

患者反复咳血5年，诊断为支气管扩张，昨日烦劳后咳血又作。现咳嗽痰少，痰中带血，血色鲜红，夹泡沫，口干咽燥，颧红，潮热盗汗。遂来就诊。舌红少苔，脉细数。

【答题要求】

1. 根据上述摘要，在答题卡上完成书面分析。

2. 中医类证鉴别：请与吐血鉴别。

【病案（例）摘要2】

张某，女，32岁，已婚，职员。2015年9月10日确诊。

患者平素情绪多变。1个月前开始出现精神抑郁，咽中如有物梗塞。现症：精神抑郁，胸部闷塞，胁肋胀痛，自觉咽中如有物梗塞，吞之不下，咯之不出，舌苔白腻，脉弦滑。

【答题要求】

1. 根据上述摘要，在答题卡上完成书面分析。

2. 中医类证鉴别：请与虚火喉痹鉴别。

时间：60分钟。

【答案解析1】

中医疾病诊断：血证，咳血；**中医证候诊断：**阴虚肺热证。

中医辨病辨证依据（含病因病机分析）：

患者有5年咳血史，昨日由于烦劳诱发，出现咳血，咳嗽痰少，痰中带血，血色鲜红，夹泡沫，中医辨病为血证，咳血。血色鲜红，口干咽燥，颧红，潮热盗汗，舌红，脉细数，为阴虚肺热证。

有反复咳血史，烦劳体虚，虚火灼肺，肺失清肃，肺络受损。病位在肺，病性属里属虚。

中医类证鉴别：需与吐血鉴别。

二者血液均经口而出，但两者截然不同。咳血是血由肺来，经气道随咳嗽而出，血色多为鲜红，常混有痰液，咳血之前多有咳嗽、胸闷、喉痒等先兆症状，大量咳血后，可见痰中带血数天，大便一般不呈黑色。吐血是血自胃而来，经呕吐而出，血色紫暗，常夹有食物残渣，吐血之前多有胃脘不适或胃痛、恶心等症状，吐血之后无痰中带血，但大便多呈黑色。

中医治法：滋阴润肺，宁络止血。

方剂：百合固金汤加减。

药物组成、剂量及煎服法：

百合12g，麦冬9g，天门冬9g，玄参3g，生地黄10g，熟地黄10g，当归10g，白芍6g，贝母6g，甘草3g，桔梗6g。

三剂，水煎服，日一剂，早晚分服。

【答案解析2】

中医疾病诊断：郁证；**中医证候诊断：**痰气郁结证。

中医辨病辨证依据（含病因病机分析）：

患者以精神抑郁，胸部闷塞，胁肋胀痛，自觉咽中如有物梗塞，吞之不下，咯之不出为主症，中医诊断为郁证。舌苔白腻，脉弦滑，辨证为痰气郁结证。

患者平素情绪多变，影响肝之疏泄，气郁痰凝，阻滞胸咽。

中医类证鉴别：请与虚火喉痹鉴别。

两者皆有咽部异物感。梅核气多见于青中年女性，因情志抑郁而起病，自觉咽中有物梗塞，但无咽痛及吞咽困难，咽中梗塞的感觉与情绪波动有关，在心情愉快、工作繁忙时，症状可减轻或消失，而当心情抑郁或注意力集中于咽部时，则梗塞感觉加重；虚火喉痹则以青中年男性发病较多，多因感冒、长期吸烟饮酒及嗜食辛辣食物而引发，咽部除有异物感外，尚觉咽干、灼热、咽痒，咽部症状与情绪无关，但过度辛劳或感受外邪则易加剧。

中医治法：行气开郁，化痰散结。

方剂：半夏厚朴汤加减。

药物组成、剂量及煎服法：

厚朴 15g，紫苏 12g，半夏 12g，茯苓 15g，生姜 9g。

五剂，水煎服，日一剂，早晚分服。

051 号题

【病案（例）摘要1】

李某，男，51 岁，已婚。2015 年 10 月 15 日初诊。

患者既往胃病史 5 年，近期大便色黑，喜热饮，面色不华，神倦懒言，便溏，腹部隐痛，面色不华，舌质淡，脉细。

【答题要求】

1. 根据上述摘要，在答题卡上完成书面分析。

2. 中医类证鉴别：请与痔疮鉴别。

【病案（例）摘要2】

朱某，女，13 岁，学生。2012 年 12 月 18 日就诊。

患儿于 5 天前因患感冒，服扑热息痛。服药后不久，四肢即出现点片状紫斑，压之不褪色，尤以下肢为甚，同时伴有腹痛，膝关节肿痛，便血、尿血，发热，口渴，便秘。遂来就诊。舌质红，苔黄，脉弦数。

【答题要求】

1. 根据上述摘要，在答题卡上完成书面分析。

2. 中医类证鉴别：请与丹毒鉴别。

时间：60 分钟。

【答案解析1】

中医疾病诊断：血证，便血；**中医证候诊断：**脾胃虚寒证。

中医辨病辨证依据（含病因病机分析）：

既往胃病史，近期大便色黑，中医诊断为血证，便血。喜热饮，面色不华，神倦懒言，便溏，腹部隐痛，面色不华，舌质淡，脉细，中医辨证为脾胃虚寒证。

中焦虚寒，统血无力，血溢胃肠。

中医类证鉴别：请与痔疮鉴别。

痔疮属外科疾病，其大便下血特点为便时或便后出血，常伴有肛门异物感或疼痛，做肛门直肠检查时，可发现内痔或外痔，与内科所论之便血不难鉴别。

中医治法：健脾温中，养血止血。

方剂：黄土汤加减。

药物组成、剂量及煎服法：

灶心土 30g（煎汤代水），炮姜 6g，白术 12g，附子 9g（先煎），甘草 9g，地黄 12g，阿胶 12g（烊化），黄芩 9g，白及 12g（冲服），乌贼骨 30g，三七粉 3g（冲服），花蕊石 20g。

五剂，水煎服，日一剂，早晚分服。

【答案解析 2】

中医疾病诊断：血证，紫斑；**中医证候诊断：**血热妄行证。

中医辨病辨证依据（含病因病机分析）：

患者以四肢出现点片状紫斑，压之不褪色，尤以下肢为甚为主症，结合患者女性，中医辨病为血证，紫斑。腹痛，膝关节肿痛，便血、尿血，发热，口渴，便秘，舌质红，苔黄，脉弦数，为血热妄行证。

有感冒史，热壅经络，迫血妄行，血溢肌腠。病位在四肢，病性属里属实。

中医类证鉴别：需与丹毒鉴别。

丹毒属外科皮肤病，以皮肤色红如红丹得名，轻者压之褪色，重者压之不褪色，但其局部皮肤灼热肿痛，与紫斑有别。

中医治法：清热解毒，凉血止血。

方剂：十灰散加减。

药物组成、剂量及煎服法：

大蓟 10g，小蓟 10g，侧柏叶 9g，茜草根 9g，白茅根 9g，棕榈皮 9g，丹皮 10g，栀子 10g，大黄 9g，荷叶 9g。

三剂，水煎服，日一剂，早晚分服。

052 号题

【病案（例）摘要 1】

宋某，男，46 岁，教师。2011 年 10 月 24 日就诊。

患者平素多食辛辣，工作紧张，性情急躁。近半年见多食易饥，口渴，尿多，形体消瘦，大便干燥。遂来就诊。苔黄，脉滑实有力。

【答题要求】

1. 根据上述摘要，在答题卡上完成书面分析。

2. 中医类证鉴别：请与瘿病鉴别。

【病案（例）摘要 2】

张某，女，43 岁，干部。2015 年 12 月 23 日初诊。

患者手指、手腕、膝关节肿胀疼痛，固定不移，关节肌肤紫暗，按之较硬，关节僵硬变形，屈伸不利，胸闷痰多。舌质紫暗有瘀斑，舌苔白腻，脉弦涩。

【答题要求】

1. 根据上述摘要，在答题卡上完成书面分析。

2. 中医类证鉴别：请与痿证鉴别。

时间：60 分钟。

【答案解析 1】

中医疾病诊断：消渴，中消；**中医证候诊断：**胃热炽盛证。

中医辨病辨证依据（含病因病机分析）：

患者以多食易饥，口渴，尿多，形体消瘦为主症，中医辨病为消渴，中消。大便干燥，苔黄，脉滑实有力，为胃热炽盛证。

有嗜食辛辣史，胃火内炽，胃热消谷，耗伤津液。病位在肺胃肾，病性以阴虚为本，燥热为标。

中医类证鉴别：需与瘿病鉴别。

两者都可见多食易饥、消瘦症状。瘿病气郁化火、阴虚火旺的类型，以情绪激动，多食易饥，形体日渐消瘦，心悸，眼突，颈部一侧或两侧肿大为特征。其中的多食易饥、消瘦，类似消渴病的中消，但眼球突出，颈前瘿肿有形则与消渴有别，且无消渴病的多饮、多尿、尿甜等症。

中医治法：清胃泻火，养阴增液。

方剂：玉女煎加减。

药物组成、剂量及煎服法：

生石膏 18g（先煎），知母 9g，黄连 9g，栀子 12g，生甘草 6g，生地黄 15g，麦冬 12g，川牛膝 9g。

三剂，水煎服，日一剂，早晚分服。

【答案解析 2】

中医疾病诊断：痹证；**中医证候诊断：**痰瘀痹阻证。

中医辨病辨证依据（含病因病机分析）：

患者以手指、手腕、膝关节肿胀疼痛，关节僵硬变形，屈伸不利为主症，中医诊断为痹证。胸闷痰多，疼痛固定不移，关节肌肤紫暗，按之较硬，舌质紫暗有瘀斑，舌苔白腻，脉弦涩，辨证为痰瘀痹阻证。

痰瘀互结，留滞肌肤，闭阻经脉。

中医类证鉴别：请与痿证鉴别。

痹证后期，由于肢体关节疼痛，不能运动，肢体长期废用，亦有类似痿证之瘦削枯萎者，但痿证肢体关节一般不痛。痹证则均有疼痛，其病因病机、治法也不相同，应予鉴别。

中医治法：化痰行瘀，蠲痹通络。

方剂：双合汤加减。

药物组成、剂量及煎服法：

桃仁 15g，红花 15g，当归 20g，川芎 9g，白芍 12g，茯苓 12g，半夏 9g，陈皮 12g，白芥子 9g，竹沥 12g（兑服），姜汁 9g（兑服）。

五剂，水煎服，日一剂，早晚分服。

053 号题

【病案（例）摘要1】

沈某，男，17 岁，学生。2014 年 6 月 27 日就诊。

患者低热半年余，热势或低或高，常在劳累后发作，倦怠乏力，气短懒言，自汗，易于感冒，食少便溏。遂来就诊。舌质淡，苔薄白，脉细弱。

【答题要求】

1. 根据上述摘要，在答题卡上完成书面分析。

2. 中医类证鉴别：请与外感发热鉴别。

【病案（例）摘要2】

李某，男，38 岁，已婚，工人。2015 年 8 月 16 日初诊。

患者暑夏之时，劳作后突然出现腰部疼痛 5 天，遂来就诊。现症：腰部疼痛，重着而热，遇阴雨天气症状加重，活动后可减轻，身体困重，小便短赤，舌苔黄腻，脉濡数。

【答题要求】

1. 根据上述摘要，在答题卡上完成书面分析。

2. 中医类证鉴别：请与背痛鉴别。

时间：60 分钟。

【答案解析1】

中医疾病诊断：内伤发热；**中医证候诊断：**气虚发热证。

中医辨病辨证依据（含病因病机分析）：

患者以低热，热势或低或高，且持续时间半年，经常在劳累后发作为主症，不伴有恶寒发热、脉浮等表证，故中医诊断为内伤发热。劳累后发作，伴气短懒言，自汗，易于感冒，食少便溏，舌质淡，苔白薄，脉细弱，为气虚发热证。

有低热劳累史，病久气虚，中气不足，阴火内生。病位在脾胃，病性属里属虚。

中医类证鉴别：需与外感发热鉴别。

外感发热因感受外邪而起，起病较急，病程较短，发热初期大多伴有恶寒，其恶寒得衣被而不减。发热的热度大多较高，发热的类型随病种的不同而有所差异。初起常兼有头身疼痛、鼻塞、流涕、咳嗽、脉浮等表证。外感发热由感受外邪，正邪相争所致，属实证者居多。

中医治法：益气健脾，甘温除热。

方剂：补中益气汤加减。

药物组成、剂量及煎服法：

黄芪 18g，党参 6g，白术 9g，甘草 9g，当归 3g，陈皮 6g，升麻 6g，柴胡 6g。

三剂，水煎服，日一剂，早晚分服。

【答案解析2】

中医疾病诊断：腰痛；**中医证候诊断：**湿热证。

中医辨病辨证依据（含病因病机分析）：

患者以腰部疼痛、重着为主症，故中医诊断为腰痛。重着而热，遇阴雨天气症状加重，活动后可减轻，身体困重，小便短赤，舌苔黄腻，脉濡数，辨证为湿热证。

湿热壅遏，经气不畅，筋脉失舒。

中医类证鉴别：请与背痛鉴别。

腰痛是指腰背及其两侧部位的疼痛，背痛为背膂以上部位疼痛，疼痛的部位不同，应予区别。

中医治法：清热利湿，舒筋止痛。

方剂：四妙丸加减。

药物组成、剂量及煎服法：

苍术15g，黄柏15g，薏苡仁20g，木瓜12g，络石藤20g，川牛膝9g。

七剂，水煎服，日一剂，早晚分服。

054号题

【病案（例）摘要1】

曹某，男，63岁，退休。2011年11月26日就诊。

患者于半月前天气变化受凉出现发热微恶寒，咽喉肿痛，之后咽喉症状消除，但肢体疼痛加重，肢体关节、肌肉疼痛酸楚，屈伸不利，疼痛呈游走性，伴见有恶风、发热等表证。遂来就诊。舌苔薄白，脉浮缓。

【答题要求】

1. 根据上述摘要，在答题卡上完成书面分析。
2. 中医类证鉴别：请与痿证鉴别。

【病案（例）摘要2】

张某，女，62岁，已婚。2016年3月25日初诊。

反复心胸憋闷疼痛3年。4天前因劳累、生气而心胸闷痛发作，同时伴有心悸，盗汗，心烦，不寐，腰膝酸软，头晕耳鸣，口干便秘，舌红少津，苔薄，脉细数。

【答题要求】

1. 根据上述摘要，在答题卡上完成书面分析。
2. 中医类证鉴别：请与胃脘痛鉴别。

时间：60分钟。

【答案解析1】

中医疾病诊断：痹证（风寒湿痹）；**中医证候诊断：**行痹。

中医辨病辨证依据（含病因病机分析）：

患者因气候变化受凉诱发，发热微恶寒，出现肢体关节、肌肉疼痛酸楚，屈伸不利，中医辨病为痹证，风寒湿痹。疼痛呈游走性，伴见有恶风、发热等表证，苔薄白，脉浮缓，为行痹。

有受凉史，感受风寒，风邪兼夹寒湿，留滞经脉，闭阻气血。病位在筋脉、关节、肌肉，病性属表属实。

中医类证鉴别：需与痿证鉴别。

痹证是由风、寒、湿、热之邪流注肌腠经络，痹阻筋脉关节而致。鉴别要点首先在于痛与不痛，痹证以关节疼痛为主，而痿证则为肢体力弱，无疼痛症状；其次要观察肢体的活动障碍，痿证是无力运动，痹证是因痛而影响活动；再者，部分痿证病初即有肌肉萎缩，而痹证则是由于疼痛甚或关节僵直不能活动，日久废而不用导致肌肉萎缩。

中医治法：祛风通络，散寒除湿。

方剂：防风汤加减。

药物组成、剂量及煎服法：

防风 12g，麻黄 9g，桂枝 6g，葛根 6g，当归 9g，茯苓 6g，生姜 6g，大枣 6g，甘草 6g。

三剂，水煎服，日一剂，早晚分服。

【答案解析 2】

中医疾病诊断：胸痹；**中医证候诊断：**心肾阴虚证。

中医辨病辨证依据（含病因病机分析）：

患者以反复心胸憋闷疼痛为主症，故中医诊断为胸痹。伴有心悸，盗汗，心烦，不寐，腰膝酸软，头晕耳鸣，口干便秘，舌红少津，苔薄，脉细数，辨证为心肾阴虚证。

水不济火，虚热内灼，心失所养，血脉不畅。

中医类证鉴别：请与胃脘痛鉴别。

心在脘上，脘在心下，故有胃脘当心而痛之称，以其部位相近，胸痹之不典型者，其疼痛可在胃脘部，极易混淆。但胸痹以闷痛为主，为时极短，虽与饮食有关，但休息、服药常可缓解；胃脘痛与饮食相关，以胀痛为主，局部有压痛，持续时间较长，常伴有泛酸、嘈杂、嗳气、呃逆等胃部症状。

中医治法：滋阴清火，养心和络。

方剂：天王补心丹合炙甘草汤加减。

药物组成、剂量及煎服法：

生地黄 15g，玄参 15g，天冬 15g，麦冬 15g，人参 6g（另煎），炙甘草 12g，茯苓 12g，柏子仁 12g，酸枣仁 15g，五味子 15g，远志 15g，丹参 15g，当归 9g，芍药 9g，阿胶 9g（烊化）。

055 号题

【病案（例）摘要 1】

傅某，男，27 岁，工人。2014 年 6 月 29 日就诊。

患者两天前外感后突发高热，体温高达 40℃，头痛，项背强急，恶寒发热，无汗，肢体酸重，口噤不能语，四肢抽搐，舌苔白腻，脉浮紧。

【答题要求】

1. 根据上述摘要，在答题卡上完成书面分析。

2. 中医类证鉴别：请与痫病鉴别。

【病案（例）摘要 2】

魏某，男，52 岁。2016 年 3 月 26 日初诊。

患者平素性情急躁，时而头痛眩晕，突然昏倒，神志欠清，右半身不遂，肢体强急，口舌㖞斜，舌强不语，痰多黏；伴腹胀，便秘，舌质暗红，有瘀点瘀斑。苔黄腻，脉弦滑。

【答题要求】

1. 根据上述摘要，在答题卡上完成书面分析。

2. 中医类证鉴别：请与痉证鉴别。

时间：60 分钟。

【答案解析 1】

中医疾病诊断：痉证；**中医证候诊断：**邪壅经络证。

中医辨病辨证依据（含病因病机分析）：

患者由于感邪突发高热，出现项背强急、四肢抽搐，甚至角弓反张，口噤不开，中医辨病为痉证。项背强急，恶寒发热，无汗，肢体酸重，口噤不能语，四肢抽搐，舌苔白腻，脉浮紧，证属邪壅经络证。

风寒湿邪侵于肌表，壅滞经络，病变部位在筋脉，属肝，病性属实。

中医类证鉴别：需与痫病鉴别。

痫病是一种发作性的神志异常的疾病，其大发作的特点为突然仆倒，昏不知人，口吐涎沫，两目上视，四肢抽搐，或口中如做猪羊叫声，大多发作片刻即自行苏醒，醒后如常人。鉴别要点是：痫病多为突然发病，其抽搐、痉挛症状发作片刻可自行缓解，既往有类似发病史；痉证的抽搐、痉挛发作多呈持续性，不经治疗难以自行恢复，痉证多有发热、头痛等伴发症状。

中医治法：祛风散寒，燥湿和营。

方剂：羌活胜湿汤加减。

药物组成、剂量及煎服法：

羌活 9g，独活 9g，防风 9g，藁本 6g，川芎 6g，蔓荆子 9g，葛根 12g，白芍 12g，甘草 6g。

五剂，水煎服，日一剂，早晚分服。

【答案解析 2】

中医疾病诊断：中风，中脏腑（闭证）；**中医证候诊断：**痰热腑实证。

中医辨病辨证依据（含病因病机分析）：

患者以平素性情急躁，时而头痛眩晕，突然昏倒，神志欠清，右半身不遂，肢体强急，口舌㖞斜，舌强不语为主症，中医诊断为中风。痰多而黏，伴腹胀，便秘，舌质暗红，有瘀点瘀斑。苔黄腻，脉弦滑，辨证为痰热腑实证。

痰热阻滞，风痰上扰，腑气不通。

中医类证鉴别：请与痉证鉴别。

痉证以四肢抽搐、项背强直甚至角弓反张为主症，发病时也可伴有神昏，需与中风闭证鉴别。但痉证之神昏多出现在抽搐之后，而中风患者多在起病时即有神昏，而后可以出现抽搐；痉证抽搐时间长，中风抽搐时间短；痉证患者无半身不遂、口眼㖞斜等症状。

中医治法：通腑泄热，息风化痰。

方剂：桃仁承气汤加减。

药物组成、剂量及煎服法：

桃仁 9g，大黄 6g（后下），芒硝 15g（冲服），枳实 12g，陈胆星 12g，黄芩 9g，全瓜蒌 12g，赤芍 9g，丹皮 9g，牛膝 6g。

三剂，水煎服，日一剂，早晚分服。

056 号题

【病案（例）摘要1】

彭某，女，30 岁，职员。2013 年 10 月 15 日就诊。

患者平素脾胃虚弱，食少纳呆。1 年前出现四肢软弱无力，最近肢体痿软无力，肢体倦怠，少气懒言，纳呆便溏，面色萎黄无华，面浮。遂来就诊。舌淡苔薄白，脉细弱。

【答题要求】

1. 根据上述摘要，在答题卡上完成书面分析。

2. 中医类证鉴别：请与痹证鉴别。

【病案（例）摘要2】

顾某，女，39 岁，已婚，职员。2015 年 11 月 3 日初诊。

患者 2 年来反复出现头部隐隐疼痛，每于劳累后易作。现症：头疼隐隐，时时昏晕，心悸失眠，面色少华。神疲乏力，食欲较差，舌质淡，苔薄白，脉细数。

【答题要求】

1. 根据上述摘要，在答题卡上完成书面分析。

2. 中医类证鉴别：请与眩晕鉴别。

时间：60 分钟。

【答案解析1】

中医疾病诊断：痿证；**中医证候诊断：**脾胃虚弱证。

中医辨病辨证依据（含病因病机分析）：

患者素体脾胃虚弱，1 年前有四肢软弱无力病史，最近肢体痿软无力，肢体倦怠，中医辨病为痿证。少气懒言，纳呆便溏，面色萎黄无华，面浮，舌淡苔薄白，脉细弱，为脾胃虚弱证。

平素脾胃虚弱，脾虚不健，生化乏源，气血亏虚，筋脉失养。病位在筋脉、肌肉，病性属里属虚。

中医类证鉴别：需与痹证鉴别。

痹证后期，由于肢体关节疼痛，不能运动，肢体长期废用，亦有类似痿证之瘦削枯萎者。痿证肢体关节一般不痛，痹证则均有疼痛，其病因病机、治法也不相同，应予鉴别。

中医治法：补中益气，健脾升清。

方剂：参苓白术散合补中益气汤加减。

药物组成、剂量及煎服法：

黄芪 18g，人参 6g（另煎），白术 9g，甘草 9g，当归 3g，陈皮 6g，升麻 6g，柴胡 6g，生姜 9g，大枣 5g。

三剂，水煎服，日一剂，早晚分服。

【答案解析2】

中医疾病诊断：头痛；**中医证候诊断：**血虚头痛证。

中医辨病辨证依据（含病因病机分析）：

以头痛为主症，故诊断为头痛（内伤头痛）。头部隐隐疼痛，每于劳累后易作，时时昏晕，心悸失眠，面色少华。神疲乏力，食欲较差，舌质淡，苔薄白，脉细数，故属于血虚头痛证。

气血不足，不能上荣，窍络失养。

中医类证鉴别：请与眩晕鉴别。

头痛与眩晕可单独出现，也可同时出现。二者对比，头痛之病因有外感与内伤两方面，眩晕则以内伤为主；临床表现，头痛以疼痛为主，实证较多，而眩晕则以昏眩为主，虚证较多。

中医治法：气血不足，不能上荣，窍络失养。

方剂：加味四物汤加减。

药物组成、剂量及煎服方法：

当归20g，生地黄15g，白芍15g，首乌15g，川芎12g，五味子12g，远志15g，枣仁20g，党参15g，黄芪15g，白术15g。

五剂，水煎服，日一剂，早晚分服。

057号题

【病案（例）摘要1】

苏某，男，37岁，工人。2012年3月26日就诊。

患者5天前骑电动车时不慎摔倒，回家后出现腰部疼痛，近两天症状加重，表现为腰部刺痛，不能转侧，痛有定处，痛处拒按，昼轻夜重。遂来就诊。舌质暗紫有瘀斑，脉涩。

【答题要求】

1. 根据上述摘要，在答题卡上完成书面分析。

2. 中医类证鉴别：请与肾痹鉴别。

【病案（例）摘要2】

范某，男，65岁，已婚，退休。2016年9月8日初诊。

患者大便难解6年，常服用大黄、番泻叶等通便药，近两个月来大便困难加重，大便干结，如羊屎状，形体消瘦，头晕耳鸣，两颧红赤，心烦少眠，潮热盗汗，腰膝酸软，舌红少苔，脉细数。

【答题要求】

1. 根据上述摘要，在答题卡上完成书面分析。

2. 中医类证鉴别：请与肠结鉴别。

时间：60分钟。

【答案解析1】

中医疾病诊断：腰痛；**中医证候诊断：**瘀血腰痛证。

中医辨病辨证依据（含病因病机分析）：

患者有跌仆挫闪病史，出现腰部刺痛，不能转侧，中医辨病为腰痛。腰部刺痛，不能转侧，痛有定处，痛处拒按，昼轻夜重，舌质暗紫有瘀斑，脉涩，为瘀血腰痛证。

有摔倒史，闪挫腰部，气血不畅，瘀血阻滞，经脉痹阻，不通则痛。病位在腰部，病性属里属实。

中医类证鉴别：需与肾痹鉴别。

腰痛是以腰部疼痛为主；肾痹是指腰背强直弯曲，不能屈伸，行动困难而言，多由骨痹日久发展而成。

中医治法：活血化瘀，通络止痛。

方剂：身痛逐瘀汤加减。

药物组成、剂量及煎服法：

当归10g，川芎10g，桃仁10g，红花10g，秦艽10g，香附10g，没药10g，五灵脂10g，地龙10g，牛膝10g，甘草10g，羌活10g。

三剂，水煎服，日一剂，早晚分服。

【答案解析2】

中医疾病诊断：便秘；**中医证候诊断：**阴虚证。

中医辨病辨证依据（含病因病机分析）：

患者以大便困难、粪质干结为主症，中医诊断为便秘。大便干结，如羊屎状，形体消瘦，头晕耳鸣，两颧红赤，心烦少眠，潮热盗汗，腰膝酸软，舌红少苔，脉细数，辨证为阴虚证。

阴津不足，肠失濡润。

中医类证鉴别：请与肠结鉴别。

便秘与肠结两者皆为大便秘结不通，但肠结多为急病，因大肠通降受阻所致，表现为腹部疼痛拒按，大便完全不通，且无矢气和肠鸣音，严重者可吐出粪便；便秘多为慢性久病，因大肠传导失常所致，表现为腹部胀满，大便干结艰行，可有矢气和肠鸣音，或有恶心欲吐，食纳减少。

中医治法：滋阴通便。

方剂：增液汤加减。

药物组成、剂量及煎服法：

玄参15g，麦冬15g，生地15g，当归20g，石斛12g，沙参15g。

五剂，水煎服，日一剂，早晚分服。

058号题

【病案（例）摘要1】

李某，男，45岁。2016年3月初诊。

患者喜食辛辣之品，平素大便干结难解，常2～3日一行，近一周来未解大便，腹胀满，矢气盛，口干口臭，渴而多饮，面红心烦，小便短赤，舌红苔黄燥，脉滑数。

【答题要求】

1. 根据上述摘要，在答题卡上完成书面分析。
2. 中医类证鉴别：请与肠结鉴别。

【病案（例）摘要2】

齐某，女，34岁，已婚，知识分子。2014年8月23日就诊。

患者乳房肿块疼痛半年，经医生检查，在双乳外上限触及片状肿块，质地中等，表面光滑，肿块随喜怒消长，伴有胸闷，失眠多梦，口苦。遂来就诊。苔薄黄，脉弦滑。

【答题要求】

1. 根据上述摘要，在答题卡上完成书面分析。
2. 中医类证鉴别：请与乳岩鉴别。

时间：60 分钟。

【答案解析1】

中医疾病诊断：便秘；**中医证候诊断：**热秘。

中医辨病辨证依据（含病因病机分析）：

患者以大便干结难解为主症，中医诊断为便秘。平素喜食辛辣之品，腹胀满，矢气盛，口干口臭，渴而多饮，面红心烦，小便短赤，舌红苔黄燥，脉滑数。辨证为热秘。

喜食辛辣之品，肠腑燥热，津伤便结。

中医类证鉴别：请与肠结鉴别。

便秘与肠结两者皆为大便秘结不通，但肠结多为急病，因大肠通降受阻所致，表现为腹部疼痛拒按，大便完全不通，且无矢气和肠鸣音，严重者可吐出粪便；便秘多为慢性久病，因大肠传导失常所致，表现为腹部胀满，大便干结艰行，可有矢气和肠鸣音，或有恶心欲吐，食纳减少。

中医治法：泻热导滞，润肠通便。

方剂：麻子仁丸加减。

药物组成、剂量及煎服法：

大黄 6g（后下），枳实 12g，厚朴 12g，麻子仁 9g，杏仁 12g（后下），白蜜 6g（兑服），芍药 9g，生地黄 12g，玄参 12g，麦冬 12g。

五剂，水煎服，日一剂，早晚分服。

【答案解析2】

中医疾病诊断：乳癖；**中医证候诊断：**肝郁痰凝证。

中医辨病辨证依据（含病因病机分析）：

患者乳房肿块疼痛，乳外上限触及片状肿块，质地中等，表面光滑，结合患者年龄在 25～45 岁之间，职业是知识分子，受教育程度高等信息，中医辨病为乳癖。肿块随喜怒消长，伴有胸闷，失眠多梦，口苦，苔薄黄，脉弦滑，为肝郁痰凝证。

情志不遂，郁怒伤肝，肝郁气滞，气血凝结乳络；思虑伤脾，脾失健运，痰湿内生，气滞痰凝瘀血结聚形成肿块。病位在乳房，病性属里属实。

中医类证鉴别：需与乳岩鉴别。

乳岩表现为乳房肿块，多无疼痛，逐渐长大，肿块质地坚硬，表面高低不平，边界不整齐，常与皮肤粘连，活动度差，患侧淋巴结可肿大，后期溃破呈菜花样。

中医治法：疏肝解郁，化痰散结。

方剂：逍遥蒌贝散加减。

药物组成、剂量及煎服法：

柴胡 6g，南星 10g，白术 15g，茯苓 15g，白芍 20g，当归 15g，瓜蒌 20g，贝母 25g，半夏 15g，生牡蛎 30g（先煎），山慈菇 15g。

七剂，水煎服，日一剂，早晚分服。

059 号题

【病案（例）摘要1】

程某，男，38 岁，已婚，职员。2015 年 10 月 12 日初诊。

患者3年前无明显诱因出现大便次数增多，夹有脓血。常年服药治疗。下痢时发时止，迁延不愈，常因饮食不当，受凉，劳累而发。发时大便次数增多，夹有赤白黏冻，腹胀食少，倦怠嗜卧。舌质淡，苔腻，脉虚数。

【答题要求】

1. 根据上述摘要，在答题卡上完成书面分析。

2. 中医类证鉴别：请与泄泻鉴别。

【病案（例）摘要2】

陶某，女，40岁，职员。2013年10月21日就诊。

患者近3个月来经期时小腹隐隐作痛，喜按，阴部空坠不适，经量较少，经血淡红质稀，神疲乏力，头晕心悸，面色无华。遂来就诊。舌质淡，脉细无力。

【答题要求】

1. 根据上述摘要，在答题卡上完成书面分析。

2. 中医类证鉴别：请与异位妊娠鉴别。

时间：60分钟。

【答案解析1】

中医疾病诊断：痢疾；**中医证候诊断：**休息痢。

中医辨病辨证依据（含病因病机分析）：

患者以反复发作的大便次数增多，夹有赤白黏冻为主症，中医诊断为痢疾。下痢时发时止，迁延不愈，常因饮食不当、受凉、劳累而发，发时大便次数增多，夹有赤白黏冻，腹胀食少，倦怠嗜卧，舌质淡，苔腻，脉虚数，辨证为休息痢。

病久正伤，邪恋肠腑，传导不利。

中医类证鉴别：请与泄泻鉴别。

痢疾与泄泻，两者均多发于夏秋季节，病变部位在胃肠，病因亦有相同之处，症状都有腹痛、大便次数增多，但痢疾大便次数虽多而量少，排赤白脓血便，腹痛伴里急后重感明显，而泄泻大便溏薄，粪便清稀，或如水样，或完谷不化，而无赤白脓血便，腹痛多伴肠鸣，少有里急后重感。

中医治法：温中清肠，调气化滞。

方剂：连理汤加减。

药物组成、剂量及煎服法：

人参9g（另煎），白术12g，干姜9g，茯苓12g，甘草9g，黄连6g，枳实12g，木香6g，槟榔12g。

五剂，水煎服，日一剂，早晚分服。

【答案解析2】

中医疾病诊断：痛经；**中医证候诊断：**气血两虚证。

中医辨病辨证依据（含病因病机分析）：

患者3个月来经期时出现周期性小腹隐隐作痛，中医辨病为痛经。阴部空坠不适，经量较少，经血淡红质稀，神疲乏力，头晕心悸，面色无华，舌质淡，脉细无力，为气血两虚证。

气血不足，冲任亦虚，经行之后，血海更虚，子宫、冲任失于濡养，故经期或经后小腹隐隐作痛，喜按。病位在子宫、冲任，病性属里属虚。

中医类证鉴别： 需与异位妊娠破裂鉴别。

异位妊娠破裂多有停经史和早孕反应，妊娠试验阳性。妇科检查时，宫颈有抬举痛，腹腔内出血较多时，子宫有漂浮感。盆腔 B 超检查常可见子宫腔以外有孕囊或包块存在。后穹隆穿刺或腹腔穿刺阳性。内出血严重时，患者可出现休克表现，血红蛋白下降。痛经虽可出现剧烈的小腹痛，但无上述妊娠征象。

中医治法： 益气养血，调经止痛。

方剂： 圣愈汤去生地黄，加白芍、香附、延胡索。

药物组成、剂量及煎服法：

人参6g（另煎），酒当归9g，熟地黄9g，白芍6g，川芎4.5g，黄芪30g，香附6g，延胡索6g。

五剂，水煎服，日一剂，早晚分服。

060 号题

【病案（例）摘要1】

胡某，女，32 岁，已婚，工人。2016 年 8 月 6 日初诊。

患者晨起在外就餐后出现腹痛阵作，里急后重，痢下赤白黏冻，经服用氟哌酸等药物治疗，效果不明显。现症：痢下鲜紫脓血，腹痛剧烈，后重感特著，壮热口渴，头痛烦躁，恶心呕吐，舌质红绛，舌苔黄燥，脉滑数。

【答题要求】

1. 根据上述摘要，在答题卡上完成书面分析。

2. 中医类证鉴别：请与泄泻鉴别。

【病案（例）摘要2】

董某，男，2 岁。2014 年 12 月 24 日就诊。

患儿因天气变化受凉后发热 3 天，咳嗽气急，痰多稠黏，口渴咽红，便干尿黄。遂来就诊。舌质红，苔薄黄，脉浮数，指纹浮紫。

【答题要求】

1. 根据上述摘要，在答题卡上完成书面分析。

2. 中医类证鉴别：请与儿童哮喘鉴别。

时间： 60 分钟。

【答案解析1】

中医疾病诊断： 痢疾；中医证候诊断：疫毒痢证。

中医辨病辨证依据（含病因病机分析）：

患者腹痛阵作，里急后重，痢下赤白黏冻，故诊断为痢疾。痢下鲜紫脓血，腹痛剧烈，后重感特著，壮热口渴，头痛烦躁，恶心呕吐，舌质红绛，舌苔黄燥，脉滑数，证属疫毒痢证。

疫邪热毒，壅盛肠道，燔灼气血。

中医类证鉴别： 请与泄泻鉴别。

痢疾与泄泻，两者均多发于夏秋季节，病变部位在胃肠，病因亦有相同之处，症状都有腹痛、大便次数增多，但痢疾大便次数虽多而量少，排赤白脓血便，腹痛伴里急后重感明显，而泄泻大便溏薄，粪便清稀，或如水样，或完谷不化，而无赤白脓血便，腹痛多伴肠鸣，少有里急后重感。

中医治法：清热解毒，凉血除积。

方剂：白头翁汤加减。

药物组成、剂量及煎服方法：

白头翁 20g，黄连 6g，黄柏 15g，秦皮 12g，金银花 12g，地榆 9g，牡丹皮 12g。

五剂，水煎服，日一剂，早晚分服。

【答案解析 2】

中医疾病诊断：肺炎喘嗽；**中医证候诊断：**风热闭肺证。

中医辨病辨证依据（含病因病机分析）：

患儿由于气候变化受凉诱发，出现发热、咳嗽、痰多、气急，中医辨病为肺炎喘嗽。痰多稠黏，口渴咽红，便干尿黄，舌质红，苔薄黄，脉浮数，指纹浮紫，为风热闭肺证。

外因责之于感受风邪；内因责之于小儿形气未充，肺脏娇嫩，卫外不固。肺被邪束，闭郁不宣，化热烁津，炼液成痰，阻于气道，肃降无权，发为肺炎喘嗽。病位肺，病性属表属实。

中医类证鉴别：需与儿童哮喘鉴别。

儿童哮喘呈反复发作的咳嗽喘息，胸闷气短，喉间痰鸣，发作时双肺可闻及以呼气相为主的哮鸣音，呼气延长，支气管舒张剂有显著疗效。

中医治法：辛凉宣肺，清热化痰。

方剂：银翘散合麻杏石甘汤加减。

药物组成、剂量及煎服法：

麻黄 6g，杏仁 6g（后下），生石膏 9g（先煎），甘草 3g，金银花 9g，连翘 9g，薄荷 6g（后下），竹叶 6g，桔梗 6g，荆芥 6g，淡豆豉 6g，牛蒡子 6g。

三剂，水煎服，日一剂，早晚分服。

第二站　操作技能

001 号题

【题干】

1. 肺俞、梁丘、丰隆的定位
2. 毫针提插法
3. 霍夫曼征
4. 普通伤口换药

【答题要求】根据你所抽题目的要求，边操作边口述，时间 15 分钟。

【答案解析】

1. 肺俞、梁丘、丰隆的定位

肺俞：第 3 胸椎棘突下，后正中线旁开 1.5 寸。

梁丘：在股前区，髌底上 2 寸，股外侧肌与股直肌肌腱之间。

丰隆：外踝尖上 8 寸，条口旁开 1 寸，胫骨前肌外缘。

2. 毫针提插法

提插法是将毫针刺入腧穴一定深度后，施以上提下插动作的操作方法，是毫针行针的基本手法。

操作要点：①消毒：腧穴皮肤、医生双手常规消毒；②刺入：将毫针刺入腧穴的一定深度；③实施提插操作：插是将针由浅层向下刺入深层的操作，提是从深层向上引退至浅层的操作，如此反复地提插。

注意事项：①提插幅度的大小、层次的变化、频率的快慢和操作时间的长短，应根据患者的体质、病情、腧穴部位和针刺目的等灵活掌握；②提插法多用于肌肉较丰厚部位的腧穴，肌肉浅薄部位的腧穴一般不用提插法，某些特殊部位的腧穴，如睛明、承泣等也不适合用提插法；③上提时不要提出皮肤，下插时不要刺伤脏器与筋骨；④提插过程中要保持针身垂直。

3. 霍夫曼征

医师用左手托住患者的腕部，用右手食指和中指夹持患者中指，稍向上提，使腕部处于轻度过伸位，用拇指快速弹刮患者中指指甲，如引起其余四指轻度掌屈反应为阳性。提示锥体束损伤。

4. 普通伤口换药

步骤与方法：

（1）术前准备

①术者准备：换药前操作者应遵循无菌原则洗手，并戴好帽子和口罩，向病人说明换药的目的，以取得配合。

②患者体位：按伤口部位采取不同的卧姿或其他的稳定姿势，要求使病人舒适、伤口

暴露充分，光线良好，操作方便，尽量不使病人看到伤口。

③查看伤口：必要时先看一次伤口，估计需要多少敷料和使用何种器械（剪刀、探针等）、药物，一次备妥。

（2）换药步骤

①去除敷料：先用手取下外层敷料（勿用镊子），再用1把镊子取下内层敷料，揭除内层敷料应轻巧，一般应沿伤口长轴方向揭除，若敷料干燥并粘贴在创面上则不可硬揭，应先用生理盐水浸湿后再揭去，以免创面出血。

②双手执镊，左手镊子从换药碗中夹无菌物品，并传递给右手镊子，两镊不可相碰。

③无感染伤口，用碘酊、75%酒精棉球由内向外消毒伤口及周围皮肤，沿切口方向，范围距切口3～5cm，擦拭2～3遍；如为感染伤口，则应从外周向感染伤口处涂擦。

④分泌物较多且创面较深时，宜用干棉球及生理盐水棉球擦拭并清除干净。

⑤高出皮肤表面或不健康的肉芽组织及较多坏死物质，可用剪刀剪平，再用等渗盐水擦拭，若肉芽组织有较明显水肿时，可用3%～5%高渗盐水湿敷。

⑥一般创面可用消毒凡士林纱布覆盖，污染伤口或易出血伤口要用引流纱条，防止深部化脓性感染。

⑦无菌敷料覆盖伤口，距离切口边缘3cm以上，一般用8～10层纱布，胶布固定，贴胶布方向应与肢体或躯干长轴垂直。

002号题

【题干】

1. 通里、神庭、定喘的定位
2. 小鱼际㨰法的操作
3. 脊柱弯曲度检查
4. 戴无菌手套

【答题要求】根据你所抽题目的要求，边操作边口述，时间15分钟。

【答案解析】

1. 通里、神庭、定喘的定位

通里：腕掌侧远端横纹上1寸，尺侧腕屈肌腱的桡侧缘。

神庭：前发际正中直上0.5寸。

定喘：在背上部，横平第7颈椎棘突下，后正中线旁开0.5寸。

2. 小鱼际㨰法的操作

操作方法：拇指自然伸直，余指自然屈曲，无名指与小指的掌指关节屈曲约90°，余指屈曲的角度则依次减小，手背沿掌横弓排列呈弧面，以第五掌指关节背侧为吸点吸附于体表施术部位上，以肘关节为支点，前臂主动做推旋运动，带动腕关节做较大幅度的屈伸活动，使小鱼际和手背尺侧部在施术部位上持续不断地来回滚动。

动作要领：

（1）肩关节放松下垂，垂肘，肘关节自然屈曲120°～140°，上臂中段距胸壁一拳左右，腕关节放松，手指自然弯曲，不能过度屈曲或挺直。

（2）操作过程中，腕关节屈伸幅度应在120°左右（即前㨰至极限时屈腕约80°，回㨰至极限时伸腕约40°）。

（3）㨰法对体表产生轻重交替的刺激，前㨰和回㨰时着力轻重之比为3∶1，即“㨰三回一”。

（4）手法频率每分钟120～160次。

注意事项：

（1）在操作时应紧贴于治疗部位上滚动，不宜拖动或手背相对体表而空转，同时应尽量避免掌指关节的骨突部与脊椎棘突或其他部位关节的骨突处猛烈撞击。

（2）操作时常出现腕关节屈伸幅度不够，从而减少手背部的接触面积，使手法刺激过于生硬，不够柔和，应尽可能增大腕关节的屈伸幅度，同时，应控制好腕关节的屈伸运动，避免出现折刀样的突变动作而造成跳动感。

（3）临床使用时常结合肢体关节的被动运动，此时应注意两手动作协调，被动运动要“轻巧、短促、随发随收”。

3. 脊柱弯曲度检查

（1）脊柱前后凸：嘱被检查者取立位，侧面观察脊柱各部形态，了解有无前后凸畸形，正常人直立时，脊柱有四个生理弯曲，从侧面观察，颈段稍前凸，胸段稍后凸，腰椎明显前凸，骶椎明显后凸。

（2）脊柱侧弯度：嘱被检者取立位或坐位，从后面观察脊柱有无侧弯。轻度侧弯时，检查者用食、中指或拇指沿脊椎的棘突以适当的压力由上向下划压，致使被压处皮肤出现一条红色压痕，以此痕为标准，观察脊柱有无侧弯（正常人脊柱无侧弯）。

4. 戴无菌手套

（1）穿无菌手术衣、戴口罩后，选取合适手套号码并核对灭菌日期。

（2）用手套袋内无菌滑石粉包轻轻敷擦双手，使之滑润。

（3）左手捏住两只手套翻折部分，提出手套，使两只手套拇指相对向。右手先插入手套内，再用戴好手套的右手2～5指插入左手手套的翻折部内，帮助左手插入手套内，然后将手套翻折部翻回盖住手术衣袖口。

（4）用无菌盐水冲净手套外面的滑石粉。

（5）在手术开始前应将双手举于胸前，切勿任意下垂或高举。

003号题

【题干】

1. 条口、天枢、环跳的定位
2. 诊尺肤
3. 调节反射与聚合反射
4. 肥皂水刷手法

【答题要求】根据你所抽题目的要求，边操作边口述，时间15分钟。

【答案解析】

1. 条口、天枢、环跳的定位

条口：在小腿外侧，犊鼻下8寸，胫骨前嵴外一横指。

天枢：在腹部，横平脐中，前正中线旁开2寸。

环跳：在臀部，当股骨大转子最凸点与骶管裂孔连线的外1/3与内2/3交点处。

2. 诊尺肤

受检者可采取坐位或仰卧位。诊左尺肤时，医生用右手握住病人上臂近肘处，左手握住病人手掌，同时向桡侧转前臂，使前臂内侧面向上平放，尺肤部充分暴露。医生用指腹或手掌平贴尺肤处并上下滑动来感觉尺肤的寒热、滑涩、缓急（紧张度）。诊右尺肤时，医生操作手法同上，左、右手置换位置，方向相反。

3. 调节反射与聚合反射

嘱被检查者注视1m以外的目标（通常为检查者的食指尖），然后逐渐将目标移至距被检查者眼球约10cm处，这时观察双眼瞳孔变化情况。由看远逐渐变为看近，即由不调节状态到调节状态时，正常反应是双侧瞳孔逐渐缩小（调节反射）、双眼球向内聚合（聚合反射）。

4. 肥皂水刷手法

（1）洗手：①流水冲洗双手臂。②用洗手液或肥皂水按七步洗手法洗手和手臂，七步洗手法：手掌相对→手掌对手背→双手十指交叉→双手互握→揉搓拇指→指尖→手臂至上臂下1/3，两侧在同一水平交替上升，不得回搓，重复两次，共5分钟，洗手过程保持双手位于胸前并高于肘部，双前臂保持拱手姿势。③取无菌毛巾擦干手和臂。

（2）消毒手臂：①用消毒毛刷蘸取消毒肥皂液交替刷洗双手及手臂，从指尖到肘上10cm，刷手时尤应注意甲缘、甲沟、指蹼等处，刷完一遍，指尖朝上肘向下，用清水冲洗手臂上的肥皂水，然后，另换一消毒毛刷，同法进行第二、三遍刷洗，每一遍比上一遍低2cm（分别为肘上10cm、8cm、6cm），共约10分钟。②每侧用一块无菌毛巾从指尖至肘部擦干，擦过肘部的毛巾不可再擦手部，以免污染。③将双手及前臂浸泡在75%乙醇桶内5分钟，浸泡范围至肘上6cm处，若有乙醇过敏，可改用0.1%苯扎溴铵溶液浸泡，也可用1∶5000氯已定（洗必泰）溶液浸泡3分钟。④浸泡消毒后，保持拱手姿势待干，双手不得下垂，不能接触未经消毒的物品。

004号题

【题干】

1. 刺血拔罐法
2. 指按法的操作
3. 膝反射
4. 穿隔离衣

【答题要求】根据你所抽题目的要求，边操作边口述，时间15分钟。

【答案解析】

1. 刺血拔罐法

①选取适宜体位，充分暴露待拔腧穴；②选择大小适宜的玻璃罐备用；③医者戴消毒手套，用碘伏消毒施术部位，持三棱针（或一次性注射针头）点刺局部使之出血，或用皮肤针叩刺出血；④用闪火法留罐，留置10~15分钟后起罐；⑤起罐时不能迅猛，避免罐内污血喷射而污染周围环境，用消毒棉签清理皮肤上残存血液，清洗火罐后进行消毒处理。

2. 指按法的操作

操作方法：以拇指罗纹面着力于施术部位，余四指张开，置于相应位置以支撑助力，腕关节屈曲40°~60°，拇指主动用力，垂直向下按压，当按压力达到所需的力度后，要稍停片刻，然后松劲撤力，再做重复按压，使按压动作既平稳又有节奏性。

动作要领：

（1）指按法宜悬腕，当腕关节悬屈40°~60°时，拇指易于发力，余四指也容易支撑助力。

（2）按压的用力方向多为垂直向下或与受力面相垂直。

（3）用力要由轻到重，稳而持续，使刺激充分达到肌体组织的深部。

（4）要有缓慢的节奏性。

3. 膝反射

坐位检查时，小腿完全松弛下垂，仰卧位检查时医师在其腘窝处托起下肢，使髋、膝关节屈曲，用叩诊锤叩击髌骨下方之股四头肌肌腱，正常时出现小腿伸展，反射中枢在腰髓2~4节。

4. 穿隔离衣

（1）戴好帽子及口罩，取下手表，卷袖过肘，洗手。

（2）手持衣领取下隔离衣，清洁面朝自己，将衣领两端向外折齐，对齐肩缝，露出袖子内口。

（3）右手持衣领，左手伸入袖内，右手将衣领向上拉，使左手套入后露出。

（4）换左手持衣领，右手伸入袖内，举双手将袖抖上，注意勿触及面部。

（5）两手持衣领，由领子中央顺着边缘向后将领扣扣好，再扎好袖口（此时手已污染），松腰带活结。

（6）将隔离衣一边约在腰下5cm处渐向前拉，直到见边缘，则捏住，同法捏住另一侧边缘，注意手勿触及衣内面，然后双手在背后将边缘对齐，向一侧折叠，一手按住折叠处，另一手将腰带拉至背后压住折叠处，将腰带在背后交叉，回到前面系好。

005号题

【题干】

1. 神门、委中、大椎定位
2. 温针灸
3. 闭目难立试验
4. 屈曲加垫止血法

【答题要求】根据你所抽题目的要求，边操作边口述，时间15分钟。

【答案解析】

1. 神门、委中、大椎定位

神门：腕掌侧远端横纹尺侧端，尺侧腕屈肌腱的桡侧缘。

委中：在膝后区，腘横纹中点。

大椎：后正中线上，第7颈椎棘突下凹陷中。

2. 温针灸

①准备艾卷或艾绒，用剪刀截取2cm艾卷一段，将一端中心扎一小孔，深1～1.5cm，也可选用艾绒，艾绒要柔软，易搓捏；②选取适宜体位，充分暴露待灸腧穴；③留针腧穴常规消毒，直刺进针，行针得气，将针留在适当的深度；④将艾卷有孔的一端经针尾插套在针柄上，插牢，不可偏歪，或将少许艾绒搓捏在针尾上，要捏紧，不可松散，以免滑落，点燃施灸；⑤待艾卷或艾绒完全燃尽成灰时，将针稍倾斜，把艾灰掸落在容器中，每穴每次可施灸1～3壮；⑥待针柄冷却后出针。

3. 闭目难立试验

医师嘱被检查者双足并拢站立，闭目，双手向前平伸，观察其身体有无摇晃或倾斜，若出现身体摇晃或倾斜则为阳性。

临床意义：感觉性共济失调：睁眼时共济失调不明显，闭眼时明显，有深感觉障碍，可见于多发性神经病、脊髓亚急性联合变性、脊髓空洞症及脑部病变等。

4. 屈曲加垫止血法

适用于肘、膝关节远端肢体受伤出血。

操作方法：在肘、腘窝垫以棉垫卷或绷带卷，将肘关节或膝关节尽力屈曲，借衬垫物压住动脉，并用绷带或三角巾将肢体固定于屈曲位，以阻断关节远端的血流。

注意事项：应用屈曲加垫止血法，必须先确定局部有无骨关节损伤，有骨关节损伤者禁用。

006号题

【题干】

1. 捻转补泻法
2. 拇指端推法的操作
3. 角膜反射
4. 心肺复苏开放气道的操作

【答题要求】根据你所抽题目的要求，边操作边口述，时间15分钟。

【答案解析】

1. 捻转补泻法

根据捻转力度的强弱、角度的大小、频率的快慢、操作时间的长短，并结合捻转用力的方向，区分捻转补泻手法。

操作要点：

（1）补法：①进针，行针得气；②捻转角度小，频率慢，用力轻，结合拇指向前、食指向后（左转用力为主）；③反复捻转；④操作时间短。

（2）泻法：①进针，行针得气；②捻转角度大，频率快，用力重，结合拇指向后、食指向前（右转用力为主）；③反复捻转；④操作时间长。

注意事项：①捻转补泻要在得气的基础上进行；②在多数腧穴均可应用；③捻转补泻应与针刺基本手法中的捻转法相区别。

2. 拇指端推法

以拇指端着力于施术部位或穴位上，余四指置于对侧或相应的位置以固定，腕关节略屈并向尺侧偏斜，拇指及腕部主动施力，向拇指端方向呈短距离单向直线推进。

动作要领：

（1）着力部位要紧贴体表。

（2）推进的速度宜缓慢均匀，压力要平稳适中。

（3）单向直线推进。

（4）拇指端推法推动的距离宜短。

注意事项：

（1）推进的速度不可过快，压力不可过重或过轻。

（2）不可推破皮肤，为防止推破皮肤，可使用凡士林、冬青膏、滑石粉及红花油等润滑剂。

（3）不可歪曲斜推。

3. 角膜反射

检查方法：嘱患者眼睛注视内上方，医师用细棉絮轻触患者角膜外缘，正常时该侧眼睑迅速闭合，称为直接角膜反射，对侧眼睑也同时闭合称为间接角膜反射。

临床意义：①如直接角膜反射存在，间接角膜反射消失，为受刺激对侧的面神经瘫痪。②如直接角膜反射消失，间接角膜反射存在，为受刺激侧的面神经瘫痪。③若直接、间接角膜反射均消失，为受刺激侧三叉神经病变，深昏迷患者角膜反射也消失。

4. 开放气道

开放气道的方法分为仰头举颏法、仰头托颈法、双手托颌法，临床最常用的是仰头举颏法。开放气道后要求耳垂和下颏连线与地面成90°，同时清理口腔分泌物，有假牙予以摘除。

（1）仰头举颏法：施救者将一手掌小鱼际（小拇指侧）置于患者前额，下压使其头部后仰，另一手的食指和中指置于靠近颏部的下颌骨下方，将颏部向前抬起，帮助头部后仰，气道开放，必要时拇指可轻牵下唇，使口微微张开。

（2）仰头托颈法：病人仰卧，抢救者一手抬起病人颈部，另一手以小鱼际侧下压患者前额，使其头后仰，气道开放。

（3）双手托颌法：病人平卧，抢救者用双手从两侧抓紧病人的双下颌并托起，使头后仰，下颌骨前移，即可打开气道，此法适用于颈部有外伤者，以下颌上提为主，不能将病人头部后仰及左右转动。

注意：颈部有外伤者只能采用双手托颌法开放气道，不宜采用仰头举颏法和仰头托颈法，以避免进一步损伤脊髓。

007 号题

【题干】

1. 拇指平推法的操作
2. 针刺的角度
3. 胆囊触诊
4. 手术区皮肤消毒

【答题要求】根据你所抽题目的要求，边操作边口述，时间15分钟。

【答案解析】

1. 拇指平推法

以拇指罗纹面着力于施术部位或穴位上，余四指置于其前外方以助力，腕关节略屈曲，拇指及腕部主动施力，向其食指方向呈短距离、单向直线推进，在推进的过程中，拇指罗纹面的着力部分应逐渐偏向桡侧，且随着拇指的推进腕关节应逐渐伸直。

动作要领：

（1）着力部位要紧贴体表。

（2）推进的速度宜缓慢均匀，压力要平稳适中。

（3）单向直线推进。

（4）拇指平推法推动的距离宜短。

注意事项：

（1）推进的速度不可过快，压力不可过重或过轻。

（2）不可推破皮肤，为防止推破皮肤，可使用凡士林、冬青膏、滑石粉及红花油等润滑剂。

（3）不可歪曲斜推。

2. 针刺的角度

针刺的角度是指进针时针身与皮肤表面所形成的夹角。它是根据腧穴所在的位置和医者针刺时所要达到的目的结合起来而确定的。一般分为以下3种角度：

直刺：是针身与皮肤表面呈90°垂直刺入。此法适用于人体大部分腧穴。

斜刺：是针身与皮肤表面呈45°左右倾斜刺入。此法适用于肌肉浅薄处或内有重要脏器，或不宜直刺、深刺的腧穴。

平刺：即横刺、沿皮刺，是针身与皮肤表面呈15°左右或沿皮以更小的角度刺入。此法适用于皮薄肉少部位的腧穴，如头部的腧穴等。

3. 胆囊触诊

正常胆囊不能触及，急性胆囊炎时胆囊肿大，医师将左手掌平放于患者右肋下部，以左手拇指指腹用适度压力钩压右肋下部胆囊点处，然后嘱患者缓慢深吸气，此时发炎的胆囊下移时碰到用力按压的拇指引起疼痛，患者因疼痛而突然屏气，这一现象称为墨菲征（Murphy Sign）阳性，又称胆囊触痛征。胰头癌压迫胆总管出现黄疸进行性加深，胆囊显著肿大时，胆囊无压痛，称为库瓦西耶征（Courvoisier Sign）阳性，又称无痛性胆囊增大征阳性。

4. 手术区皮肤消毒

消毒方法：准备好消毒用品（卵圆钳、消毒剂、棉球或纱布），皮肤消毒先用碘伏（或0.5%安尔碘）棉球或小纱布团由手术区中心向四周涂擦，顺序涂擦3遍，第二、三遍都不能超出上一遍的范围。如为感染伤口或会阴、肛门等处手术，则应从外周向感染伤口或会阴肛门处涂擦，消毒范围应包括手术切口周围半径15cm的区域。

注意事项：

（1）消毒皮肤时涂擦时应稍用力，方向应一致，不可遗漏空白或自外周返回中心部位。已经接触污染部位的药液纱布不应再返回涂擦清洁处。

（2）如为腹部手术，可先滴少许碘伏于脐孔，以延长消毒时间。

008 号题

【题干】

1. 天宗、关元、合谷的定位

2. 隔姜灸

3. 左颌下淋巴结检查

4. 口对口人工呼吸

【答题要求】根据你所抽题目的要求，边操作边口述，时间 15 分钟。

【答案解析】

1. 天宗、关元、合谷的定位

天宗：肩胛冈中点与肩胛骨下角连线上 1/3 与 2/3 交点凹陷中。

关元：前正中线上，脐下 3 寸。

合谷：在手背，第 1、2 掌骨之间，当第 2 掌骨桡侧的中点处。简便取穴法：以一手拇指指间关节横纹，放在另一手拇、食指之间的指蹼缘上，当拇指尖下即该穴。

2. 隔姜灸

操作要点：①切取生姜片，每片直径 2～3cm，厚 0.2～0.3cm，中间以针刺数孔；②选取适宜体位，充分暴露待灸腧穴；③将姜片置于穴上，把艾炷置于姜片中心，点燃艾炷尖端，任其自燃；④如患者感觉施灸局部灼痛不可耐受，术者可用镊子将姜片一侧夹住端起，稍待片刻，重新放下再灸；⑤艾炷燃尽，除去艾灰，更换艾炷依前法再灸；⑥一般每穴灸 6～9 壮，至局部皮肤潮红而不起泡为度，灸毕去除姜片及艾灰。

注意事项：①一般选用中、大号艾炷；②选用新鲜老姜，宜现切现用；③施灸中，若因壮数较多致姜片焦干萎缩时，应置换新的姜片；④随时观察局部皮肤情况，不要施灸过量，以免局部起泡。

3. 左颌下淋巴结检查

检查左颌下淋巴结时，将左手置于被检查者头顶，使头微向左前倾斜，右手四指并拢，屈曲掌指及指间关节，沿下颌骨内缘向上滑动触摸。检查时如发现有肿大的淋巴结，应记录其数目、大小、质地、移动度，表面是否光滑，有无红肿、压痛和波动，是否有疤痕、溃疡和瘘管等。

4. 口对口人工呼吸

（1）施救者一只手的拇指和食指捏住患者鼻翼，用小鱼际肌按患者前额，另一只手固定患者下颌，开启口腔。

（2）施救者双唇严密包住患者口唇，平静状态下吹气，吹气时观察胸廓是否隆起。

（3）吹气时间每次不少于 1s，每次送气量 500～600mL，以胸廓抬起为有效。

（4）吹气完毕，松开患者口鼻，使患者的肺和胸廓自然回缩，将气体排出。

（5）重复吹气一次，与心脏按压交替进行，吹气按压比为 2∶30。

009 号题

【题干】

1. 涌泉、肾俞、风池的定位

2. 留罐法

3. 心脏瓣膜听诊区

4. 戴干手套

【答题要求】根据你所抽题目的要求，边操作边口述，时间15分钟。

【答案解析】

1. 涌泉、肾俞、风池的定位

涌泉：在足底，屈足卷趾时足心最凹陷中，约当足底第2、3趾蹼缘与足跟连线的前1/3与后2/3交点凹陷中。

肾俞：第2腰椎棘突下，后正中线旁开1.5寸。

风池：在颈后区，枕骨之下，胸锁乳突肌上端与斜方肌上端之间的凹陷中。

2. 留罐法

操作方法：①选取适宜体位，充分暴露待拔腧穴；②根据需要选用大小适宜的罐具等；③用止血钳或镊子夹住95%的酒精棉球，点燃，使棉球在罐内壁中段绕1～3圈或短暂停留后迅速退出，迅速将罐扣在应拔的部位，即可吸住；④留罐时间，以局部皮肤红润、充血或瘀血为度，一般为10～15分钟；⑤起罐时，一手握罐，另一手用拇指或食指按压罐口周围的皮肤，使之凹陷，空气进入罐内，罐体自然脱下。

注意事项：①要根据体质、肌肉丰厚程度、留罐部位、患者的耐受力等确定吸拔力的大小；②吸拔时应依靠负压自然吸附，不应为增加吸拔力而用力将罐具按压在皮肤上；③留罐过程中，若患者因吸拔力过大有不适感，可采用启罐时的动作往罐内放进少许空气。

3. 心脏瓣膜听诊区

（1）二尖瓣区：位于心尖搏动最强处，又称心尖区。一般情况下，位于第5肋间隙左锁骨中线内侧。

（2）主动脉瓣区：主动脉瓣有两个听诊区：①主动脉瓣区：位于胸骨右缘第2肋间隙，主动脉瓣狭窄时的收缩期杂音在此区最响；②主动脉瓣第二听诊区：位于胸骨左缘第3、4肋间隙，主动脉瓣关闭不全时的舒张期杂音在此区最响。

（3）肺动脉瓣区：在胸骨左缘第2肋间隙。

（4）三尖瓣区：在胸骨体下端近剑突偏右或偏左处。

听诊顺序：二尖瓣区→肺动脉瓣区→主动脉瓣区→主动脉瓣第二听诊区→三尖瓣区（或二尖瓣区→主动脉瓣区→主动脉瓣第二听诊区→肺动脉瓣区→三尖瓣区）。无论何种顺序均应以不遗漏听诊区为准。

4. 戴干手套

（1）穿无菌手术衣、戴口罩后，选取合适手套号码并核对灭菌日期。

（2）用手套袋内无菌滑石粉包轻轻敷擦双手，使之滑润。

（3）左手捏住两只手套翻折部分，提出手套，使两只手套拇指相对向，右手先插入手套内，再用戴好手套的右手2～5指插入左手手套的翻折部内，帮助左手插入手套内，然后将手套翻折部翻回盖住手术衣袖口。

（4）用无菌盐水冲净手套外面的滑石粉。

（5）在手术开始前应将双手举于胸前，切勿任意下垂或高举。

010 号题

【题干】

1. 翳风、行间、气海的定位
2. 掌按法的操作
3. 脾脏触诊
4. 穿手术衣

【答题要求】根据你所抽题目的要求，边操作边口述，时间 15 分钟。

【答案解析】

1. 翳风、行间、气海的定位

翳风：耳垂后方，乳突下端前方凹陷中。

行间：足背，当第 1、2 趾间，趾蹼缘后方赤白肉际处。

气海：前正中线上，脐中下 1.5 寸。

2. 掌按法

以单手或双手掌面置于施术部位，以肩关节为支点，利用身体上半部的重量，通过上、前臂传至手掌部，垂直向下按压，当按压力达到所需的力度后，要稍停片刻，然后松劲撤力，再做重复按压，使按压动作既平稳又有节奏性。

动作要领：

（1）掌按法应以肩关节为支点，当肩关节成为支点后，身体上半部的重量很容易通过上、前臂传到手掌部，使操作者不易疲劳，用力又沉稳着实。如将肘关节作为支点，则须上、前臂用力，既容易使操作者疲乏，力度又难以控制。

（2）按压的用力方向多为垂直向下或与受力面相垂直。

（3）用力要由轻到重，稳而持续，使刺激充分达到肌体组织的深部。

（4）要有缓慢的节奏性。

3. 脾脏触诊

脾脏明显肿大而位置较表浅时，用单手浅部触诊即可触及。如肿大的脾脏位置较深，则用双手触诊法进行检查。被检者取仰卧位，双腿稍屈曲，医师左手绕过被检者腹部前方，手掌置于其左腰部第 9～11 肋处，将脾从后向前托起，右手掌平放于上腹部，与肋弓成垂直方向，以稍弯曲的手指末端轻压向腹部深处，随被检者腹式呼吸运动，由下向上逐渐移近左肋弓，直到触及脾缘或左肋缘。脾脏轻度肿大而仰卧位不易触及时，可嘱被检者改为右侧卧位，右下肢伸直，左下肢屈髋、屈膝，用双手触诊较易触及。触及脾脏后应注意其大小、质地、表面形态、有无压痛及摩擦感等。

4. 穿手术衣

步骤与方法：

（1）从已打开的无菌衣包内取出无菌手术衣一件，选择较大的空间穿衣。

（2）提起手术衣两肩袖口处，轻轻将手术衣抖开，注意勿将手术衣外面对着自己。

（3）稍掷起手术衣，顺势将两手同时插入衣袖内并向前伸，将两手自袖腕口伸出。如双手未能完全伸出，可由巡回护士在后面拉紧衣带，双手即可伸出袖口。

（4）由巡回护士在身后系好颈带和肩带。

（5）双手在身前交叉提起腰带，由巡回护士协助将腰带绕至前腹部，由本人在前腹部系好腰带。

注意事项：

（1）手术衣打开时，保持手术衣内面面对身体，勿将手术衣外面对着自己。

（2）手术衣穿好后，双手应举在胸前。穿上无菌手术衣、戴上无菌手套后，肩部以下、腰部以上、腋前线前、上下肢为无菌区，如无菌手术衣接触到未消毒的物品，应及时更换。

011 号题

【题干】

1. 指切进针法

2. 拿法的操作

3. 布鲁津斯基征

4. 颈部无创伤开放气道

【答题要求】根据你所抽题目的要求，边操作边口述，时间 15 分钟。

【答案解析】

1. 指切进针法

指切进针法又称爪切进针法，操作要点：①消毒：腧穴皮肤、医生双手常规消毒。②押手固定穴区皮肤：押手拇指或食指指甲切掐固定腧穴处皮肤。③持针：刺手拇、食、中指三指指腹夹持针柄。④刺入：将针身紧贴押手指甲缘快速刺入。本法适宜于短针的进针。

2. 拿法的操作

用拇指和其余手指相对用力，提捏或揉捏肌肤，称为拿法。

操作方法：以拇指和其余手指的指面相对用力，捏住施术部位肌肤并逐渐收紧、提起，腕关节放松，以拇指同其他手指的对合力进行轻重交替、连续不断地提捏治疗部位。

动作要领：

（1）用拇指和其余手指的指面着力，不能用指端内扣。

（2）用力由轻到重，不可突然用力。

（3）腕部要放松，使动作柔和灵活，连绵不断，且富有节奏性。

注意事项：

拿法应注意动作的协调性，不可死板僵硬，初习者不可用力久拿，以防伤及腕部与手指的屈肌肌腱及腱鞘。

3. 布鲁津斯基征

患者去枕仰卧，双下肢自然伸直，医师左手托患者枕部，右手置于患者胸前，使颈部移动前屈，如两膝关节和髋关节反射性屈曲为阳性。脑膜刺激征阳性最多见于脑膜炎，也可见于蛛网膜下腔出血、脑脊液压力增高等。

4. 颈部无创伤开放气道

颈部无创伤开放气道有以下两种方法。

(1) 仰头举颏法：施救者将一手掌小鱼际（小拇指侧）置于患者前额，下压使其头部后仰，另一手的食指和中指置于靠近颏部的下颌骨下方，将颏部向前抬起，帮助头部后仰，气道开放，必要时拇指可轻牵下唇，使口微微张开。

(2) 仰头托颈法：病人仰卧，抢救者一手抬起病人颈部，另一手以小鱼际侧下压患者前额，使其头后仰，气道开放。

开放气道后要求耳垂和下颏连线与地面成90°，同时清理口腔分泌物，有假牙予以摘除。

012 号题

【题干】

1. 尺泽、手三里、夹脊的定位

2. 行针震颤法

3. 毛细血管搏动征

4. 心肺复苏直流电除颤操作方法

【答题要求】根据你所抽题目的要求，边操作边口述，时间15分钟。

【答案解析】

1. 尺泽、手三里、夹脊的定位

尺泽：在肘横纹上，肱二头肌腱桡侧凹陷处。

手三里：在阳溪穴与曲池穴连线上，肘横纹下2寸处。

夹脊：在背腰部，当第1胸椎至第5腰椎棘突下两侧，后正中线旁开0.5寸，一侧17穴，左右共34穴。

2. 行针震颤法

行针震颤法是指针刺入一定深度后，刺手持针柄，用小幅度、快频率的提插、捻转手法，使针身轻微震颤的方法。

操作要点：①进针后刺入一定深度；②刺手拇、食二指或拇、食、中指夹持针柄；③实施提插捻转，小幅度、快频率的提插、捻转，如手颤之状，使针身微微颤动；④持续操作一定的时间。

注意事项：①操作时贵在用力轻柔；②不宜大幅度地颤动和震摇，以免引起疼痛和滞针。

3. 毛细血管搏动征

用手指轻压患者指甲床末端，或以干净玻片轻压患者口唇黏膜，如见到红白交替的、与患者心搏一致的节律性微血管搏动现象，称为毛细血管搏动征阳性。主动脉瓣关闭不全时可见到这一现象，其他脉压增大的疾病，如重症贫血、甲状腺功能亢进症等，亦可出现毛细血管搏动现象。

4. 心肺复苏直流电除颤操作方法

目前多使用自动体外除颤器（AED）。

(1) 患者仰卧于硬板床上，去除义齿、手表等物。

（2）先用肾上腺素使粗颤变为细颤后予点击除颤。既达到除颤效果，又尽量减少电流对于心脏的损害。

（3）抢救者打开除颤器电源，给除颤器充电，一般成人单向波除颤能量为200～360J，双向波除颤能量为150～200J。

（4）将两电极板涂布导电糊或用生理盐水纱布包好，分别置于胸骨右缘第二肋间和心尖部左乳头外侧，使电极中心在腋中线上。

（5）抢救者握手柄，紧压电极板，勿使盐水或导电糊外溢。

（6）抢救者与其他任何人不得接触患者及病床，暂时关闭氧气与心电监护仪，停止胸外心脏按压。按下放电按钮，随后立即判断除颤是否成功。

013 号题

【题干】

1. 肘推法的操作
2. 三棱针散刺法
3. 腹水叩诊
4. 口对鼻人工呼吸

【答题要求】根据你所抽题目的要求，边操作边口述，时间15分钟。

【答案解析】

1. 肘推法的操作

屈肘，以肘关节尺骨鹰嘴突起部着力于施术部位，另一侧手臂抬起，以掌部扶握屈肘侧拳顶以固定助力，以肩关节为支点，腰部发力，上臂部主动施力，做较缓慢的单方向直线推进。

动作要领：

（1）着力部位要紧贴体表。

（2）推进的速度宜缓慢均匀，压力要平稳适中。

（3）单向直线推进。

（4）肘推法宜参考经络走行、气血运行以及肌纤维走行方向推进。

（5）推动的距离宜长。

注意事项：

（1）推进的速度不可过快，压力不可过重或过轻。

（2）不可推破皮肤，为防止推破皮肤，可使用凡士林、冬青膏、滑石粉及红花油等润滑剂。

（3）不可歪曲斜推。

2. 三棱针散刺法

三棱针散刺法又称豹纹刺。

操作要点：①选取适宜体位，充分暴露待针腧穴；②医者戴消毒手套；③穴区皮肤常规消毒；④根据病变部位大小，由病变外缘呈环形向中心部位进行点刺，一般点刺10～20针；⑤点刺后，可见点状出血，若出血不明显，可加用留罐法以增加出血量，放出适量血液（或黏液）；⑥用消毒干棉球按压针孔，部位面积较大时，可以敷无菌敷料。

注意事项：①把握好针刺的角度、深度、速度，应垂直点刺，根据病情，深度不同，一般为0.1～0.2mm，快进快出。②皮肤有感染、溃疡、瘢痕及不明原因肿块，不可直接散刺局部患处，宜在病灶周围散刺。

3. 腹水叩诊

当腹腔内有较多游离液体（在1000mL以上）时，如患者仰卧位，液体因重力作用多积聚于腹腔低处，含气的肠管漂浮其上，故叩诊腹中部呈鼓音，腹部两侧呈浊音；在患者侧卧位时，液体随之流动，叩诊上侧腹部转为鼓音，下侧腹部呈浊音。这种因体位不同而出现浊音区变动的现象，称移动性浊音。

4. 口对鼻人工呼吸

（1）施救者稍用力抬患者下颏，使口闭合。

（2）先深吸一口气，将口罩住患者鼻孔，将气体吹入患者鼻内，吹气时观察胸廓是否隆起。

（3）平静状态下缓慢吹气，吹气时观察胸廓是否隆起，吹气时间每次不少于1s，每次送气量500～600mL，以胸廓抬起为有效。

（4）吹气完毕，松开患者口鼻，使患者的肺和胸廓自然回缩，将气体排出。

（5）重复吹气一次，与心脏按压交替进行，吹气按压比为2∶30。

014号题

【题干】

1. 商阳、曲池、内庭的定位
2. 走罐法
3. 脊柱叩击痛的检查
4. 感染伤口的换药

【答题要求】根据你所抽题目的要求，边操作边口述，时间15分钟。

【答案解析】

1. 商阳、曲池、内庭的定位

商阳：食指末节桡侧，指甲根角侧上方0.1寸。

曲池：在肘区，尺泽与肱骨外上髁连线的中点。

内庭：足背第2、3趾间，趾蹼缘后方赤白肉际处。

2. 走罐法

操作方法：①选取适宜体位，充分暴露待拔腧穴；②选择大小适宜的玻璃罐；③在施术部位涂抹适量的润滑剂，如凡士林、水，也可选择红花油等润滑剂；④先用闪火法将罐吸拔在施术部位上，然后用单手或双手握住罐体，在施术部位上下、左右往返推移，走罐时，可将罐口的前进侧的边缘稍抬起，另一侧边缘稍着力，以利于罐子的推拉；⑤反复操作，至施术部位红润、充血甚至瘀血为度；⑥起罐时，一手握罐，另一手用拇指或食指按压罐口周围的皮肤，使之凹陷，空气进入罐内，罐体自然脱下。

注意事项：①本法多用于背部、下肢部等肌肉比较丰厚、面积较大的部位，若在皮肤松弛或皱褶过多处、毛发浓密处或骨骼较为突出的凹凸不平处走罐，不宜吸着且易产生疼痛；②吸拔力、推拉速度要合适，以皮肤潮红、患者可耐受为原则；③推拉用力要求均匀一致；④罐口以光滑弧圆者为佳。

3. 脊柱叩击痛的检查

检查方法：嘱被检查者取坐位，检查者可用中指或叩诊锤垂直叩击胸、腰椎棘突（颈椎位置深，一般不用此法）。也可采用间接叩击法，具体方法是检查者将左手掌置于被检者头部，右手半握拳，以小鱼际肌部位叩击左手背，了解检查者脊柱各部位有无疼痛。

临床意义：胸、腰椎病变，如结核、椎间盘突出、外伤或骨折时，相应的脊椎棘突有压痛，椎旁肌肉有压痛，多为腰背肌纤维炎或劳损，叩击痛的部位即为病变部位。

4. 感染伤口换药

步骤与方法：

（1）术前准备

①术者准备：换药前操作者应遵循无菌原则洗手，并戴好帽子和口罩，向病人说明换药的目的，以取得配合。

②患者体位：按伤口部位采取不同的卧姿或其他的稳定姿势，要求使病人舒适、伤口暴露充分，光线良好，操作方便，尽量不使病人看到伤口。

③查看伤口：必要时先看一次伤口，估计需要多少敷料和使用何种器械（剪刀、探针等）、药物，一次备妥。

（2）换药步骤：

①去除敷料：先用手取下外层敷料（勿用镊子），再用1把镊子取下内层敷料，揭除内层敷料应轻巧，一般应沿伤口长轴方向揭除，若敷料干燥并粘贴在创面上则不可硬揭，应先用生理盐水浸湿后再揭去，以免创面出血。

②双手执镊，左手镊子从换药碗中夹无菌物品，并传递给右手镊子，两镊不可相碰。

③感染伤口，则应用碘酊、75%酒精棉球从外周向感染伤口处涂擦，范围距切口3～5cm，擦拭2～3遍。

④分泌物较多且创面较深时，宜用干棉球及生理盐水棉球擦拭并清除干净。

⑤高出皮肤表面或不健康的肉芽组织及较多坏死物质，可用剪刀剪平，再用等渗盐水擦拭，若肉芽组织有较明显水肿时，可用3%～5%高渗盐水湿敷。

⑥一般创面可用消毒凡士林纱布覆盖，污染伤口或易出血伤口要用引流纱条，防止深部化脓性感染。

⑦无菌敷料覆盖伤口，距离切口边缘3cm以上，一般用8～10层纱布，胶布固定，贴胶布方向应与肢体或躯干长轴垂直。

（3）感染伤口的处理：除去坏死组织，充分引流伤口内分泌物，浅部伤口放药物纱布引流，深部伤口用引流纱条引流，一般每天换药1～2次，外层敷料被分泌物浸湿后应及时更换敷料。

015号题

【题干】

1. 十宣、丰隆、中极的定位

2. 行针循法
3. 浮髌试验
4. 胸椎损伤搬运

【答题要求】根据你所抽题目的要求，边操作边口述，时间15分钟。

【答案解析】

1. 十宣、丰隆、中极的定位

十宣：在手十指尖端，距指甲游离缘0.1寸（指寸），左右共10穴。

丰隆：外踝尖上8寸，条口穴外1寸，胫骨前肌外缘。

中极：前正中线上，脐中下4寸。

2. 行针循法

行针循法是指在针刺前或针刺后留针过程中，医者用手指顺着经脉的循行径路，在腧穴的上下部轻柔循按的方法。操作要点：①确定腧穴所在的经脉及其循行路线。②循按或拍叩，用拇指指腹，或第二、三、四指并拢后第三指的指腹，沿腧穴所属经脉的循行路线或穴位的上下左右进行循、按或拍叩。③反复操作数次，以穴周肌肉得以放松或出现针感或循经感传为度。

3. 浮髌试验

被检者取平卧位，下肢伸直放松，检查者左手拇指和其余四指分别固定在患者膝关节上方两侧，并加压压迫髌上囊，使关节液集中于髌骨底面，右手拇指和其余四指分别固定在患膝关节下方两侧，用右手食指连续垂直向下按压髌骨数次，下压时有髌骨与关节面的碰触感，松手时有髌骨随手浮起感，即为浮髌试验阳性。见于风湿性关节炎、结核性关节炎等引起的膝关节腔积液。

4. 胸椎损伤搬运

（1）在搬动时，尽可能减少不必要的活动，以免引起或加重脊髓损伤。

（2）正确的搬运，应由3人采用平卧式搬运法，伤员仰卧位，头部、颈部、躯干、骨盆应以中心直线位，脊柱不能屈曲或扭转，在脊柱无旋转外力的情况下，三人在伤员的同侧，动作一致地用手平托伤员的头、胸、腰、臀、腿部，平抬平放至硬质担架（木板）上，然后在伤员的身体两侧用枕头或衣物塞紧，用固定带将伤员绑在硬质担架（木板）上，保持脊柱伸直位。

（3）如只有软担架时，则宜取俯卧位，以保持脊柱的平直，防止脊柱屈曲。

（4）绝对禁止一人拖肩一人抬腿搬动伤员或一人背送伤员的错误搬运法。

016号题

【题干】

1. 公孙、下关、大肠俞的定位
2. 中指揉下脘穴的操作
3. 踝反射
4. 碘伏刷手法

【答题要求】根据你所抽题目的要求，边操作边口述，时间15分钟。

【答案解析】

1. 公孙、下关、大肠俞的定位

公孙：第 1 跖骨基底部的前下方，赤白肉际处。

下关：在耳屏前，当颧弓下缘中央与下颌切迹之间的凹陷中。

大肠俞：第 4 腰椎棘突下，后正中线旁开 1.5 寸。

2. 中指揉下脘穴的操作

操作方法：

下脘穴在前正中线上，脐上 2 寸。中指伸直，食指搭于中指远端指间关节背侧，腕关节微屈，用中指罗纹面着力于下脘穴，以肘关节为支点，前臂做主动运动，通过腕关节使中指罗纹面在施术部位上做轻柔的小幅度的环旋运动，频率每分钟 120 ~ 160 次。

动作要领：

（1）所施压力要小。

（2）动作要灵活而有节律性。

（3）往返移动时应在吸定的基础上进行。

（4）指揉法腕关节要保持一定紧张度。

3. 踝反射

患者仰卧，下肢外旋外展，髋、膝关节稍屈曲，医师左手将患者足部背屈成直角，右手用叩诊锤叩击跟腱，正常为腓肠肌收缩，出现足向跖面屈曲。反射中枢在骶髓 1 ~ 2 节。临床意义：深反射亢进见于锥体束的病变，如急性脑血管病、急性脊髓炎休克期过后等。

4. 碘伏刷手法

（1）洗手：①流水冲洗双手臂。②用洗手液或肥皂水按七步洗手法洗手和手臂，七步洗手法：手掌相对→手掌对手背→双手十指交叉→双手互握→揉搓拇指→指尖→手臂至上臂下 1/3，两侧在同一水平交替上升，不得回搓，重复两次，共 5 分钟，洗手过程保持双手位于胸前并高于肘部，双前臂保持拱手姿势。③取无菌毛巾擦干手和臂。

（2）消毒：①用消毒的软毛刷蘸取碘伏刷手，刷手顺序采取三段法：双手→双前臂→双上臂，双手交替向上进行，顺序不能逆转，不留空白区，刷手范围为肘上 6cm，共 5 分钟，重点刷双手，从拇指的桡侧起渐次到背侧、尺侧，依次刷完五指和指蹼，然后再刷手掌、手背、前臂和肘上。②擦手：每侧用一块无菌毛巾从指尖至肘部擦干，擦过肘部的毛巾不可再擦手部。③用碘伏均匀涂于两手和前臂至肘部，先涂抹两前臂及肘部，再涂抹双手。④保持拱手姿势自然待干。

017 号题

【题干】

1. 大鱼际揉法

2. 寸关尺如何布指诊脉

3. 冲击触诊

4. 心肺复苏的胸外心脏按压

【答题要求】根据你所抽题目的要求，边操作边口述，时间 15 分钟。

【答案解析】

1. 大鱼际揉法

沉肩，腕关节放松，呈微屈或水平状，大拇指内收，四指自然伸直，用大鱼际附着于施术部位上，以肘关节为支点，前臂做主动运动，带动腕关节摆动，使大鱼际在治疗部位上做轻缓柔和的上下、左右或轻度环旋揉动，并带动该处的皮下组织一起运动，频率每分钟 120 ~ 160 次。

动作要领：

（1）所施压力要小。

（2）动作要灵活而有节律性。

（3）往返移动时应在吸定的基础上进行。

（4）大鱼际揉法前臂有推旋动作，腕部宜放松。

注意事项：

揉法应吸定于施术部位，带动皮下组织一起运动，不能在体表上有摩擦运动，操作时向下的压力不可太大。

2. 寸关尺如何布指诊脉

医生和病人同侧而坐，以左手切病人的右手脉，以右手按其左手。先用中指定关（桡骨茎突为标记，内侧部位即为关），食指按关前的寸脉，无名指按关后的尺脉。三指呈弓形，指头平齐，以指尖和指腹交界处的指目按触脉体。

3. 冲击触诊

被检者取仰卧位，医师用耳凑近被检者上腹部或将听诊器体件放于此处，然后用稍弯曲的手指以冲击触诊法连续迅速冲击其上腹部，如听到胃内液体与气体相撞击的声音，称为振水音。正常人餐后或饮入多量液体时，上腹部可出现振水音，但若在空腹或餐后 6 ~ 8 小时以上仍有此音，则提示胃内有液体潴留，见于胃扩张、幽门梗阻及胃液分泌过多等。

4. 心肺复苏的胸外心脏按压

（1）按压部位：两乳头连线中点（胸骨下半段）。

（2）按压方法：用左手掌根部紧贴患者的胸部，右手掌根部重叠其上，两手手指相扣，左手五指翘起，上半身稍向前倾，双肩位于患者正上方，保持前臂与患者胸骨垂直，双臂伸直（肘关节伸直），用上半身力量用力垂直向下按压，放松时要使胸壁充分回复，放松时掌根不能离开胸壁。

（3）按压要求：按压深度，成人胸骨下陷 5 ~ 6cm，按压频率 100 ~ 120 次/分，压放时间比为 1:1，连续按压 30 次后给予人工呼吸 2 次，多位施救者在现场心肺复苏时，每 2 分钟或 5 个心肺复苏循环后，应相互轮换按压，以保证按压质量。

018 号题

【题干】

1. 孔最、期门、听宫的定位

2. 夹持进针法

3. 腹壁反射

4. 橡皮止血带止血法

【答题要求】根据你所抽题目的要求，边操作边口述，时间15分钟。

【答案解析】

1. 孔最、期门、听宫的定位

孔最：尺泽穴与太渊穴连线上，腕掌侧远端横纹上7寸处。

期门：乳头直下，第6肋间隙，前正中线旁开4寸。

听宫：耳屏正中与下颌骨髁突之间的凹陷中。

2. 夹持进针法

夹持进针法又称骈指进针法，操作要点：①消毒：腧穴皮肤、医生双手常规消毒。②持针：押手拇、食指持消毒干棉球捏住针身下段，以针尖端露出0.3~0.5cm为宜。刺手拇、食、中三指指腹夹持针柄，使针身垂直。③刺入：将针尖固定在腧穴皮肤表面。刺手捻转针柄，押手下压，双手配合，同时用力，迅速将针刺入腧穴皮下。本法适用于长针的进针。

3. 腹壁反射

检查方法：患者仰卧，两下肢稍屈曲，使腹壁放松，然后用叩诊锤柄部末端钝尖部迅速从外向内分别轻划两侧上、中、下腹部皮肤。正常人在受刺激部位出现腹肌收缩。

临床意义：上腹壁或中腹壁或下腹壁反射减弱或消失分别见于同侧胸髓7~8节、9~10节、11~12节病损；一侧上、中、下腹壁反射同时消失见于一侧锥体束病损；双侧上、中、下腹壁反射均消失见于昏迷和急性腹膜炎的患者；应注意，肥胖者、老年人、经产妇患者由于腹壁过松也可出现腹壁反射减弱或消失。

4. 橡皮止血带止血法

操作方法：抬高患肢，将软布料、棉花等软织物衬垫于止血部位皮肤上，扎止血带时一手掌心向上，手背贴紧肢体，止血带一端用虎口夹住，留出长约10cm的一段，另一手拉较长的一端，适当拉紧拉长，绕肢体2~3圈，以前一手的食指和中指夹住橡皮带末端用力拉下，使之压在紧缠的橡皮带下面即可。

注意事项：

（1）部位要准确，止血带应扎在伤口的近心端，并应尽量靠近伤口。

（2）前臂和小腿不适宜扎止血带。

（3）上臂不可扎在下1/3处，以防损伤桡神经，宜扎在上1/3处。

（4）大腿宜扎在上2/3处。

（5）止血带松紧要适度，止血带的松紧度以刚达到远端动脉搏动消失，刚能止血为度。

（6）加衬垫，止血带与皮肤之间应加衬垫，以免损伤皮肤，切忌用绳索或铁丝直接加压。

（7）标记要明显，记上使用止血带日期、时间和部位并挂在醒目的部位，便于观察。同时迅速转送。

（8）时间控制好，扎止血带的时间不宜超过3小时，并应1小时松止血带1次，每次放松2~3分钟，松解止血带前，要先补充血容量，做好纠正休克的准备，并准备止血用器材，松解时，如果伤员出血，可用指压法止血。

019 号题

【题干】

1. 列缺、申脉、阳陵泉的定位
2. 掌推法的操作
3. 气管检查
4. 口对口人工呼吸

【答题要求】根据你所抽题目的要求，边操作边口述，时间15分钟。

【答案解析】

1. 列缺、申脉、阳陵泉的定位

列缺：在前臂，腕掌侧远端横纹上1.5寸，当拇短伸肌腱与拇长展肌腱之间，拇长展肌腱间的凹陷中。简便取穴法：两手虎口自然平直交叉，一手食指按在另一手桡骨茎突上，指尖下凹陷中便是该穴。

申脉：外踝尖直下，外踝下缘与跟骨之间凹陷中。

阳陵泉：小腿外侧，腓骨小头前下方的凹陷中。

2. 掌推法的操作

操作方法：以掌根部着力于施术部位，腕关节略背伸，肘关节伸直，以肩关节为支点，上臂部主动施力，通过肘、前臂、腕，使掌根部向前方做单方向直线推进。

动作要领：

（1）着力部位要紧贴体表。

（2）推进的速度宜缓慢均匀，压力要平稳适中。

（3）单向直线推进。

（4）推动的距离宜长。

注意事项：

（1）推进的速度不可过快，压力不可过重或过轻。

（2）不可推破皮肤，为防止推破皮肤，可使用凡士林、冬青膏、滑石粉及红花油等润滑剂。

（3）不可歪曲斜推。

3. 气管检查

让被检查者取坐位或仰卧位，头颈部保持自然正中位置。医师分别将右手的食指和无名指置于两侧胸锁关节上，中指在胸骨上切迹部位置于气管正中，观察中指是否在食指和无名指的中间。如中指与食指、无名指的距离不等，则表示有气管移位。也可将中指置于气管与两侧胸锁乳头肌之间的间隙内，根据两侧间隙是否相等来判断气管有无移位。凡能引起纵隔移位的疾病均可导致气管移位。大量胸腔积液、气胸或纵隔肿瘤及单侧甲状腺肿大，可将气管推向健侧；肺不张、肺硬化、胸膜粘连等，可将气管拉向患侧。

4. 口对口人工呼吸

（1）施救者一只手的拇指和食指捏住患者鼻翼，用小鱼际肌按患者前额，另一只手固定患者下颌，开启口腔。

（2）施救者双唇严密包住患者口唇，平静状态下吹气，吹气时观察胸廓是否隆起。

（3）吹气时间每次不少于1s，每次送气量500～600mL，以胸廓抬起为有效。

（4）吹气完毕，松开患者口鼻，使患者的肺和胸廓自然回缩，将气体排出。

（5）重复吹气一次，与心脏按压交替进行，吹气按压比为2∶30。

020 号题

【题干】

1. 地机、膈俞、攒竹的定位
2. 提捏进针法
3. 胸廓扩张度检查
4. 脱隔离衣

【答题要求】根据你所抽题目的要求，边操作边口述，时间15分钟。

【答案解析】

1. 地机、膈俞、攒竹的定位

地机：在小腿内侧，阴陵泉穴下3寸，胫骨内侧缘后际。

膈俞：第7胸椎棘突下，后正中线旁开1.5寸。

攒竹：眉头凹陷中，额切迹处。

2. 提捏进针法

①消毒：腧穴皮肤、医生双手常规消毒；②押手提捏穴旁皮肉：押手拇、食指轻轻捏提腧穴近旁的皮肉，提捏的力度大小要适当；③持针：刺手拇、食、中指三指指腹夹持针柄；④刺入：刺手持针快速刺入腧穴，刺入时常与平刺结合。本法适用皮肉浅薄部位的腧穴进针。

3. 胸廓扩张度检查

检查方法：被检查者采取坐位或仰卧位，检查者两手四指并拢与拇指分开，分别平置于被检者胸壁下部的对称部位，感受被检者胸廓两侧呼吸动度。正常人两侧呼吸动度相等，发生病变时可见一侧或局部胸廓扩张度减弱，而对侧或其他部位动度增强。

临床意义：①一侧或局部胸廓扩张度减弱或消失见于大叶性肺炎、中等量以上胸腔积液或气胸、胸膜肥厚或粘连、单侧严重肺纤维化、肺不张、肋骨骨折等。②同时可见对侧呼吸动度增强，两侧呼吸动度减弱见于重度肺气肿、双侧肺纤维化、呼吸肌麻痹等。③两侧呼吸运动增强见于剧烈运动及酸中毒大呼吸。

4. 脱隔离衣

（1）解开腰带，在前面打一活结。

（2）解开两袖口，在肘部将部分袖子套塞入袖内，便于消毒双手。

（3）消毒清洗双手后，解开领扣，右手伸入左手腕部套袖内，拉下袖子过手，用遮盖着的左手握住右手隔离衣袖子的外面，将右侧袖子拉下，双手转换渐从袖管中退出。

（4）用左手自衣内握住双肩肩缝撤右手，再用右手握住衣领外面反折，脱出左手。

（5）左手握住领子，右手将隔离衣两边对齐，挂在衣钩上。若挂在半污染区，隔离衣的清洁面向外；挂在污染区，则污染面朝外。

021 号题

【题干】

1. 隔蒜灸
2. 行针弹法
3. 肱三头肌反射
4. 紧急手术简易洗手法

【答题要求】根据你所抽题目的要求，边操作边口述，时间 15 分钟。

【答案解析】

1. 隔蒜灸

操作要点：①选用鲜大蒜头，切成厚约 0.2 ~ 0.3cm 的薄片，中间以针刺数孔（捣蒜如泥亦可）。②选取适宜体位，充分暴露待灸腧穴。③将蒜片置于穴上，把艾炷置于蒜片中心，点燃艾炷尖端，任其自燃。④如患者感觉施灸局部灼痛不可耐受，术者可用镊子将蒜片一侧夹住端起，稍待片刻，重新放下再灸。⑤艾炷燃尽，除去艾灰，更换艾炷依前法再灸。⑥一般每穴灸 5 ~ 7 壮，至局部皮肤潮红而不起泡为度，灸毕去除蒜片及艾灰。

注意事项：①一般选用中、大号艾炷。②施灸中，若因壮数较多致蒜片焦干萎缩时，应置换新的蒜片。③随时观察局部皮肤情况，不要施灸过量，以免局部起泡。

2. 行针弹法

操作方法：①进针后刺入一定深度。②以拇指与食指相交呈环状，食指指甲缘轻抵拇指指腹。③弹叩针柄，将食指指甲面对准针柄尾部，轻轻弹叩，使针体微微震颤，也可以拇指与其他手指配合进行操作。④弹叩数次。

注意事项：①针刺深度要合适，针刺过浅则容易被弹叩出针。②弹叩时要手指灵活，用力均匀，力度适中，轻轻弹叩针柄，以针尖微微颤动为度，不可过猛，以免引起弯针、滞针甚至将针弹出。③弹叩次数不宜过多，一般 7 ~ 10 次即可。

3. 肱三头肌反射

患者半屈肘关节，上臂稍外展，医师左手托扶患者肘部，右手用叩诊锤直接叩击尺骨鹰嘴突上方的肱三头肌肌腱附着处，正常时肱三头肌收缩，出现前臂伸展。反射中枢为颈髓 6 ~ 7 节。

4. 紧急手术简易洗手法

当情况紧急，手术人员来不及作常规洗手消毒时，可先用普通肥皂洗去手和前臂的污垢，继用 2% ~ 3% 碘酊涂擦双手及前臂，再用 70% 酒精拭净脱碘。戴无菌手套、穿手术衣后，再戴第二副无菌手套。

022 号题

【题干】

1. 胃俞、命门、天柱的定位
2. 出针法
3. 巴宾斯基征
4. 伤口换药的规则

【答题要求】根据你所抽题目的要求，边操作边口述，时间 15 分钟。

【答案解析】

1. 胃俞、命门、天柱的定位

胃俞：第 12 胸椎棘突下，后正中线旁开 1.5 寸。

命门：后正中线上，第 2 腰椎棘突下凹陷中。

天柱：在颈后区，斜方肌外缘凹陷中。

2. 出针法

一般是以左手拇、食指两指持消毒干棉球轻轻按压于针刺部位，右手持针做轻微的小幅度捻转，并随势将针缓慢提至皮下（不可单手用力过猛），静留片刻，然后出针。出针时，依补泻的不同要求，分别采取“疾出”或“徐出”以及“疾按针孔”或“摇大针孔”的方法出针。出针后，除特殊需要外，都要用消毒棉球轻压针孔片刻，以防出血或针孔疼痛。当针退出后，要仔细查看针孔是否出血，询问针刺部位有无不适感，检查核对针数有否遗漏，还应注意有无晕针延迟反应现象。

3. 巴宾斯基征

患者仰卧，髋、膝关节伸直，医师以手持患者踝部，用叩诊锤柄部末端的钝尖部在足底外侧从后向前快速轻划至小趾根部，再转向拇趾侧。正常出现足趾向跖面屈曲，称巴宾斯基征阴性。如出现拇趾背屈，其余四趾呈扇形分开，称巴宾斯基征阳性。阳性表现提示锥体束病变。

4. 伤口换药的规则

（1）遵守无菌操作：操作时必须戴好帽子、口罩，每次换药前必须洗手；接触伤面的物品，均需灭菌；换药时所用的灭菌器具、已接触伤口的器械及未灭菌的用具，三者之间要分清，不能相互混放；换下的敷料，切忌乱扔，特殊感染的敷料要烧毁。

（2）操作应稳、准、轻、快，尽可能减轻患者的痛苦，减少出血，避免增加损伤。

（3）换药的顺序：原则上应先处理清洁伤口，然后是污染伤口，最后是感染伤口。破伤风、气性坏疽、绿脓杆菌等特殊感染伤口，应由专人负责处理。

（4）换药的次数：应根据伤口情况来决定。一期缝合伤口，一般术后 2～3 天换药 1 次；肉芽生长健康，分泌物很少的伤口，可隔日 1 次；一般没有肉芽组织生长的伤口，每日换药 1 次；脓液较多的伤口，1 天可换药多次；脓肿切开引流填塞敷料的伤口，次日不换药，以免出血。

（5）引流物的处理：用作预防性引流的乳胶片，通常 24～72 小时内拔除；作为止血填塞的凡士林纱条，应从术后 3～5 天开始逐日逐渐轻轻取出；深部引流的烟卷条或乳胶管均不宜久留，一般术后 1～7 天即应拔除。

（6）体位：应尽量采用仰卧位，除便于操作外，还可减少虚脱的发生。

（7）操作者应充分了解伤口情况，做好准备工作，如换药碗，镊子，纱布，消毒的药条、引流条、盐水及乙醇棉球，血管钳，探针，绷带及布等。

023 号题

【题干】

1. 太阳、秩边、悬钟的定位

2. 断针的处理及注意事项

3. 奥本海姆征

4. 绞紧止血法

【答题要求】根据你所抽题目的要求，边操作边口述，时间 15 分钟。

【答案解析】

1. 太阳、秩边、悬钟的定位

太阳：在头部，当眉梢与目外眦之间，向后约 1 横指的凹陷处。

秩边：平第 4 骶后孔，骶正中嵴旁开 3 寸。

悬钟：外踝尖上 3 寸，腓骨前缘。

2. 断针的处理及注意事项

（1）嘱患者不要惊慌乱动，令其保持原有体位，以免针体向肌肉深层陷入。

（2）根据针体残端的位置采用不同的方法将针取出：①若针体残端尚有部分露在体外，可用手或镊子取出。②若残端与皮肤面相平或稍低，尚可见到残端时，可用手向下挤压针孔两旁皮肤，使残端露出体外，再用镊子取出。③若断针残端全部没入皮内，但距离皮下不远，而且断针下还有坚硬的组织（如骨骼）时，可由针旁外面向下轻压皮肤，利用该组织将针顶出。④若断针下面为软组织，可将该部肌肉捏住，将断针残端向上托出。⑤断针完全陷没在皮肤之下，无法取出者，应在 X 线下定位，手术取出。⑥如果断针在重要脏器附近，或患者有不适感觉及功能障碍时，应立即采取外科手术方法处理。

3. 奥本海姆征

医师用拇指和食指沿患者胫骨前缘用力由上而下滑压，如出现拇趾背屈，其余四趾呈扇形分开为阳性。阳性表现提示锥体束病变。

4. 绞紧止血法

操作方法：将三角巾或毛巾等叠成带状，在出血伤口上方绕肢体一圈，两端向前拉紧打一活结，并在一头留出一小套，取小木棒、笔杆、筷子等作为绞棒，插在带圈内，提起绞棒绞紧，再将木棒一头插入小套内，并把小套拉紧固定即可。

注意事项：

（1）部位要准确，止血带应扎在伤口的近心端，并应尽量靠近伤口。

（2）前臂和小腿不适宜扎止血带。

（3）上臂不可扎在下 1/3 处，以防损伤桡神经，宜扎在上 1/3 处。

（4）大腿宜扎在上 2/3 处。

（5）止血带松紧要适度。止血带的松紧度以刚达到远端动脉搏动消失，刚能止血为度。

（6）加衬垫。止血带与皮肤之间应加衬垫，以免损伤皮肤，切忌用绳索或铁丝直接加压。

（7）标记要明显。记上使用止血带的日期、时间和部位，并挂在醒目的部位，便于观察。同时迅速转送。

（8）时间控制好。扎止血带的时间不宜超过 3 小时，并应 1 小时松止血带 1 次，每次放松 2 ~ 3 分钟。松解止血带前，要先补充血容量，做好纠正休克的准备，并准备止血用器材。松解时，如果伤员出血，可用指压法止血。

024 号题

【题干】

1. 舒张进针法
2. 毫针捻转法
3. 振水音的检查
4. 颈部无创伤的心肺复苏术畅通气道头部如何摆放位置

【答题要求】根据你所抽题目的要求，边操作边口述，时间 15 分钟。

【答案解析】

1. 舒张进针法

①消毒：腧穴皮肤、医生双手常规消毒。②押手绷紧皮肤：以押手拇、食指或食、中指把腧穴处皮肤向两侧轻轻撑开，使之绷紧，两指间的距离要适当。③持针：刺手拇、食、中指三指指腹夹持针柄。④刺入：刺手持针，于押手两指间的腧穴处迅速刺入。

2. 毫针捻转法

捻转法是指将针刺入腧穴一定深度后，施予向前向后的捻转动作，使针在腧穴内反复前后来回旋转的行针手法，是毫针行针的基本手法。

操作要点：①消毒腧穴皮肤、医生双手常规消毒。②刺入毫针：将毫针刺入腧穴的一定深度。③实施捻转操作：针身向前向后持续均匀来回捻转，要保持针身在腧穴基点上左右旋转运动，如此反复地捻转。

注意事项：①捻转角度的大小、频率的快慢、时间的长短等，应根据患者的体质、病情、腧穴的部位、针刺目的等具体情况而定。②捻转法适用于人体绝大多数部位的腧穴。③操作应轻快自然，有连续交替性，不要在向前向后之间有停顿。

3. 振水音的检查

患者仰卧，医师用耳凑近患者上腹部或将听诊器体件放于此处，然后用稍弯曲的手指以冲击触诊法连续迅速冲击患者上腹部，如听到胃内液体与气体相撞击的声音，称为振水音。也可用双手左右摇晃患者上腹部以闻及振水音。正常人餐后或饮入多量液体时，上腹部可出现振水音。但若在空腹或餐后 6 ~ 8 小时以上仍有此音，则提示胃内有液体潴留，见于胃扩张、幽门梗阻及胃液分泌过多等。

4. 颈部无创伤的心肺复苏术畅通气道头部如何摆放位置

首先使患者仰卧于坚固的平地或平板上，使头颈部与躯干保持在同一轴线上。假牙松动时要取下，用手指清理口咽部，解开患者衣扣，松开裤带。如无颈部创伤，可以采用：

（1）仰头举颏法：施救者将一手掌小鱼际（小拇指侧）置于患者前额，下压使其头部后仰，另一手的食指和中指置于靠近颏部的下颌骨下方，将颏部向前抬起，帮助头部后仰，气道开放，必要时拇指可轻牵下唇，使口微微张开。

（2）仰头托颈法：病人仰卧，抢救者一手抬起病人颈部，另一手以小鱼际侧下压患者前额，使其头后仰，气道开放。

025 号题

【题干】

1. 迎香、血海、肾俞的定位
2. 迎随补泻法
3. 膀胱叩诊
4. 穿隔离衣

【答题要求】根据你所抽题目的要求，边操作边口述，时间 15 分钟。

【答案解析】

1. 迎香、血海、肾俞的定位

迎香：在鼻翼外缘中点旁，当鼻唇沟中。

血海：在股前区，在髌底内侧端上 2 寸，当股内侧肌隆起处。简便取穴法：患者屈膝，医者以左手掌心按于患者右膝髌骨上缘，第 2 ~ 5 指向上伸直，拇指约呈 45°斜置，拇指尖下是穴。对侧取法仿此。

肾俞：第 2 腰椎棘突下，旁开 1.5 寸。

2. 迎随补泻法

迎随补泻法是根据针刺方向与经脉循行方向是否一致区分补泻的手法。

操作要点：

（1）补法：进针时针尖随着经脉循行去的方向刺入。

（2）泻法：进针时针尖迎着经脉循行来的方向刺入。

注意事项：①必须掌握欲刺腧穴所在经脉的循行方向；②进针时应采用平刺或斜刺，以符合随经、迎经而刺的需要。

3. 膀胱叩诊

在耻骨联合上方进行叩诊。膀胱空虚时，因小肠位于耻骨上方遮盖膀胱，故叩诊呈鼓音，叩不出膀胱的轮廓。膀胱充盈时，耻骨上方叩出圆形浊音区。妊娠、卵巢囊肿或子宫肌瘤等，该区叩诊也呈浊音，应予鉴别。腹水时，耻骨上方叩诊可呈浊音区，但此区的弧形上缘凹向脐部，而膀胱胀大的浊音区弧形上缘凸向脐部。排尿或导尿后复查，如为浊音区转为鼓音，即为尿潴留而致的膀胱胀大。

4. 穿隔离衣

（1）戴好帽子及口罩，取下手表，卷袖过肘，洗手。

（2）手持衣领取下隔离衣，清洁面朝自己，将衣领两端向外折齐，对齐肩缝，露出袖子内口。

（3）右手持衣领，左手伸入袖内，右手将衣领向上拉，使左手套入后露出。

（4）换左手持衣领，右手伸入袖内，举双手将袖抖上，注意勿触及面部。

（5）两手持衣领，由领子中央顺着边缘向后将领扣扣好，再扎好袖口（此时手已污染），松腰带活结。

（6）将隔离衣一边约在腰下 5cm 处渐向前拉，直到见边缘，则捏住，同法捏住另一侧边缘，注意手勿触及衣内面，然后双手在背后将边缘对齐，向一侧折叠，一手按住折叠处，另一手将腰带拉至背后压住折叠处，将腰带在背后交叉，回到前面系好。

026 号题

【题干】

1. 外关、三阴交、中冲的定位
2. 单手进针法
3. 拉塞格征
4. 肱骨闭合性骨折固定

【答题要求】根据你所抽题目的要求，边操作边口述，时间 15 分钟。

【答案解析】

1. 外关、三阴交、中冲的定位

外关：腕背侧远端横纹上 2 寸，尺骨与桡骨间隙中点。

三阴交：内踝尖上 3 寸，胫骨内侧缘后际。

中冲：中指末端最高点。

2. 单手进针法

①消毒：腧穴皮肤、医生双手常规消毒。②持针：拇、食指指腹相对夹持针柄下段（靠近针根处），中指指腹抵住针身下段，使中指指端比针尖略长出或齐平。③指抵皮肤对准穴位：中指指端紧抵腧穴皮肤。④刺入：拇、食指向下用力按压刺入。中指随之屈曲，快速将针刺入，刺入时应保持针身直而不弯。

3. 拉塞格征

坐骨神经根受到刺激的表现。患者仰卧，两下肢伸直，医师一手压在一侧膝关节上，使下肢保持伸直，另一手将下肢抬起，正常可抬高 70°以上。如不到 30°即出现由上而下的放射性疼痛为阳性。以同样的方法再检查另一侧。阳性是坐骨神经根受到刺激的表现，见于坐骨神经痛、腰椎间盘突出症或腰骶神经根炎等疾病。

4. 肱骨闭合性骨折的固定

（1）固定前应尽可能牵引伤肢以矫正明显的畸形，避免骨折断端对神经、血管、皮肤等周围组织的压迫，然后将伤肢放到适当位置固定。

（2）固定物与肢体之间要加衬垫（棉垫、毛巾、布料片等软物），骨突部位加垫棉花或布类保护，以防皮肤压伤。

（3）固定范围：一般应包括骨折处上下两个关节。

（4）肱骨骨折：夹板放在上臂的外侧，用绷带固定，再固定肩、肘关节，用三角巾悬吊前臂于胸前，另一条三角巾围绕患肢于健侧腋下打结。若无夹板，可用三角巾先将伤肢固定于胸廓，然后用三角巾将伤肢悬吊于胸前。

027 号题

【题干】

1. 天柱、肩井、攒竹的定位
2. 拳推法的操作
3. 肾脏、输尿管压痛点
4. 加压包扎止血

【答题要求】根据你所抽题目的要求，边操作边口述，时间 15 分钟。

【答案解析】

1. 天柱、肩井、攒竹的定位

天柱：在颈后区，当斜方肌外缘凹陷中。

肩井：在肩胛区，第 7 颈椎棘突与肩峰最外侧点连线的中点。

攒竹：眉头凹陷中，额切迹处。

2. 拳推法

操作方法：手握实拳，以食指、中指、无名指及小指四指的近侧指间关节的突起部着力于施术部位，腕关节挺紧伸直，肘关节略屈，以肘关节为支点，前臂主动施力，向前呈单方向直线推进。

动作要领：

（1）着力部位要紧贴体表。

（2）推进的速度宜缓慢均匀，压力要平稳适中。

（3）单向直线推进。

（4）拳推法宜参考经络走行、气血运行以及肌纤维走行方向推进。

（5）推动的距离宜长。

注意事项：

（1）推进的速度不可过快，压力不可过重或过轻。

（2）不可推破皮肤，为防止推破皮肤，可使用凡士林、冬青膏、滑石粉及红花油等润滑剂。

（3）不可歪曲斜推。

3. 肾脏、输尿管压痛点

在下腹部触诊时，由浅入深进行按压，如果在季肋点、上输尿管点、下输尿管点、肋脊点或肋腰点这些部位发生疼痛，那就是肾及输尿管的压痛点。季肋点：在第 10 肋骨前端；上输尿管点：在脐水平线上腹直肌外缘；中输尿管点：在两侧髂前上棘水平腹直肌外缘，相当于输尿管第二狭窄处（入骨盆腔处）；肋脊点：在背部脊柱与第 12 肋所成的夹角顶点，又称肋脊角；肋腰点：在第 12 肋与腰肌外缘的夹角顶点，又称肋腰。

4. 加压包扎止血

适用于中小静脉、小动脉或毛细血管出血。用敷料或其他洁净的毛巾、手绢、三角巾等覆盖伤口，加压包扎达到止血目的，必要时可将手掌放在敷料上均匀加压，一般 20 分钟后即可止血。

028 号题

【题干】

1. 地仓、内关、太冲的定位

2. 雀啄灸

3. 颈强直

4. 指压止血法

【答题要求】根据你所抽题目的要求，边操作边口述，时间 15 分钟。

【答案解析】

1. 地仓、内关、太冲的定位

地仓：口角旁约0.4寸，向上直对瞳孔。

内关：腕掌侧远端横纹上2寸，掌长肌腱与桡侧腕屈肌腱之间。

太冲：足背，第1、2跖骨间，跖骨底结合部之前凹陷中，或触及动脉搏动。

2. 雀啄灸

操作要点：①选取适宜体位，充分暴露待灸腧穴。②选用纯艾卷，将其一端点燃。③术者手持艾卷的中上部，将艾卷燃烧端对准腧穴，像麻雀啄米样一上一下移动，使艾卷燃烧端与皮肤的距离远近不一，动作要匀速，起落幅度应大小一致。④燃艾施灸，如此反复操作，给予施灸局部以变量刺激，若遇到小儿或局部知觉减退者，术者应以食指和中指，置于施灸部位两侧，通过医者的手指来测知患者局部受热程度，以便随时调节施灸时间和距离，防止烫伤。⑤灸至皮肤出现红晕，有温热感而无灼痛为度，一般灸5~10分钟。⑥灸毕熄灭艾火。

注意事项：①艾卷向下移动时，勿将燃烧端触到皮肤，以免烫伤。②施灸中注意及时掸除艾灰。

3. 颈强直

患者去枕仰卧，下肢伸直，医师左手托其枕部做被动屈颈动作，正常时下颏可贴近前胸，如下颏不能贴近前胸且医师感到有抵抗感，患者感颈后疼痛时为阳性。阳性最多见于脑膜炎，也可见于蛛网膜下腔出血、脑脊液压力增高或颈部疾病，如颈椎病、颈椎结核、骨折、脱位，以及颈部肌肉损伤等。

4. 指压止血法

适用于动脉位置浅表且靠近骨骼处的出血，如头、面、颈部和四肢的外出血。

（1）直接压迫止血：用清洁的敷料盖在出血部位上，直接压迫止血。

（2）间接压迫止血：用手指压迫伤口近心端的动脉，用力将动脉压向深部的骨上，阻断动脉血运，能有效达到快速止血的目的。

029号题

【题干】

1. 太乙针灸
2. 三棱针挑刺法
3. 心界叩诊
4. 口对鼻人工呼吸

【答题要求】根据你所抽题目的要求，边操作边口述，时间15分钟。

【答案解析】

1. 太乙针灸

操作方法：①将太乙针灸的艾卷一端点燃。②以棉布6~7层裹紧艾火端。③医者手持艾卷，将艾火端对准腧穴，乘热按到施术部位，停止1~2s然后抬起，进行灸熨。④艾火熄灭则再点燃再按熨。⑤如此反复，灸至皮肤红晕为度，一般灸熨7~10次为度。

注意事项：①艾条要燃透再灸，否则容易熄灭。②必须用棉布而非化纤制品。③每一下点灸的间隔时间不宜太长，两条交替使用更佳。

2. 三棱针挑刺法

操作要点：①选取适宜体位，充分暴露待针腧穴。②医者戴消毒手套。③局部皮肤严格消毒。④医者一手按压进针部位两侧或捏起皮肤使之紧绷固定，另一手持针迅速刺入皮肤1~2mm，随即倾斜针身挑破表皮，使之出少量血液或黏液，也可再刺入2~5mm，倾斜针身使针尖轻轻挑起，挑断皮下纤维组织。⑤出针，用无菌敷料覆盖创口。

注意事项：①对于体质较弱、畏惧疼痛者，可先用2%利多卡因局麻后再挑治。②不能直刺进针、刺入过深。③一次治疗，挑治点不宜过多。④5~7天挑治1次为宜。

3. 心界叩诊

（1）叩诊方法：被检者取仰卧位时，检查者立于被检者右侧，左手叩诊板指与心缘垂直（与肋间平行）。被检者取坐位时，宜保持上半身直立姿势，平稳呼吸，检查者面对被检者，左手叩诊板指一般与心缘平行（与肋骨垂直），但对消瘦者也可采取左手叩诊板指与心缘垂直的手法，心界的确定宜采取轻（弱）叩诊法，以听到叩诊音由清变浊来确定心浊音界。

（2）叩诊顺序：先叩左界，从心尖搏动最强点外2~3cm处开始，沿肋间由外向内，叩诊音由清变浊时翻转板指，在板指中点相应的胸壁处用标记笔作一标记，如此自下而上，叩至第二肋间，分别标记。然后叩右界，先沿右锁骨中线，自上而下，叩诊音由清变浊时为肝上界。然后，于其上一肋间（一般为第四肋间）由外向内叩出浊音界，继续向上，分别于第三、第二肋间叩出浊音界，并标记。再标出前正中线和左锁骨中线，用直尺测量左锁骨中线与前正中线间的垂直距离，以及左右相对浊音界各标记点距前正中线的垂直距离，并记录。心脏叩诊时应根据被检者胖瘦程度，采取适当力度，用力要均匀，过强或过轻的叩诊均不能叩出心脏的正确大小。

4. 口对鼻人工呼吸

（1）施救者稍用力抬患者下颏，使口闭合，先深吸一口气。

（2）将口罩住患者鼻孔，将气体吹入患者鼻内，吹气时观察胸廓是否隆起。

（3）平静状态下缓慢吹气，吹气时观察胸廓是否隆起，吹气时间每次不少于1s，每次送气量500~600mL，以胸廓抬起为有效。

（4）吹气完毕，松开患者口鼻，使患者的肺和胸廓自然回缩，将气体排出。

（5）重复吹气一次，与心脏按压交替进行，吹气按压比为2∶30。

030号题

【题干】

1. 鱼际、少商、照海的定位
2. 滞针的处理及注意事项
3. 压痛及反跳痛
4. 戴湿手套法

【答题要求】根据你所抽题目的要求，边操作边口述，时间15分钟。

【答案解析】

1. 鱼际、少商、照海的定位

鱼际：第1掌骨中点桡侧，赤白肉际处。

少商：拇指末节桡侧，指甲根角侧上方0.1寸。

照海：内踝高点正下缘凹陷处。

2. 滞针的处理及注意事项

滞针指在行针时或留针后医者感觉针下涩滞，捻转、提插、出针均感困难而患者则感觉剧痛的现象。

处理：若患者精神紧张，局部肌肉过度收缩时，可稍延长留针时间，或于滞针腧穴附近进行循按或叩弹针柄，或在附近再刺一针，以宣散气血，而缓解肌肉的紧张。若行针不当，或单向捻针而致者，可向相反方向将针捻回，并用刮柄、弹柄法，使缠绕的肌纤维回释，即可消除滞针。

注意事项：对精神紧张者，应先做好解释工作，消除患者的顾虑。注意行针的操作手法和避免单向捻转。若用搓法时，应注意与提插法的配合，则可避免肌纤维缠绕针身而防止滞针的发生。

3. 压痛及反跳痛

触诊时，由浅入深进行按压，如发生疼痛，称为压痛。在检查到压痛后，手指稍停片刻，使压痛感趋于稳定，然后将手突然抬起，此时如患者感觉腹痛骤然加剧，并有痛苦表情，称为反跳痛。反跳痛的出现，提示炎症已累及腹膜壁层，当突然松手时腹膜被牵拉而引起疼痛。腹壁紧张，同时伴有压痛和反跳痛，称为腹膜刺激征，是急性腹膜炎的重要体征。压痛多由腹壁或腹腔内病变所致。如腹部触痛在抓捏腹壁或仰卧起坐时明显，多考虑较表浅的腹壁病变，否则多为腹腔内病变。腹腔内的病变常因脏器的炎症、结石、淤血、破裂、扭转、肿瘤等病变所致。压痛局限于某一部位时，称为压痛点。某些疾病常有位置较固定的压痛点，如：①阑尾点，又称麦氏（Mc Burney）点，位于右髂前上棘与脐连线外1/3与中1/3交界处，阑尾病变时此处有压痛；②胆囊点，位于右侧腹直肌外缘与肋弓交界处，胆囊病变时此处有明显压痛。

4. 戴湿手套法

（1）在灭菌手套内先盛放适量的无菌清水，使手套撑开，手易于伸入。

（2）选取适合自己手大小的手套，解开灌有清水的手套套口的绳结。

（3）以左手拇指、食指及中指提住撑开套口，迅速将右手伸入右手套内，使各指尖直达手套指部之顶端，然后将右手腕向上背伸，使手套中积水向腕下方流出。

（4）再用右手指插入左手套的翻折部，并提起，将左手同上法插入手套中，使水依右手方法从腕下部排出。

（5）戴好湿手套后，再穿无菌手术衣。

031 号题

【题干】

1. 毫针刺法，平刺，斜刺，直刺

2. 三棱针点刺法

3. 肺部听诊

4. 颈椎损伤的搬运

【答题要求】根据你所抽题目的要求，边操作边口述，时间15分钟。

【答案解析】

1. 毫针刺法，平刺，斜刺，直刺

平刺：即横刺、沿皮刺。是针身与皮肤表面呈15°左右或沿皮以更小的角度刺入。此法适用于皮薄肉少部位的腧穴，如头部的腧穴等。

斜刺：是针身与皮肤表面呈45°左右倾斜刺入。此法适用于肌肉浅薄处或内有重要脏器，或不宜直刺、深刺的腧穴。

直刺：是针身与皮肤表面呈90°垂直刺入。此法适用于人体大部分腧穴。

2. 三棱针点刺法

操作要点：①选取适宜体位，充分暴露待针腧穴。②医者戴消毒手套。③使施术部位充血，可先在针刺部位及其周围，轻轻地推、揉、挤、捋，使局部充血。④穴区皮肤常规消毒。⑤医者用一手固定点刺部位，另一手持针，露出针尖3～5mm，对准点刺部位快速刺入，迅速出针，一般刺入2～3mm。⑥轻轻挤压针孔周围，使之适量出血或出黏液。⑦用消毒干棉球按压针孔，可在点刺部位贴敷创可贴。

注意事项：①要做到稳、准、轻、快，持针要稳，对准点刺部位进针，不可偏离，手法要轻巧，点刺时要快进快出。②要对针具、皮肤、术者双手严格消毒。③选穴宜少。④根据病情确定合适的出血量。

3. 肺部听诊

被检者取坐位或卧位，嘱被检者微张口或均匀的呼吸，必要时可做较深呼吸或咳嗽数声后继续听诊，这样更有利于觉察呼吸音及附加音的变化。听诊顺序一般由肺尖开始，自上而下，分别检查前胸部、侧胸部和背部，注意上下左右对称部位进行对比。听诊时注意呼吸音的变化，是否有异常的附加音，如啰音、胸膜摩擦音等。

4. 颈椎损伤的搬运

（1）可先用颈托固定颈部。

（2）搬运时应由一人负责扶托下颌和枕骨，沿纵轴略加牵引力，使颈部保持中立位，与躯干长轴一致，同其他三人协同动作，将伤员平直地抬到担架（木板）上，然后在头颈部的两侧用沙袋或卷叠的衣服等物垫好固定，防止在搬运中发生头颈部转动或弯曲活动，并保持呼吸道通畅。

（3）切忌用被单提拉两端或一人抬肩另一人抬腿的搬运法，这样不但会增加病人的痛苦，还可使脊椎移位加重，损伤脊髓。

注意事项：

（1）脊柱损伤伤员在搬运过程中，始终要保持脊柱伸直位，严禁弯曲或扭转。

（2）转运过程中，需密切注意观察伤员的生命体征和病情变化。

032号题

【题干】

1. 隔盐灸

2. 留罐法

3. 锁骨上淋巴结触诊

4. 灭菌王刷手法

【答题要求】根据你所抽题目的要求，边操作边口述，时间15分钟。

【答案解析】

1. 隔盐灸

操作要点：①定取腧穴宜取仰卧位，身体放松。②取纯净干燥的食盐适量，将脐窝填平，也可于盐上再放置一姜片。③将艾炷置于盐上（或姜片上），点燃艾炷尖端，任其自燃。④若患者感觉施灸局部灼热不可耐受，术者用镊子夹去残炷，换炷再灸。⑤如上反复施灸，灸满规定壮数，一般灸5～9壮。⑥灸毕，除去艾灰、食盐。

注意事项：①食盐要干燥纯净。②脐窝太浅者，填盐时可适当高出皮肤，增加盐的厚度，以免烫伤。③一般选用中号或大号艾炷。

2. 留罐法

留罐法又称坐罐法。

操作方法：①选取适宜体位，充分暴露待拔腧穴。②根据需要选用大小适宜的罐具等。③用止血钳或镊子夹住95%的酒精棉球，点燃，使棉球在罐内壁中段绕1～3圈或短暂停留后迅速退出，迅速将罐扣在应拔的部位，即可吸住。④留罐时间，以局部皮肤红润、充血或瘀血为度，一般为10～15分钟。⑤起罐时，一手握罐，另一手用拇指或食指按压罐口周围的皮肤，使之凹陷，空气进入罐内，罐体自然脱下。

注意事项：①要根据体质、肌肉丰厚程度、留罐部位、患者的耐受力等确定吸拔力的大小。②吸拔时应依靠负压自然吸附，不应为增加吸拔力而用力将罐具按压在皮肤上。③留罐过程中，若患者因吸拔力过大有不适感，可采用启罐时的动作往罐内放进少许空气。④闪拔时避免火焰在罐口停留过久，以防罐口过烫而烫伤皮肤。

3. 锁骨上淋巴结触诊

医生面对患者，让被检查者取坐位或者卧位，头部稍微向前屈，医生左手触诊右侧，右手触诊左侧，由浅表处逐渐触摸至锁骨后深部。发现淋巴结肿大时，应注意其部位、大小、数目、质地、移动度、压痛、表面是否光滑，是否有疤痕、瘘管和溃疡，有无粘连等。

4. 灭菌王刷手法

（1）洗手：①流水冲洗双手臂。②用洗手液或肥皂水按七步洗手法洗手和手臂，七步洗手法：手掌相对→手掌对手背→双手十指交叉→双手互握→揉搓拇指→指尖→手臂至上臂下1/3，两侧在同一水平交替上升，不得回搓，重复两次，共5分钟，洗手过程保持双手位于胸前并高于肘部，双前臂保持拱手姿势。③取无菌毛巾擦干手和臂。

（2）消毒手臂：①用无菌刷或无菌纱布接取灭菌王3～5mL（或用吸足灭菌王的纱布）刷洗双手、前臂、上臂至肘上10cm，时间3分钟，刷时稍用力，先刷甲缘、甲沟、指蹼，再由拇指桡侧开始，渐次到指背、尺侧、掌侧，依次刷完双手手指，然后再分段交替刷左右手掌、手背、前臂直至肘上，刷手时要注意勿漏刷指间、腕部尺侧和肘窝部，只需刷一遍。②刷完后，手指朝上肘朝下，流水冲净，用无菌小毛巾从手向上顺次擦干至肘上，注意不可再向手部回擦，另取一块小毛巾同法擦干另一手臂。③再接取灭菌王 3～5mL 涂抹双手至肘上 8cm，先涂抹两前臂及肘部，再涂抹双手，保持拱手姿势自然待干。

033 号题

【题干】

1. 商阳、足三里、三阴交的定位
2. 三指推法
3. 凯尔尼格征
4. 填塞止血法

【答题要求】根据你所抽题目的要求，边操作边口述，时间 15 分钟。

【答案解析】

1. 商阳、足三里、三阴交的定位

商阳：食指末节桡侧，指甲根角侧上方 0.1 寸。

足三里：在小腿外侧，犊鼻穴下 3 寸，胫骨前嵴外一横指处。

三阴交：在小腿内侧，内踝尖上 3 寸，胫骨内侧缘后际。

2. 三指推法

操作方法：食、中、无名指并拢，以指端部着力于施术部位上，腕关节略屈，前臂部主动施力，通过腕关节及掌部使食、中及无名三指向指端方向做单向直线推进。

动作要领：

（1）着力部位要紧贴体表。

（2）推进的速度宜缓慢均匀，压力要平稳适中。

（3）单向直线推进。

（4）推动的距离宜长。

注意事项：

（1）推进的速度不可过快，压力不可过重或过轻。

（2）不可推破皮肤，为防止推破皮肤，可使用凡士林、冬青膏、滑石粉及红花油等润滑剂。

（3）不可歪曲斜推。

3. 凯尔尼格征

被检者去枕仰卧，一腿伸直，检查者将另一下肢先屈髋、屈膝成直角，然后抬小腿伸直其膝部，正常人膝关节可伸达 135°以上，如小于 135°时就出现抵抗，且伴有疼痛及屈肌痉挛为阳性，以同样的方法再检查另一侧。阳性见于脑膜炎、蛛网膜下腔出血、脑脊液压力增高等，也可见于坐骨神经痛、腰骶神经根炎等。

4. 填塞止血法

适用于伤口较深的出血，用消毒纱布、敷料（如果没有，用干净的布料替代）填塞在伤口内，再用加压包扎法包扎。

034 号题

【题干】

1. 开阖补泻法
2. 拇指前位捏脊法
3. 咽部及扁桃体检查
4. 简易呼吸器的使用

【答题要求】根据你所抽题目的要求，边操作边口述，时间 15 分钟。

【答案解析】

1. 开阖补泻法

开阖补泻法指以出针时是否按压针孔以区分补泻的手法。

操作要点：①补法：出针后迅速揉按针孔。②泻法：出针时摇大针孔而不按。

注意事项：①开阖补泻临床较少单独应用，多与其他补泻配合使用；②补法与泻法的方法相对，要严格区别，正确使用。

2. 拇指前位捏脊法

捏脊法由捏法、捻法、提法、推法等多种手法动作复合而成，常施于脊柱两侧。

操作方法：双手半握空拳状，腕关节略背伸，以食、中、无名和小指的背侧置于脊柱两侧，拇指伸直前按，并对准食指中节处，以拇指的罗纹面和食指的桡侧缘将皮肤捏起，并进行提捻，然后向前推行移动。在向前移动捏脊的过程中，两手拇指要交替前按，同时前臂要主动用力，推动食指桡侧缘前行，两者互为配合，从而交替捏提捻动前行。

动作要领：

（1）拇指前位捏脊法要以拇指罗纹面同食指桡侧缘捏住皮肤，腕部一定要背伸，以利于前臂施力推动前行。

（2）捏提肌肤多寡及用力要适度，捏提肌肤过多，则动作呆滞不易向前推动，过少则易滑脱，用力过大易疼痛，过小则刺激量不足。

（3）需较大刺激量时，宜用拇指前位捏脊法。

（4）捏脊法包含了捏、捻、提、推等复合动作，动作宜灵活协调，若掌握得法，操作娴熟，在提拉皮肤时，常发出较清晰的“嗒、嗒”声。

注意事项：捏脊时注意要用手指的罗纹面着力，不可用指端挤捏，亦不可将肌肤拧转，以免产生不必要的疼痛。

3. 咽部及扁桃体检查

嘱被检查者头稍向后仰，口张大并拉长发“啊”声，医师用压舌板在舌的前 2/3 与后 1/3 交界处迅速下压舌体，此时软腭上抬，在照明下可见口咽组织。

咽部充血红肿，分泌物增多，多见于急性咽炎。咽部充血，表面粗糙，并有淋巴滤泡呈簇状增生，见于慢性咽炎。扁桃体红肿增大，可伴有黄白色分泌物或苔片状易剥离假膜，是扁桃体炎。扁桃体肿大分为三度：Ⅰ度肿大时扁桃体不超过咽腭弓；Ⅱ度肿大时扁桃体超过咽腭弓，介于Ⅰ度与Ⅲ度之间；Ⅲ度肿大时扁桃体达到或超过咽后壁中线。扁桃体充血红肿，并有不易剥离的假膜（强行剥离时出血），见于白喉。

4. 简易呼吸器的使用

步骤与方法：

（1）简易呼吸器连接氧气，氧流量 8 ~ 10L/min。

（2）将患者仰卧、去枕、头后仰，清除口腔分泌物，摘除假牙。

（3）抢救者站于患者头顶处或头部左或右侧，托起患者下颌，使患者头进一步后仰，扣紧面罩。

（4）一手以“CE”手法固定（C 法左手拇指和食指将面罩紧扣于患者口鼻部，固定面罩，保持面罩密闭无漏气，E 法中指、无名指和小指放在病人下颌角处，向前上托起下颌，保持气道通畅）面罩，一手挤压简易呼吸器气囊，按压时间大于 1s，潮气量为 8 ~ 12mL/kg，频率成人为 12 ~ 16 次/分，按压和放松气囊时间比为（1∶1.5）~（1∶2）。

注意事项：

（1）面罩要紧扣住口鼻部，避免漏气。

（2）若患者有自主呼吸，应与之同步，在患者吸气时按压气囊。

（3）气管插管或气管切开的患者使用简易呼吸器，应先吸痰，再通过连接管将呼吸器与气管导管连接。

（4）使用时应注意感受气道阻力，阻力过大可能有呼吸道阻塞，应及时查看原因并予以解除。

（5）使用中应注意观察患者面色、口唇及胸廓起伏情况，听呼吸音，监测生命体征和血氧饱和度。

035 号题

【题干】

1. 头维、支沟、后溪的定位
2. 三棱针刺络法
3. 肱二头肌反射
4. 手术拆线

【答题要求】根据你所抽题目的要求，边操作边口述，时间 15 分钟。

【答案解析】

1. 头维、支沟、后溪的定位

头维：当额角发际直上 0.5 寸，头正中线旁开 4.5 寸。

支沟：腕背侧远端横纹上 3 寸，尺骨与桡骨间隙中点。

后溪：在手内侧，第 5 指掌关节尺侧近端赤白肉际凹陷中。

2. 三棱针刺络法

操作要点：①选择适宜的体位，确定血络。②医者戴消毒手套。③肘、膝部静脉处放血时，一般要捆扎橡皮管。将橡皮管结扎在针刺部位的上端（近心端），以使血络怒张显现，其他部位则不方便结扎。为使血络充盈，也可轻轻拍打血络处。④将血络处皮肤严格消毒。⑤一手拇指按压在被刺部位的下端，使血络位置相对固定，一手持针，对准针刺部位，顺血络走向，斜向上与之呈 45°左右刺入，以刺穿血络前壁为度，一般刺入 2 ~ 3mm，然后迅速出针。⑥根据病情需要，使其流出一定量的血液，也可轻轻按压静脉上端，以助瘀血外出。⑦松开橡皮管，待出血自然停止。⑧以消毒干棉球按压针孔，并以75%酒精棉球清除创口周围的血液。

注意事项：①要使针刺处的血络明显充盈。②要严格消毒。③动作要稳、准。④出血量要适宜。⑤要避免误刺动脉，若误刺，应立即用消毒干棉球按压。⑥若在同一部位使用本法，宜5~7天进行1次。

3. 肱二头肌反射

医师以左手托扶被检查者屈曲的肘部，将拇指置于肱二头肌肌腱上，右手用叩诊锤叩击左手拇指指甲，正常时前臂快速屈曲。反射中枢在颈髓5~6节。

4. 手术拆线

拆线时应将暴露在外面的线段用75%乙醇、碘伏、新洁尔灭酊或2.5%碘酊按常规要求消毒，然后左手持镊子夹住线结略加提起，右手持剪刀用刀尖在结的一边贴近皮肤处剪断，轻轻将线抽出。注意拆线时不能将暴露的线段经过皮下组织，以免发生感染。

拆线时间：头面颈部为4~5天；胸腹部为6~7天；背、臀部7~9天；四肢10~12天；近关节处14天；减张缝合10~14天。但如缝线后伤口感染时，应提早拆除，通畅引流，因年老、体弱、营养不良者可适当延迟拆线时间。

036号题

【题干】

1. 行针刮法
2. 掌根揉法
3. 腹壁静脉曲张血流方向的检查
4. 普通伤口换药

【答题要求】根据你所抽题目的要求，边操作边口述，时间15分钟。

【答案解析】

1. 行针刮法

刮法是指毫针刺入一定深度后，经气未至，以拇、食指的指腹抵住针尾，用拇指、食指或中指指甲，由下而上或由上而下频频刮动针柄的方法。

操作要点：①进针后刺入一定深度；②用拇指指腹或食指指腹轻轻抵住针尾；③用食指指甲或拇指指甲频频刮动针柄，可由针根部自下而上刮，也可由针尾部自上而下刮，使针身产生轻度震颤；④反复刮动数次。

注意事项：①刮动时要手指灵活，用力均匀，力度适中；②刮动频率要匀速；③术者指甲要修理平整、光滑，不宜过长或过短。

2. 掌根揉法

操作方法：肘关节微屈，腕关节放松并略背伸，手指自然弯曲，亦可双掌重叠，以掌根部附着于施术部位，以肘关节为支点，前臂做主动运动，带动腕及手掌连同前臂做小幅度的回旋揉动，并带动该处的皮下组织一起运动，频率每分钟120~160次。

动作要领：

（1）所施压力要小。

（2）动作要灵活而有节律性。

（3）往返移动时应在吸定的基础上进行。

（4）掌根揉法腕关节略有背伸，松紧适度。

注意事项：

揉法应吸定于施术部位，带动皮下组织一起运动，不能在体表上有摩擦运动，操作时向下的压力不可太大。

3. 腹壁静脉曲张血流方向的检查

为辨别腹壁静脉曲张的来源，需要检查其血流方向。检查血流方向可选择一段没有分支的腹壁静脉，检查者将手食指和中指并拢压在静脉上，然后一手指紧压静脉向外滑动，然后，向外滑动的手指突然放开，看静脉是否迅速充盈，即可看出血流方向。正常时脐水平线以上的腹壁静脉血流自下向上经胸壁静脉和腋静脉而进入上腔静脉，脐水平以下的腹壁静脉自上向下经大隐静脉而流入下腔静脉。肝门静脉阻塞有门脉高压时，腹壁曲张静脉常以脐为中心向四周伸展，血液经脐静脉脐孔而入腹壁浅静脉流向四方。

4. 普通伤口换药

（1）去除敷料：先用手取下外层敷料（勿用镊子），再用1把镊子取下内层敷料，揭除内层敷料应轻巧，一般应沿伤口长轴方向揭除。若敷料干燥并粘贴在创面上则不可硬揭，应先用生理盐水浸湿后再揭去，以免创面出血。

（2）双手执镊，左手镊子从换药碗中夹无菌物品，并传递给右手镊子，两镊不可相碰。

（3）无感染伤口，用碘酊、75%酒精棉球由内向外消毒伤口及周围皮肤，沿切口方向，范围距切口3～5cm，擦拭2～3遍。

（4）分泌物较多且创面较深时，宜用干棉球及生理盐水棉球擦拭并清除干净。

（5）高出皮肤表面或不健康的肉芽组织及较多坏死物质，可用剪刀剪平，再用等渗盐水擦拭，若肉芽组织有较明显水肿时，可用3%～5%高渗盐水湿敷。

（6）一般创面可用消毒凡士林纱布覆盖，污染伤口或易出血伤口要用引流纱条，防止深部化脓性感染。

（7）无菌敷料覆盖伤口，距离切口边缘3cm以上，一般用8～10层纱布，胶布固定，贴胶布方向应与肢体或躯干长轴垂直。

037号题

【题干】

1. 犊鼻、阴陵泉、承山的定位
2. 拳推法的操作
3. 肺下界移动度的叩诊
4. 脱隔离衣

【答题要求】根据你所抽题目的要求，边操作边口述，时间15分钟。

【答案解析】

1. 犊鼻、阴陵泉、承山的定位

犊鼻：在膝前区，髌骨下缘，在髌韧带外侧凹陷中。又名外膝眼。

阴陵泉：在小腿内侧，胫骨内侧髁下缘与胫骨内侧缘之间的凹陷中。

承山：在小腿后区，腓肠肌两肌腹与肌腱交角处。

2. 拳推法

操作方法：手握实拳，以食指、中指、无名指及小指四指的近侧指间关节的突起部着力于施术部位，腕关节挺紧伸直，肘关节略屈，以肘关节为支点，前臂主动施力，向前呈单方向直线推进。

动作要领：

（1）着力部位要紧贴体表。

（2）推进的速度宜缓慢均匀，压力要平稳适中。

（3）单向直线推进。

（4）拳推法参考经络走行，气血运行以及顺肌纤维走行方向推进。

（5）推动的距离宜长。

注意事项：

（1）推进的速度不可过快，压力不可过重或过轻。

（2）不可推破皮肤，为防止推破皮肤，可使用凡士林、冬青膏、滑石粉及红花油等润滑剂。

（3）不可歪曲斜推。

3. 肺下界移动度的叩诊

检查方法：叩出肺下界后，嘱被检者深吸气后屏住呼吸，继续向下叩诊，当由清音变为浊音时，即为该线上肺下界的最低点，进行标记。然后让被检者恢复平静呼吸，检查者手指放回肺下界位置，再嘱被检者做深呼气并屏住呼吸，检查者再由下向上一肋间叩诊，当叩诊音变为浊音时，即为该线上肺下界的最高点。最高至最低两点间的距离即为肺下界的移动范围，正常人两侧肺下界移动度为6～8cm。

临床意义：双侧肺下界移动度减小，见于阻塞性肺气肿及各种原因所致的腹压增高。一侧肺下界移动度减小或消失见于胸腔积液、气胸、肺不张、胸膜粘连、大叶性肺炎等。

4. 脱隔离衣

（1）解开腰带，在前面打一活结。

（2）解开两袖口，在肘部将部分袖子套塞入袖内，便于消毒双手。

（3）消毒清洗双手后，解开领扣，右手伸入左手腕部套袖内，拉下袖子过手，用遮盖着的左手握住右手隔离衣袖子的外面，将右侧袖子拉下，双手转换渐从袖管中退出。

（4）用左手自衣内握住双肩肩缝撤右手，再用右手握住衣领外面反折，脱出左手。

（5）左手握住领子，右手将隔离衣两边对齐，挂在衣钩上。若挂在半污染区，隔离衣的清洁面向外，挂在污染区，则污染面朝外。

038号题

【题干】

1. 足三里、太溪、大陵的定位

2. 掌推法

3. 肾区叩击痛

4. 灭菌王刷手法

【答题要求】根据你所抽题目的要求，边操作边口述，时间 15 分钟。

【答案解析】

1. 足三里、太溪、大陵的定位

足三里：犊鼻穴下 3 寸，胫骨前嵴外一横指处。

太溪：内踝尖与跟腱之间的凹陷处。

大陵：腕掌侧远端横纹中央，掌长肌腱与桡侧腕屈肌腱之间。

2. 掌推法

操作方法：以掌根部着力于施术部位，腕关节略背伸，肘关节伸直，以肩关节为支点，上臂部主动施力，通过肘、前臂、腕，使掌根部向前方做单方向直线推进。

动作要领：

（1）着力部位要紧贴体表。

（2）推进的速度宜缓慢均匀，压力要平稳适中。

（3）单向直线推进。

（4）推动的距离宜长。

注意事项：

（1）推进的速度不可过快，压力不可过重或过轻。

（2）不可推破皮肤，为防止推破皮肤，可使用凡士林、冬青膏、滑石粉及红花油等润滑剂。

（3）不可歪曲斜推。

3. 肾区叩击痛

患者取站立位、坐位或侧卧位，检查者用左手掌平放于患者的肾区，右手握拳用由轻到中等强度的力量向左手背进行叩击。正常时肾区无叩击痛。当有肾炎、肾盂肾炎、肾结石及肾周围炎时，肾区可有不同程度的叩击痛。

4. 灭菌王刷手法

（1）洗手：①流水冲洗双手臂。②用洗手液或肥皂水按七步洗手法洗手和手臂，七步洗手法：手掌相对→手掌对手背→双手十指交叉→双手互握→揉搓拇指→指尖→手臂至上臂下 1/3，两侧在同一水平交替上升，不得回搓，重复两次，共 5 分钟，洗手过程保持双手位于胸前并高于肘部，双前臂保持拱手姿势。③取无菌毛巾擦干手和臂。

（2）消毒手臂：①用无菌刷或无菌纱布接取灭菌王 3～5mL（或用吸足灭菌王的纱布）刷洗双手、前臂、上臂至肘上 10cm，时间 3 分钟，刷时稍用力，先刷甲缘、甲沟、指蹼，再由拇指桡侧开始，渐次到指背、尺侧、掌侧，依次刷完双手手指，然后再分段交替刷左右手掌、手背、前臂直至肘上，刷手时要注意勿漏刷指间、腕部尺侧和肘窝部，只需刷一遍。②刷完后，手指朝上肘朝下，流水冲净，用无菌小毛巾从手向上顺次擦干至肘上，注意不可再向手部回擦，另取一块小毛巾同法擦干另一手臂。③再接取灭菌王 3～5mL 涂抹双手至肘上 8cm，先涂抹两前臂及肘部，再涂抹双手，保持拱手姿势自然待干。

039 号题

【题干】

1. 膈俞、水沟、太冲的定位
2. 立㨰法操作
3. 桡骨骨膜反射
4. 胸外心脏按压

【答题要求】根据你所抽题目的要求，边操作边口述，时间 15 分钟。

【答案解析】

1. 膈俞、水沟、太冲的定位

膈俞：第 7 胸椎棘突下，后正中线旁开 1.5 寸。

水沟：在人中沟的上 1/3 与下 2/3 交点处。

太冲：足背，第 1、2 跖骨间，跖骨底结合部之前凹陷中，或触及动脉搏动。

2. 立㨰法

操作方法：以第五掌指关节背侧为吸定点，以第四掌指关节至第五掌骨基底部与掌背尺侧缘形成的扇形区域为滚动着力面，腕关节略屈向尺侧，以肘关节为支点，前臂主动做推旋运动，带动腕关节做较大幅度的屈伸活动，使小指、无名指、中指及食指的掌指关节背侧在施术部位上持续不断地来回滚动。

动作要领：

（1）肩关节放松下垂，垂肘，肘关节自然屈曲 120°～140°，上臂中段距胸壁一拳左右，腕关节放松，手指自然弯曲，不能过度屈曲或挺直。

（2）操作过程中，腕关节屈伸幅度应在 120°左右（即前㨰至极限时屈腕约 80°，回㨰至极限时伸腕约 40°）。

（3）㨰法对体表产生轻重交替的刺激，前㨰和回㨰时着力轻重之比为 3∶1，即“㨰三回一”。

（4）手法频率每分钟 120～160 次。

注意事项：

（1）在操作时应紧贴于治疗部位上滚动，不宜拖动或手背相对体表而空转，同时应尽量避免掌指关节的骨突部与脊椎棘突或其他部位关节的骨突处猛烈撞击。

（2）操作时常出现腕关节屈伸幅度不够，从而减少手背部的接触面积，使手法刺激过于生硬，不够柔和，应尽可能增大腕关节的屈伸幅度，同时，应控制好腕关节的屈伸运动，避免出现折刀样的突变动作而造成跳动感。

（3）临床使用时常结合肢体关节的被动运动，此时应注意两手动作协调，被动运动要“轻巧、短促、随发随收”。

3. 桡骨骨膜反射

医师左手托扶患者腕部，并使腕关节自然下垂，用叩诊锤轻叩桡骨茎突，正常时肱桡肌收缩，出现屈肘和前臂旋前。反射中枢在颈髓 5～6 节。

4. 胸外心脏按压

（1）按压部位：两乳头连线中点（胸骨中下 1/3 处）。

（2）按压方法：用左手掌根部紧贴患者的胸部，右手掌根部重叠其上，两手手指相扣，左手五指翘起，上半身稍向前倾，双肩位于患者正上方，保持前臂与患者胸骨垂直，双臂伸直（肘关节伸直），用上半身力量用力垂直向下按压，放松时要使胸壁充分回复，放松时掌根不能离开胸壁。

（3）按压要求：按压深度，成人胸骨下陷至少 5cm，按压频率至少 100 次/分，压放时间比为 1∶1。连续按压 30 次后给予人工呼吸 2 次。多位施救者在现场心肺复苏时，每 2 分钟或 5 个心肺复苏循环后，应相互轮换按压，以保证按压质量。

040 号题

【题干】

1. 瘢痕灸
2. 拳摋法的操作
3. 脊柱活动度检查
4. 戴无菌手套

【答题要求】根据你所抽题目的要求，边操作边口述，时间 15 分钟。

【答案解析】

1. 瘢痕灸

瘢痕灸又名化脓灸。

操作要点：①定取腧穴以仰卧位或俯卧位为宜，体位要舒适，充分暴露待灸部位。②对腧穴皮肤进行常规消毒，再将所灸穴位处涂以少量的大蒜汁或医用凡士林或少量清水。③将艾炷平稳放置于腧穴上，用线香点燃艾炷顶部，待其自燃，要求每个艾炷都要燃尽，除灰，更换新艾炷继续施灸，灸满规定壮数为止。④施灸中，当艾炷燃至底部，患者感觉局部灼痛难忍时，术者可用双手拇指在腧穴两旁用力按压，或在腧穴附近用力拍打，以减轻疼痛。⑤灸毕要在施灸处贴敷消炎药膏，用无菌纱布覆盖局部，外用胶布固定，以防感染。⑥灸后局部皮肤黑硬，周边红晕，继而起水泡，一般在 7 日左右局部出现无菌性炎症，其脓汁清稀色白，形成灸疮，灸疮 5～6 周自行愈合，留有瘢痕。

注意事项：①一般选用小艾炷。②治疗前要将治疗方法、灸疮等向患者进行说明，征得患者同意后方可施治。③灸疮的透发与护理：灸后嘱患者多吃羊肉、豆腐等营养丰富的食物以促使灸疮透发，在出现灸疮期间，应注意局部清洁，每天更换 1 次膏药，至结痂脱落，以免继发感染。④禁忌证：身体过于虚弱、糖尿病、皮肤病患者不宜采用此法，面部、关节处、大血管处、妊娠期妇女腰骶部和少腹部也不宜采用此法。⑤灸疮愈后，原处可以重复施以化脓灸。

2. 拳摋法的操作

操作方法：拇指自然伸直，余指半握空拳状，以食指、中指、无名指和小指的第一节指背着力于施术部位上。肘关节屈曲 20°～40°，前臂主动施力，在无旋前圆肌参与的情况下，单纯进行推拉摆动，带动腕关节做无尺、桡侧偏移的屈伸活动，使食指、中指、无名指和小指的第一节指背、掌指关节背侧、指间关节背侧为滚动着力面，在施术部位上进行持续不断地滚动。

3. 脊柱活动度检查

（1）检查方法：让被检者做前屈、后伸、侧弯、旋转等动作，观察脊柱的活动情况及有无变形。对脊柱外伤者或可疑骨折或关节脱位者，要避免脊柱活动，防止损伤脊髓。正常活动度范围见下表。

颈、胸、腰椎及全脊椎活动范围

	前屈	后伸	左右侧弯	旋转度（一侧）
颈椎	35°～45°	35°～45°	45°	60°～80°
胸椎	30°	20°	20°	35°
腰椎	90°	30°	20°～30°	30°

注：由于年龄、活动训练以及脊柱结构差异等因素，脊柱运动范围存在较大的个体差异。

（2）临床意义：脊柱颈段活动受限常见于颈部肌纤维组织炎及韧带受损、颈椎病、结核或肿瘤浸润、颈椎外伤、骨折或关节脱位。脊柱腰椎段活动受限常见于腰部肌纤维组织炎及韧带受损、腰椎椎管狭窄、椎间盘突出、腰椎结核或肿瘤、腰椎骨折或脱位。

4. 戴无菌手套

（1）穿无菌手术衣、戴口罩后，选取合适手套号码并核对灭菌日期。

（2）用手套袋内无菌滑石粉包轻轻敷擦双手，使之滑润。

（3）左手捏住两只手套翻折部分，提出手套，使两只手套拇指相对向，右手先插入手套内，再用戴好手套的右手2～5指插入左手手套的翻折部内，帮助左手插入手套内，然后将手套翻折部翻回盖住手术衣袖口。

（4）用无菌盐水冲净手套外面的滑石粉。

（5）在手术开始前应将双手举于胸前，切勿任意下垂或高举。

041号题

【题干】

1. 百会、神阙、膻中的定位
2. 闪罐法
3. 脊柱压痛与叩击痛检查
4. 前臂骨折固定

【答题要求】根据你所抽题目的要求，边操作边口述，时间15分钟。

【答案解析】

1. 百会、神阙、膻中的定位

百会：前发际正中直上5寸。

神阙：脐窝中央。

膻中：前正中线上，平第4肋间隙。

2. 闪罐法

操作要点：①选取适宜体位，充分暴露待拔腧穴。②选用大小适宜的罐具。③用镊子夹紧95%的酒精棉球一个，点燃，使棉球在罐内壁中段绕1～3圈或短暂停留后迅速退出，迅速将罐扣在应拔的部位，再立即将罐起下。④如此反复多次地拔住起下、起下拔住。

⑤拔至施术部位皮肤潮红、充血或瘀血为度。

注意事项：①闪火、吸拔、起罐动作要连贯，手腕要求放松，吸拔时翻转灵活自如；②火力适中；③吸附力大小适当；④避免闪拔时火焰在罐口停留过久或用一个罐子操作时间过长，以防罐口过烫而致烫伤皮肤。

3. 脊柱压痛与叩击痛检查

检查方法：检查有无脊柱压痛时，嘱被检者取端坐位，身体稍向前倾，医师以右手拇指从枕骨粗隆开始自上而下逐个按压脊椎棘突及椎旁肌肉，正常时每个棘突及椎旁肌肉均无压痛。检查叩击痛时，嘱被检查者取坐位，检查者可用中指或叩诊锤垂直叩击胸、腰椎棘突（颈椎位置深，一般不用此法）。也可采用间接叩击法，具体方法是检查者将左手掌置于被检者头部，右手半握拳，以小鱼际肌部位叩击左手背，了解检查者脊柱各部位有无疼痛。

临床意义：胸、腰椎病变，如结核、椎间盘突出、外伤或骨折时，相应的脊椎棘突有压痛，椎旁肌肉有压痛，多为腰背肌纤维炎或劳损，叩击痛的部位即为病变部位。

4. 前臂骨折固定

（1）固定前应尽可能牵引伤肢以矫正明显的畸形，避免骨折断端对神经、血管、皮肤等周围组织的压迫，然后将伤肢放到适当位置固定。

（2）固定物与肢体之间要加衬垫（棉垫、毛巾、布料片等软物），骨突部位加垫棉花或布类保护，以防皮肤压伤。

（3）固定范围一般应包括骨折处上下两个关节。

（4）前臂骨折固定：将夹板置于前臂四侧，然后固定腕、肘关节，用三角巾将前臂屈曲悬吊于胸前，用另一条三角巾将伤肢固定于胸廓。若无夹板固定，则先用三角巾将伤肢悬吊于胸前，然后用三角巾将伤肢固定于胸廓。

042 号题

【题干】

1. 印堂、四神聪、内关的定位
2. 按虚里
3. 跟－膝－胫试验
4. 颈部有损伤的气道开放

【答题要求】根据你所抽题目的要求，边操作边口述，时间 15 分钟。

【答案解析】

1. 印堂、四神聪、内关的定位

印堂：在额部，当两眉毛内侧端中间的凹陷中。

四神聪：在头顶部，当百会前后左右各 1 寸，共 4 穴。

内关：腕掌侧远端横纹上 2 寸，掌长肌腱与桡侧腕屈肌腱之间。

2. 按虚里

虚里位于左乳下第四、五肋间，乳头下稍内侧，即心尖搏动处，为诸脉所宗。探索虚里搏动的情况，可以了解宗气的强弱，病之虚实，预后之吉凶。正常情况下，虚里按之应手，动而不紧，缓而不急，为健康之征。虚里搏动微弱为不及，属宗气内虚。虚里动而应衣为太过，属宗气外泄。

3. 跟－膝－胫试验

嘱被检查者仰卧，先抬起一侧下肢，然后将足跟置于另侧膝部下端，并沿胫骨徐徐滑下。共济失调患者出现动作不稳或失误。

4. 颈部有损伤的气道开放

采用双手托颌法。病人平卧，抢救者用双手从两侧抓紧病人的双下颌并托起，使头后仰，下颌骨前移，即可打开气道。此法适用于颈部有外伤者，以下颌上提为主，不能将病人头部后仰及左右转动。注意，颈部有外伤者只能采用双手托颌法开放气道，不宜采用仰头举颏法和仰头托颈法，以避免进一步损伤脊髓。

043 号题

【题干】

1. 天枢、丰隆、内庭的定位
2. 三指揉法的操作
3. 鼻窦检查
4. 屈曲肢体加垫止血

【答题要求】根据你所抽题目的要求，边操作边口述，时间 15 分钟。

【答案解析】

1. 天枢、丰隆、内庭的定位

天枢：横平脐中，前正中线旁开 2 寸。

丰隆：外踝尖上 8 寸，条口穴外 1 寸，胫骨前肌外缘。

内庭：足背第 2、3 趾间，趾蹼缘后方赤白肉际处。

2. 三指揉法

操作方法：食、中、无名指并拢，三指罗纹面着力，腕关节微屈，用三指罗纹面着力于腧穴，以肘关节为支点，前臂做主动运动，通过腕关节使三指罗纹面在施术部位上做轻柔的小幅度的环旋或上下、左右运动，频率每分钟 120 ~ 160 次。

动作要领：

（1）所施压力要小。

（2）动作要灵活而有节律性。

（3）往返移动时应在吸定的基础上进行。

（4）指揉法腕关节要保持一定紧张度。

注意事项：揉法应吸定于施术部位，带动皮下组织一起运动，不能在体表上有摩擦运动，操作时向下的压力不可太大。

3. 鼻窦检查

额窦、筛窦、上颌窦和蝶窦，统称鼻窦。鼻窦区压痛多为鼻窦炎。检查额窦压痛时，一手扶住被检查者枕后，另一手拇指或食指置于眼眶上缘内侧，用力向后上方按压。检查上颌窦压痛时，双手拇指置于被检查者颧部，其余手指分别置于被检查者的两侧耳后，固定其头部，双手拇指向后方按压。检查筛窦压痛时，双手扶住被检查者两侧耳后，双手拇指分别置于鼻根部与眼内眦之间，向后方按压。蝶窦因解剖位置较深，不能在体表检查到压痛。

4. 屈体加垫止血法

适用于肘、膝关节远端肢体受伤出血。

操作方法：在肘、腘窝垫以棉垫卷或绷带卷，将肘关节或膝关节尽力屈曲，借衬垫物压住动脉，并用绷带或三角巾将肢体固定于屈曲位，以阻断关节远端的血流。

注意事项：应用屈曲加垫止血法，必须先确定局部有无骨关节损伤，有骨关节损伤者禁用。

044 号题

【题干】

1. 回旋灸
2. 行针摇法的操作
3. 戈登征
4. 口对口人工呼吸

【答题要求】根据你所抽题目的要求，边操作边口述，时间 15 分钟。

【答案解析】

1. 回旋灸

操作要点：①选取适宜体位，充分暴露待灸腧穴。②选用纯艾卷，将其一端点燃。③术者手持艾卷的中上部，将艾卷燃烧端对准腧穴，与施灸部位的皮肤保持相对固定的距离（一般在 3cm 左右），左右平行移动或反复旋转施灸，动作要匀速。若遇到小儿或局部知觉减退者，尤其是糖尿病患者，术者应以食指和中指，置于施灸部位两侧，通过医者的手指来测知患者局部受热程度，以便随时调节施灸时间和距离，防止烫伤。④灸至皮肤出现红晕，有温热感而无灼痛为度，一般约灸 5～10 分钟。⑤灸毕熄灭艾火。

注意事项：①持艾卷要左右水平移动而非上下高低移动；②施灸中注意及时掸除艾灰。

2. 行针摇法

摇法是指毫针刺入一定深度后，手持针柄，将针轻轻摇动的方法。摇法分为两种，一是直立针身而摇，二是卧倒针身而摇。

操作要点：

（1）直立针身而摇：①采用直刺进针；②刺入一定深度；③手持针柄，如摇辘轳状呈圆圈样摇动，或如摇橹状进行前后或左右的摇动；④反复摇动数次。

（2）卧倒针身而摇：①采用斜刺或平刺进针；②刺入一定深度；③手持针柄，如摇橹状进行左右摇动；④反复摇动数次。

注意事项：①进针角度要与直立针身或卧倒针身而摇相结合；②操作时用力要均匀、柔和，切忌摇动用力过猛、摇动幅度过大，以免引起疼痛或造成弯针。

3. 戈登征

医师用手以适当的力量握腓肠肌，如出现拇指背伸，其他各指向下呈扇形外展称戈登征阳性。见于锥体束损伤。

4. 口对口人工呼吸

（1）施救者一只手的拇指和食指捏住患者鼻翼，用小鱼际肌按患者前额，另一只手固定患者下颌，开启口腔。

（2）施救者双唇严密包住患者口唇，平静状态下吹气，吹气时观察胸廓是否隆起。

（3）吹气时间每次不少于1s，每次送气量500～600mL，以胸廓抬起为有效。

（4）吹气完毕，松开患者口鼻，使患者的肺和胸廓自然回缩，将气体排出。

（5）重复吹气一次，与心脏按压交替进行，吹气按压比为2∶30。

045 号题

【题干】

1. 地仓、太阳、地机的定位

2. 行针飞法

3. 周围血管征

4. 手术区消毒

【答题要求】根据你所抽题目的要求，边操作边口述，时间15分钟。

【答案解析】

1. 地仓、太阳、地机的定位

地仓：口角旁约0.4寸。

太阳：在颞部，当眉梢与目外眦之间，向后约1横指的凹陷处。

地机：在小腿内侧，阴陵泉穴下3寸，胫骨内侧缘后际。

2. 行针飞法

行针飞法是指针刺后不得气者，用刺手拇、食指执持针柄，细细捻搓数次，然后张开两指，一搓一放，反复数次，状如飞鸟展翅，故称飞法。

操作要点：①刺入一定深度；②细细捻搓针柄数次，然后快速张开两指，一捻一放，如飞鸟展翅之状；③反复操作数次。

注意事项：①本法宜在肌肉丰厚处的腧穴施术；②捻放时要手指灵活，力度要均匀一致，忌用力过猛，否则易致滞针。

3. 周围血管征

周围血管征包括头部随脉搏呈节律性点头运动、颈动脉搏动明显、毛细血管搏动征、水冲脉、枪击音与杜氏双重杂音。它们都是由脉压增大所致，常见于主动脉瓣关闭不全、发热、贫血及甲状腺功能亢进症等。

4. 手术区消毒

操作方法：

（1）手术前皮肤准备：不同的手术对病人手术区域的皮肤准备不同。一般外科手术，病人最好在手术前一天下午洗浴，并用肥皂清洗皮肤。如皮肤上有较多油脂或胶布粘贴的残迹，可先用松节油或75%酒精擦净。

（2）术区剃毛：主张当日术前剃毛，若毛发细小，可不剃，不宜在手术室内剃毛，最好采用专用粘不粘贴法除毛。

（3）消毒剂：目前国内普遍使用0.5%碘伏作为皮肤消毒剂，也可用2.5%碘酊消毒，待干后再用70%酒精涂擦2～3遍以脱碘，面部、口腔、肛门及外生殖器等处消毒，不可用碘酊。

（4）消毒方法：准备好消毒用品（卵圆钳、消毒剂、棉球或纱布），皮肤消毒先用碘伏（或0.5%安尔碘）棉球或小纱布团由手术区中心向四周涂擦顺序涂擦3遍，第二、三遍都不能超出上一遍的范围。如为感染伤口或会阴、肛门等处手术，则应从外周向感染伤口或会阴肛门处涂擦，消毒范围应包括手术切口周围半径15cm的区域。

注意事项：

（1）消毒皮肤时涂擦时应稍用力，方向应一致，不可遗漏空白或自外周返回中心部位，已经接触污染部位的药液纱布不应再返回涂擦清洁处。

（2）如为腹部手术，可先滴少许碘伏于脐孔，以延长消毒时间。

046号题

1. 翳风、环跳、天宗的定位
2. 拔罐闪火法
3. 胸膜摩擦感
4. 肥皂水刷手法

【答题要求】根据你所抽题目的要求，边操作边口述，时间15分钟。

【答案解析】

1. 翳风、环跳、天宗的定位

翳风：在颈部，耳垂后方，乳突下端前方凹陷中。

环跳：侧卧屈股，当股骨大转子高点与骶管裂孔连线的外1/3与内2/3交点处。

天宗：肩胛冈中点与肩胛骨下角连线上1/3与下2/3交点凹陷中。

2. 拔罐闪火法

用长纸条或用镊子夹酒精棉球一个，用火将纸条或酒精棉球点燃后，使火在罐内绕1～3圈后，将火退出，迅速将罐扣在应拔的部位，即可吸附在皮肤上。此法在罐内无火，比较安全，是最常用的吸拔方法。但需注意切勿将罐口烧热，以免烫伤皮肤。

3. 胸膜摩擦感

胸膜发生炎症时，两层胸膜因有纤维蛋白的沉着而变得粗糙，呼吸时壁层和脏层胸膜相互摩擦而产生震动引起胸膜摩擦感。触诊时，检查者用手掌轻贴胸壁，嘱患者反复深呼吸，此时若有皮革相互摩擦的感觉，即为胸膜摩擦感。胸膜的任何部位均可出现胸膜摩擦感，但以腋中线第5～7肋间隙最易感觉到。胸膜摩擦感的临床意义：是干性胸膜炎的重要体征，常见于结核性胸膜炎、化脓性胸膜炎、尿毒症性胸膜炎等。

4. 肥皂水刷手法

（1）洗手：①流水冲洗双手臂。②用洗手液或肥皂水按七步洗手法洗手和手臂，七步洗手法：手掌相对→手掌对手背→双手十指交叉→双手互握→揉搓拇指→指尖→手臂至上臂下1/3，两侧在同一水平交替上升，不得回搓，重复两次，共5分钟，洗手过程保持双手位于胸前并高于肘部，双前臂保持拱手姿势。③取无菌毛巾擦干手和臂。

（2）消毒手臂：①用消毒毛刷蘸取消毒肥皂液交替刷洗双手及手臂，从指尖到肘上10cm，刷手时尤应注意甲缘、甲沟、指蹼等处，刷完一遍，指尖朝上肘向下，用清水冲洗手臂上的肥皂水。然后，另换一消毒毛刷，同法进行第二、三遍刷洗，每一遍比上一遍低2cm（分别为肘上10cm、8cm、6cm），共约10分钟。②每侧用一块无菌毛巾从指尖至肘部擦干，擦过肘部的毛巾不可再擦手部，以免污染。③将双手及前臂浸泡在75%乙醇桶内5分钟，浸泡范围至肘上6cm处，若有乙醇过敏，可改用0.1%苯扎溴铵溶液浸泡，也可用1∶5000氯己定（洗必泰）溶液浸泡3分钟。④浸泡消毒后，保持拱手姿势待干，双手不得下垂，不能接触未经消毒的物品。

047号题

【题干】

1. 血海、委中、曲池的定位
2. 拇指揉法的操作
3. 肝－颈静脉反流征
4. 颈椎损伤的搬运

【答题要求】根据你所抽题目的要求，边操作边口述，时间15分钟。

【答案解析】

1. 血海、委中、曲池的定位

血海：在股前区，髌底内侧端上2寸，当股内侧股的隆起处。简便取穴法：患者屈膝，医者以左手掌心按于患者右膝髌骨上缘，第2～5指向上伸直，拇指约呈45°斜置，拇指尖下是穴。对侧取法仿此。

委中：在膝后区，腘横纹中点。

曲池：在肘区，尺泽与肱骨外上髁连线中点。

2. 拇指揉法

操作方法：是以拇指罗纹面着力于施术部位，余四指置于相应的位置以支撑助力，腕关节微悬，拇指及前臂部主动施力，使拇指罗纹面在施术部位上做轻柔的环旋揉动，频率每分钟120～160次。

动作要领：

（1）所施压力要小。

（2）动作要灵活而有节律性。

（3）往返移动时应在吸定的基础上进行。

（4）指揉法腕关节要保持一定紧张度。

注意事项：揉法应吸定于施术部位，带动皮下组织一起运动，不能在体表上有摩擦运动，操作时向下的压力不可太大。

3. 肝－颈静脉反流征

令患者半卧位，观察平静呼吸时的颈静脉充盈度，然后手掌以固定的压力按压患者右上腹肝区部，如见患者颈静脉充盈度增加，称为肝－颈静脉反流征阳性，亦称为腹－颈静脉反流征阳性，提示肝脏淤血，是右心功能不全的重要早期征象之一。肝－颈静脉反流征阳性亦可见于渗出性或缩窄性心包炎。

4. 颈椎损伤搬运

（1）可先用颈托固定颈部。

（2）搬运时应由一人负责扶托下颌和枕骨，沿纵轴略加牵引力，使颈部保持中立位，与躯干长轴一致，同其他三人协同动作，将伤员平直地抬到担架（木板）上，然后在头颈部的两侧用沙袋或卷叠的衣服等物垫好固定，防止在搬运中发生头颈部转动或弯曲活动，并保持呼吸道通畅。

（3）切忌用被单提拉两端或一人抬肩另一人抬腿的搬运法，这样不但会增加病人的痛苦，还可使脊椎移位加重，损伤脊髓。

注意事项：

（1）脊柱损伤伤员在搬运过程中，始终要保持脊柱伸直位，严禁弯曲或扭转。

（2）转运过程中，需密切注意观察伤员的生命体征和病情变化。

048 号题

【题干】

1. 昆仑、迎香、次髎的定位
2. 平补平泻法
3. 触觉语颤
4. 橡皮止血带止血

【答题要求】根据你所抽题目的要求，边操作边口述，时间 15 分钟。

【答案解析】

1. 昆仑、迎香、次髎的定位

昆仑：外踝尖与跟腱之间的凹陷处。

迎香：在鼻翼外缘中点旁，当鼻唇沟中。

次髎：在骶区，正对第 2 骶后孔中。

2. 平补平泻法

平补平泻法是指进针得气后施予均匀的提插、捻转的手法。

操作要点：①进针，行针得气；②施予均匀的提插、捻转手法，即每次提插的幅度、捻转的角度要基本一致，频率适中，节律和缓，针感强弱适当。

注意事项：①操作手法要均匀和缓；②针感不宜过于强烈，刺激量介于强弱之间，感觉较为舒适。

3. 触觉语颤

医生将左右手掌或手掌尺侧缘轻放于两侧胸壁对称部位，然后嘱病人以同等强度重复发“一”长音，按前胸壁、侧胸壁、再到后胸壁的顺序进行，自上而下对比两侧相应部位语音震颤的强度，注意有无增强或减弱。

4. 橡皮止血带止血法

操作方法：抬高患肢，将软布料、棉花等软织物衬垫于止血部位皮肤上，扎止血带时一手掌心向上，手背贴紧肢体，止血带一端用虎口夹住，留出长约 10cm 的一段，另一手拉较长的一端，适当拉紧拉长，绕肢体 2 ~ 3 圈，以前一手的食指和中指夹住橡皮带末端用力拉下，使之压在紧缠的橡皮带下面即可。

注意事项：

（1）部位要准确，止血带应扎在伤口的近心端，并应尽量靠近伤口。

（2）前臂和小腿不适宜扎止血带。

（3）上臂不可扎在下 1/3 处，以防损伤桡神经，宜扎在上 1/3 处。

（4）大腿宜扎在上 2/3 处。

（5）止血带松紧要适度。止血带的松紧度以刚达到远端动脉搏动消失，刚能止血为度。

（6）加衬垫。止血带与皮肤之间应加衬垫，以免损伤皮肤，切忌用绳索或铁丝直接加压。

（7）标记要明显。记上使用止血带的日期、时间和部位，并挂在醒目的部位，便于观察。同时迅速转送。

（8）时间控制好。扎止血带的时间不宜超过 3 小时，并应 1 小时松止血带 1 次，每次放松 2～3 分钟。松解止血带前，要先补充血容量，做好纠正休克的准备，并准备止血用器材。松解时，如果伤员出血，可用指压法止血。

049 号题

【题干】

1. 涌泉、照海、下关的定位
2. 温和灸的操作
3. 肌阵挛
4. 碘伏刷手法

【答题要求】根据你所抽题目的要求，边操作边口述，时间 15 分钟。

【答案解析】

1. 涌泉、照海、下关的定位

涌泉：在足底，屈足卷趾时足心最凹陷中，约当足底第 2、3 趾蹼与足跟连线的前 1/3 与后 2/3 交点凹陷中。

照海：在踝区，内踝尖下 1 寸，内踝下缘边际凹陷处。

下关：在耳屏前，当颧弓下缘中央与下颌切迹之间的凹陷中。

2. 温和灸

操作要点：①选取适宜体位，充分暴露待灸腧穴。②选用纯艾卷，将其一端点燃。③术者手持艾卷的中上部，将艾卷燃烧端对准腧穴，距腧穴皮肤 2～3cm 进行熏烤，艾卷与施灸处皮肤的距离应保持相对固定，注意若患者感到局部温热舒适可固定不动，若感觉太烫可加大与皮肤的距离。若遇到小儿或局部知觉减退者，医者可将食、中两指，置于施灸部位两侧，通过医者的手指来测知患者局部受热程度，以便随时调节施灸时间和距离，防止烫伤。④灸至局部皮肤出现红晕，有温热感而无灼痛为度，一般每穴灸 5～10 分钟。⑤灸毕熄灭艾火。

注意事项：①艾卷向下移动时，勿将燃烧端触到皮肤，以免烫伤；②施灸中注意及时掸除艾灰。

3. 肌阵挛

肌阵挛分为髌阵挛和踝阵挛。

（1）髌阵挛：患者仰卧，下肢伸直，医师用拇指与食指掐住髌骨上缘，用力向下快速推动数次，保持一定的推力，阳性反应为股四头肌节律性收缩使髌骨上下运动。

（2）踝阵挛：患者仰卧，医师用左手托住腘窝，使髋、膝关节稍屈曲，右手紧贴患者脚掌，用力使踝关节过伸，阳性表现为该足呈有节律性持续的屈伸。

二者临床意义相同，均为锥体束病变。

4. 碘伏刷手法

（1）洗手：①流水冲洗双手臂。②用洗手液或肥皂水按七步洗手法洗手和手臂，七步洗手法：手掌相对→手掌对手背→双手十指交叉→双手互握→揉搓拇指→指尖→手臂至上臂下1/3，两侧在同一水平交替上升，不得回搓，重复两次，共5分钟，洗手过程保持双手位于胸前并高于肘部，双前臂保持拱手姿势。③取无菌毛巾擦干手和臂。

（2）消毒：①用消毒的软毛刷蘸取碘伏刷手，刷手顺序采取三段法：双手→双前臂→双上臂，双手交替向上进行，顺序不能逆转，不留空白区，刷手范围为肘上6cm，共5分钟。重点刷双手，从拇指的桡侧起渐次到背侧、尺侧，依次刷完五指和指蹼，然后再刷手掌、手背、前臂和肘上。②擦手每侧用一块无菌毛巾从指尖至肘部擦干，擦过肘部的毛巾不可再擦手部。③用碘伏均匀涂于两手和前臂至肘部，先涂抹两前臂及肘部，再涂抹双手。④保持拱手姿势自然待干。

050 号题

【题干】

1. 外关、梁丘、膻中的定位
2. 起罐方法
3. 眼球运动检查
4. 有创面伤口的换药

【答题要求】根据你所抽题目的要求，边操作边口述，时间15分钟。

【答案解析】

1. 外关、梁丘、膻中的定位

外关：腕背侧远端横纹上2寸，尺骨与桡骨间隙中点。

梁丘：在股前区，髌底上2寸，股外侧肌与股直肌肌腱之间。

膻中：前正中线上，横平第4肋间隙。

2. 起罐方法

起罐时，一般先用一手夹住火罐，另一手拇指或食指从罐口旁边按压一下，使气体进入罐内，即可将罐取下。若罐吸附过强，切不可用力猛拔，以免擦伤皮肤。

3. 眼球运动检查

检查眼球运动，医师左手置于被检查者头顶并固定头部，使头部不能随眼转动，右手指尖（或棉签）放在被检查者眼前30~40cm处，嘱被检查者两眼随医师右手指尖移动方向运动。一般按被检查者的左侧、左上、左下、右侧、右上、右下共6个方向进行，注意眼球运动幅度、灵活性、持久性，两眼是否同步，并询问病人有无复视出现。眼球运动受动眼神经（Ⅲ）、滑车神经（Ⅳ）和外展神经（Ⅵ）支配，这些神经麻痹时，会引起眼球运动障碍，并伴有复视。

4. 手术区皮肤消毒

消毒方法：准备好消毒用品（卵圆钳、消毒剂、棉球或纱布），皮肤消毒先用碘伏（或0.5%安尔碘）棉球或小纱布团由手术区中心向四周涂擦顺序涂擦3遍，第二、三遍都不能超出上一遍的范围。如为感染伤口或会阴、肛门等处手术，则应从外周向感染伤口或会阴肛门处涂擦，消毒范围应包括手术切口周围半径15cm的区域。

注意事项：

（1）消毒皮肤时涂擦时应稍用力，方向应一致，不可遗漏空白或自外周返回中心部位，已经接触污染部位的药液纱布不应再返回涂擦清洁处。

（2）如为腹部手术，可先滴少许碘伏于脐孔，以延长消毒时间。

051号题

【题干】

1. 承山、犊鼻、神门的定位
2. 皮肤针法
3. 拉塞格征
4. 穿手术衣

【答题要求】根据你所抽题号的要求，边操作边口述，时间15分钟。

【答案解析】

1. 承山、犊鼻、神门的定位

承山：腓肠肌两肌腹与肌腱交角处。

犊鼻：在膝前区，髌骨下缘，在髌韧带外侧凹陷中。

神门：腕掌侧远端横纹尺侧端，尺侧腕屈肌腱的桡侧凹陷处。

2. 皮肤针法

操作要点：①选取适宜体位，充分暴露待针腧穴。②穴区皮肤常规消毒。③软柄、硬柄皮肤针持针姿势不同。硬柄皮肤针持针式：用拇指和中指夹持针柄两侧，食指置于针柄中段上面，无名指和小指将针柄末端固定于大小鱼际之间。软柄皮肤针持针式：将针柄末端置于掌心，拇指居上，食指在下，中指、无名指、小指呈握拳状固定针柄末端。④叩刺：叩刺时，主要运用腕力，要求针尖垂直叩击皮肤，并立即弹起，如此反复操作。⑤用无菌干棉球或棉签擦拭。

皮肤针法有三种刺激强度，各有适应证：①轻刺：用较轻的腕力进行叩刺，针尖垂直叩打皮肤后立即弹起，针尖接触皮肤时间短，以局部皮肤略见潮红为度；②中刺：用中等的腕力进行叩刺，使针尖垂直叩打在皮肤上，针尖接触皮肤时间略长，立即弹起，以局部皮肤明显潮红，微有渗血为度；③重刺：用中重腕力进行叩刺，使针尖垂直叩打在皮肤上，针尖接触皮肤时间长，再弹起，以局部皮肤明显潮红、出血为度。

注意事项：①叩刺前必须严格消毒；②要根据病情、体质等合理选择刺激强度；③一般应由上到下、由内到外顺次进行叩刺，在皮肤病患部叩刺时，应由外到内进行；④叩刺时落针要稳、准，针尖与皮肤呈垂直接触并垂直抬起，切勿斜刺、拖刺、压刺；⑤骨骼突出部位，禁用本法；⑥轻刺、中刺可以每天或隔天1次，重刺宜5~7天1次；⑦凝血机制障碍者，血管瘤部位，不明原因的肿块部位，局部皮肤有创伤、溃疡或瘢痕者，急性传染病患者，孕妇腰骶部、小腹部禁止使用本法。

3. 拉塞格征

检查方法：被检者取仰卧位，两下肢伸直，检查者一手压在被检者一侧膝关节上，使下肢保持伸直，另一手将该下肢抬起，正常可抬高70°以上，如不到30°即出现由上而下的放射性疼痛为阳性，以同样的方法再检查另一侧。

临床意义：见于坐骨神经痛、腰椎间盘突出或腰骶神经根炎等。

4. 穿手术衣

步骤与方法：

（1）从已打开的无菌衣包内取出无菌手术衣一件，选择较大的空间穿衣。

（2）提起手术衣两肩袖口处，轻轻将手术衣抖开，注意勿将手术衣外面对着自己。

（3）稍掷起手术衣，顺势将两手同时插入衣袖内并向前伸，将两手自袖腕口伸出，如双手未能完全伸出，可由巡回护士在后面拉紧衣带，双手即可伸出袖口。

（4）由巡回护士在身后系好颈带和肩带。

（5）双手在身前交叉提起腰带。由巡回护士协助将腰带绕至前腹部。由本人在前腹部系好腰带。

注意事项：

（1）手术衣打开时，保持手术衣内面面对身体，勿将手术衣外面对着自己。

（2）手术衣穿好后，双手应举在胸前，穿上无菌手术衣、戴上无菌手套后，肩部以下、腰部以上、腋前线前、上下肢为无菌区，如无菌手术衣接触到未消毒的物品，应及时更换。

052 号题

【题干】

1. 大肠俞、气海、腰阳关的定位
2. 抖上肢法的操作
3. 水银血压计测血压
4. 简易呼吸器的使用

【答题要求】根据你所抽题目的要求，边操作边口述，时间15分钟。

【答案解析】

1. 大肠俞、气海、腰阳关的定位

大肠俞：第4腰椎棘突下，后正中线旁开1.5寸。

气海：前正中线上，脐下1.5寸。

腰阳关：后正中线上，第4腰椎棘突下凹陷中。

2. 抖上肢法

操作方法：受术者取坐位或站立位，肩臂部放松，术者站在其前外侧，身体略微前倾，用双手握住其腕部，慢慢将被抖动的上肢向前外方抬起至60°左右，然后两前臂微用力做连续的小幅度上下抖动，使抖动所产生的抖动波波浪般地传递到肩部，或术者以一手按其肩部，另一手握住其腕部，做连续不断地小幅度上下抖动，抖动中可结合被操作肩关节的前后方向活动。此法又称上肢提抖法。

动作要领：

（1）被抖动的肢体要自然伸直，并应使肌肉处于最佳松弛状态。

（2）抖动所产生的抖动波应从肢体的远端传向近端。

（3）抖动的幅度要小，频率要快，一般抖动幅度控制在 2～3cm，上肢部抖动频率在每分钟 250 次左右。

注意事项：

（1）操作时不可屏气。

（2）受术者肩、肘、腕有习惯性脱位者禁用。

3. 水银血压计测血压

（1）被检查者安静休息至少 5 分钟，采取坐位或仰卧位，裸露右上臂，伸直并外展 45°，肘部置于与右心房同一水平（坐位平第 4 肋软骨，仰卧位平腋中线）。

（2）让受检者脱下该侧衣袖，露出手臂，将袖带平展地缚于上臂，袖带下缘距肘窝横纹 2～3cm，松紧适宜。

（3）检查者先于肘窝处触知肱动脉搏动，将听诊器体件置于肱动脉上。

（4）轻压听诊器体件，然后用橡皮球将空气打入袖带，待动脉音消失，再将汞柱升高 20～30mmHg。

（5）开始缓慢（2～6mmHg/s）放气，听到第一个声音时所示的压力值是收缩压。

（6）继续放气，声音消失时血压计上所示的压力值是舒张压（个别声音不消失者，可采用变音值作为舒张压并加以注明）。

（7）测压时双眼平视汞柱表面，根据听诊结果读出血压值。

4. 简易呼吸器的使用

（1）简易呼吸器连接氧气，氧流量 8～10L/min。

（2）将患者仰卧、去枕、头后仰，清除口腔分泌物，摘除假牙。

（3）抢救者站于患者头顶处或头部左或右侧，托起患者下颌，使患者头进一步后仰，扣紧面罩。

（4）一手以“CE”手法固定（C 法左手拇指和食指将面罩紧扣于患者口鼻部，固定面罩，保持面罩密闭无漏气；E 法中指、无名指和小指放在病人下颌角处，向前上托起下颌，保持气道通畅）面罩，一手挤压简易呼吸器气囊，按压时间大于 1s，潮气量为 8～12mL/kg，频率成人为 12～16 次/分，按压和放松气囊时间比为（1∶1.5）～（1∶2）。

注意事项：

（1）面罩要紧扣住口鼻部，避免漏气。

（2）若患者有自主呼吸，应与之同步，在患者吸气时按压气囊。

（3）气管插管或气管切开的患者使用简易呼吸器，应先吸痰，再通过连接管将呼吸器与气管导管连接。

（4）使用时应注意感受气道阻力，阻力过大可能有呼吸道阻塞，应及时查看原因并予以解除。

（5）使用中应注意观察患者面色、口唇及胸廓起伏情况，听呼吸音，监测生命体征和血氧饱和度。

053 号题

【题干】

1. 行间、中冲、支沟的定位
2. 呼吸补泻法
3. 肺下界叩诊
4. 戴干手套

【答题要求】根据你所抽题目的要求，边操作边口述，时间 15 分钟。

【答案解析】

1. 行间、中冲、支沟的定位

行间：足背，当第 1、2 趾间，趾蹼缘后方赤白肉际处。

中冲：中指末端最高点。

支沟：腕背侧远端横纹上 3 寸，尺骨与桡骨间隙中点。

2. 呼吸补泻法

呼吸补泻法是将针刺手法与患者呼吸相结合区分补泻的手法。

操作要点：

（1）补法：病人呼气时进针，吸气时出针。

（2）泻法：病人吸气时进针，呼气时出针。

注意事项：应令患者做深而徐缓的呼吸调息，术者宜同时进行呼吸调息，与患者呼吸调息保持一致。若观察患者呼吸不明显，术者可用语言指令患者进行呼气和吸气，然后再随患者呼吸进行操作。

3. 肺下界叩诊

通常在两侧锁骨中线、腋中线和肩胛线上叩诊肺下界。

操作方法：嘱病人平静呼吸，从肺野的清音区（一般前胸从第 2 或第 3 肋间隙，后胸从肩胛线第 8 肋间隙）开始叩诊，向下叩至浊音。平静呼吸时，右肺下界在右侧锁骨中线、腋中线、肩胛线分别为第 6、第 8、第 10 肋骨。左肺下界除在左锁骨中线上变动较大（因有胃泡鼓音区）外，其余与右侧大致相同。矮胖体型或妊娠时，肺下界可上移一肋；消瘦体型者，肺下界可下移一肋。卧位时肺下界可比直立时升高一肋。

临床意义：病理情况下，肺下界下移见于肺气肿；肺下界上移见于肺不张、肺萎缩、胸腔积液、气胸、胸膜增厚粘连，以及腹压增高所致的膈肌上抬，如腹水、鼓胀、肝脾肿大、腹腔肿瘤、膈肌麻痹。胸腔积液和气胸时，肺下界上移而膈肌下移，气体位于两者之间。下叶肺实变、胸腔积液、胸膜增厚时，肺下界不易叩出。

4. 戴干手套

（1）穿无菌手术衣、戴口罩后，选取合适手套号码并核对灭菌日期。

（2）用手套袋内无菌滑石粉包轻轻敷擦双手，使之滑润。

（3）左手捏住两只手套翻折部分，提出手套，使两只手套拇指相对向，右手先插入手套内，再用戴好手套的右手 2 ~5 指插入左手手套的翻折部内，帮助左手插入手套内，然后将手套翻折部翻回盖住手术衣袖口。

(4) 用无菌盐水冲净手套外面的滑石粉。

(5) 在手术开始前应将双手举于胸前，切勿任意下垂或高举。

054 号题

【题干】

1. 少商、尺泽、风池的定位

2. 隔附子饼灸

3. 请演示腹部液波震颤（波动感）的检查方法

4. 胸外心脏按压

【答题要求】根据你所抽题目的要求，边操作边口述，时间 15 分钟。

【答案解析】

1. 少商、尺泽、风池的定位

少商：拇指末节桡侧，指甲根角侧上方 0.1 寸。

尺泽：在肘横纹上，肱二头肌腱桡侧缘凹陷处。

风池：枕骨之下，胸锁乳突肌上端与斜方肌上端之间的凹陷中。

2. 隔附子饼灸

操作要点：①将附子研成细末用黄酒适量调成泥状，做成直径约 3cm、厚约 0.8cm 的圆饼，中间用针穿刺数孔备用。②选取适宜体位，充分暴露待灸腧穴。③先将附子饼置于穴上，再将中号或大号艾炷置于附子饼上，点燃艾炷尖端，任其自燃。④艾炷燃尽，去艾灰，更换艾炷，依前法再灸，施灸中，若感觉施灸局部灼痛不可耐受，术者用镊子将附子饼一端夹住端起，稍待片刻，重新放下再灸。⑤灸完规定壮数为止，一般每穴灸 3～9 壮。⑥灸毕去除附子片及艾灰。

注意事项：①一般选择大、中艾炷；②施灸中，如附子饼焦干，宜置换新饼继续施灸；③随时观察局部皮肤情况，不要施灸过量，以免局部起泡。

3. 液波震颤（波动感）的检查方法

用于 3000～4000mL 以上腹水的检查，检查时患者平卧，医师以一手掌面贴于患者一侧腹壁，另一手四指并拢屈曲，用指端冲击患者另一侧腹壁，如有大量液体存在，则贴于腹壁的手掌有被液体波动冲击的感觉，即液波震颤（波动感）。为防止腹壁本身震动传至对侧，可让另一人将手掌尺侧缘压于脐部腹中线上。

4. 胸外心脏按压

(1) 按压部位：两乳头连线中点（胸骨中下 1/3 处）。

(2) 按压方法：用左手掌根部紧贴患者的胸部，右手掌根部重叠其上，两手手指相扣，左手五指翘起，上半身稍向前倾，双肩位于患者正上方，保持前臂与患者胸骨垂直，双臂伸直（肘关节伸直），用上半身力量用力垂直向下按压，放松时要使胸壁充分回复，放松时掌根不能离开胸壁。

(3) 按压要求：按压深度，成人胸骨下陷至少 5cm，按压频率至少 100 次/分，压放时间比为 1:1。连续按压 30 次后给予人工呼吸 2 次。多位施救者在现场心肺复苏时，每 2 分钟或 5 个心肺复苏循环后，应相互轮换按压，以保证按压质量。

055 号题

【题干】

1. 肩井、至阴、中脘的定位
2. 准头、阙上定位及所属脏腑
3. 脾肿大的测量
4. 穿隔离衣

【答题要求】根据你所抽题目的要求，边操作边口述，时间 15 分钟。

【答案解析】

1. 肩井、至阴、中脘的定位

肩井：肩胛区，第 7 颈椎棘突与肩峰最外侧点连线的中点。

至阴：足小趾末节外侧，趾甲根角侧后方 0.1 寸。

中脘：前正中线上，脐上 4 寸。

2. 准头、阙上定位及所属脏腑

鼻称明堂，眉间叫阙，额称庭或颜，颊侧称藩，耳门为蔽。

庭候首面，阙上候咽喉，阙中（印堂）候肺，阙下（下极，山根）候心，下极之下（年寿）候肝，肝部左右候胆，肝下（准头）候脾，方上（脾两旁）候胃，中央（颧下）候大肠，夹大肠候肾，明堂（鼻端）以上候小肠，明堂以下候膀胱、子处。如图所示。

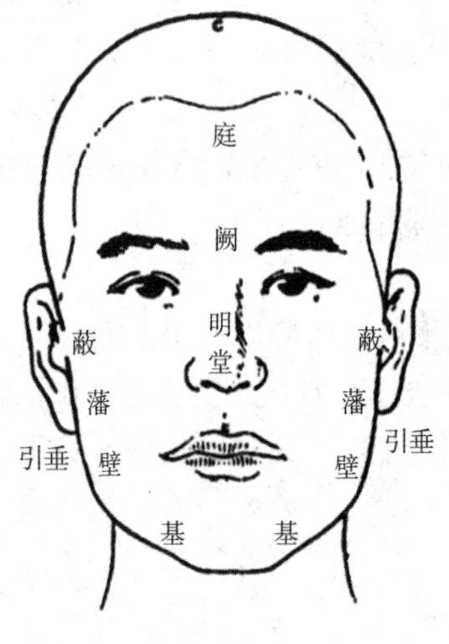

明堂藩蔽图

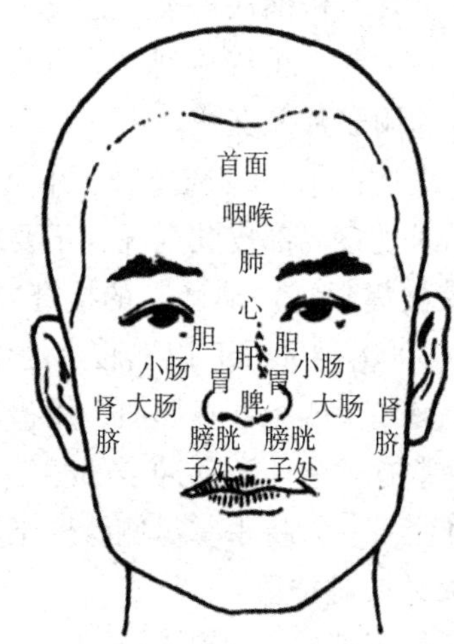

面部脏腑分属部位

3. 脾肿大的测量

（1）第 1 线（又称甲乙线）：测量左侧的锁骨中线与肋缘交点至脾脏下缘的距离。轻中度脾肿大仅作第 1 线测量。

（2）第 2 线（又称甲丙线）：测量左侧的锁骨中线与肋缘交点至脾脏最远点的距离。

（3）第 3 线（又称丁戊线）：测量脾右缘与前正中线的距离。若肿大脾超过前正中线，则测量脾右缘与前正中线的最大距离，并以“+”表示；未超过前正中线者，应测量脾右缘与前正中线的最短距离，并以“-”表示。

4. 穿隔离衣

（1）戴好帽子及口罩，取下手表，卷袖过肘，洗手。

（2）手持衣领取下隔离衣，清洁面朝自己，将衣领两端向外折齐，对齐肩缝，露出袖子内口。

（3）右手持衣领，左手伸入袖内，右手将衣领向上拉，使左手套入后露出。

（4）换左手持衣领，右手伸入袖内，举双手将袖抖上，注意勿触及面部。

（5）两手持衣领，由领子中央顺着边缘向后将领扣扣好，再扎好袖口（此时手已污染），松腰带活结。

（6）将隔离衣一边约在腰下5cm处渐向前拉，直到见边缘，则捏住，同法捏住另一侧边缘，注意手勿触及衣内面，然后双手在背后将边缘对齐，向一侧折叠，一手按住折叠处，另一手将腰带拉至背后压住折叠处，将腰带在背后交叉，回到前面系好。

056 号题

【题干】

1. 申脉、太溪、水沟的定位
2. 抖下肢法的操作
3. 角膜反射
4. 绞紧止血法

【答题要求】根据你所抽题目的要求，边操作边口述，时间15分钟。

【答案解析】

1. 申脉、太溪、水沟的定位

申脉：外踝尖直下，外踝下缘与跟骨之间的凹陷处。

太溪：内踝尖与跟腱之间的凹陷处。

水沟：在人中沟的上1/3与下2/3交点处。

2. 抖下肢法

操作方法：受术者仰卧位，下肢放松，术者站其足端，用双手分别握住受术者两足踝部，将两下肢抬起，离开床面30cm左右，然后上、前臂同时施力，做连续的小幅度上下抖动，使其下肢及髋部有舒松感，两下肢可同时操作，亦可单侧操作。

动作要领：

（1）被抖动的肢体要自然伸直，并应使肌肉处于最佳松弛状态。

（2）抖动所产生的抖动波应从肢体的远端传向近端。

（3）抖动的幅度要小，频率要快，一般抖动幅度控制在2～3cm，下肢部抖动频率宜稍慢，一般在每分钟100次左右即可。

注意事项：

（1）操作时不可屏气。

（2）受术者肩、肘、腕有习惯性脱位者禁用。

3. 角膜反射

检查方法：嘱被检查者眼睛注视内上方，医师用细棉絮轻触患者角膜外缘，健康人该侧眼睑迅速闭合，称为直接角膜反射，对侧眼睑也同时闭合称为间接角膜反射。

临床意义：直接角膜反射存在，间接角膜反射消失，说明受刺激对侧的面神经瘫痪；直接角膜反射消失，间接角膜反射存在，说明受刺激侧的面神经瘫痪；直接、间接角膜反射均消失，说明受刺激侧三叉神经病变，深昏迷患者角膜反射也消失。

4. 绞紧止血法

操作方法：将三角巾或毛巾等叠成带状，在出血伤口上方绕肢体一圈，两端向前拉紧打一活结，并在一头留出一小套，取小木棒、笔杆、筷子等作为绞棒，插在带圈内，提起绞棒绞紧，再将木棒一头插入小套内，并把小套拉紧固定即可。

注意事项：

（1）部位要准确，止血带应扎在伤口的近心端，并应尽量靠近伤口。

（2）前臂和小腿不适宜扎止血带。

（3）上臂不可扎在下 1/3 处，以防损伤桡神经，宜扎在上 1/3 处。

（4）大腿宜扎在上 2/3 处。

（5）止血带松紧要适度。止血带的松紧度以刚达到远端动脉搏动消失，刚能止血为度。

（6）加衬垫。止血带与皮肤之间应加衬垫，以免损伤皮肤，切忌用绳索或铁丝直接加压。

（7）标记要明显。记上使用止血带的日期、时间和部位，并挂在醒目的部位，便于观察。同时迅速转送。

（8）时间控制好。扎止血带的时间不宜超过 3 小时，并应 1 小时松止血带 1 次，每次放松 2 ~ 3 分钟。松解止血带前，要先补充血容量，做好纠正休克的准备，并准备止血用器材。松解时，如果伤员出血，可用指压法止血。

057 号题

【题干】

1. 秩边、公孙、定喘的定位
2. 无瘢痕灸的操作
3. 脾脏叩诊
4. 小腿闭合性骨折的固定

【答题要求】根据你所抽题目的要求，边操作边口述，时间 15 分钟。

【答案解析】

1. 秩边、公孙、定喘的定位

秩边：横平第 4 骶后孔，骶正中嵴旁开 3 寸。

公孙：第 1 跖骨基底部的前下方，赤白肉际处。

定喘：在脊柱区部，横平第 7 颈椎棘突下，后正中线旁开 0.5 寸。

2. 无瘢痕灸

无瘢痕灸又名非化脓灸。

（1）操作要点：①定取腧穴宜采取仰卧位或俯卧位，充分暴露待灸部位；②用棉签蘸少许大蒜汁或医用凡士林或涂清水于穴区皮肤，用以黏附艾炷；③将艾炷平置于腧穴上，用线香点燃艾炷顶部，待其自燃，要求每个艾炷不可燃尽，当艾炷燃剩1/3，患者感觉腧穴局部有灼痛时，即可易炷再灸；④灸满规定壮数为止，一般应灸至腧穴局部皮肤呈现红晕而不起泡为度。

（2）注意事项：①一般选用中、小艾炷；②患者对灼痛的感觉不一，有的患者或可因感觉较迟钝而引起皮肤灼伤，故要密切观察局部情况。

3. 脾脏叩诊

脾浊音区宜采用轻叩法，在左腋中线自上而下进行叩诊。正常脾浊音区在该线上第9～11肋间，宽4～7cm，前方不超过腋前线。脾浊音区缩小或消失见于左侧气胸、胃扩张及鼓胀等；脾浊音区扩大见于脾肿大。

4. 小腿闭合性骨折

（1）固定前应尽可能牵引伤肢以矫正明显的畸形，避免骨折断端对神经、血管、皮肤等周围组织的压迫，然后将伤肢放到适当位置固定。

（2）固定物与肢体之间要加衬垫（棉垫、毛巾、布料片等软物），骨突部位加垫棉花或布类保护，以防皮肤压伤。

（3）固定范围一般应包括骨折处上下两个关节。

（4）小腿骨折：用大腿中部至足部的两块夹板，分别置于小腿的内、外侧，然后用绷带或三角巾固定，亦可用三角巾将患肢固定于健肢。

058 号题

【题干】

1. 留针拔罐法
2. 抖腰法的操作
3. 肝脏触诊
4. 口对口人工呼吸

【答题要求】根据你所抽题目的要求，边操作边口述，时间15分钟。

【答案解析】

1. 留针拔罐法（针罐法）

操作要点：①选取适宜体位，充分暴露待拔腧穴；②选择大小适宜的玻璃罐备用；③毫针直刺到一定深度，行针、得气、留针；④用闪火法以针刺点为中心留罐，一般留罐10～15分钟，以局部皮肤潮红、充血或瘀血为度；⑤起罐后出针。

注意事项：①多用于肌肉丰厚部位的腧穴，胸背部穴位不宜使用本法；②留罐时定位要准确，应以针刺点为中心留罐，不能过度偏倚；③根据显露在体外针身、针柄的长短，结合拔罐部位，选择大小合适的罐，以罐底不压住毫针针尾为宜；④吸拔力要适中。

2. 抖腰法

操作方法：抖腰法非单纯性抖法，它是牵引法与短阵性的较大幅度抖法的结合应用。受术者俯卧位，两手拉住床头或由助手固定其两腋部，以两手握住其两足踝部，两臂伸直，身体后仰，与助手相对用力，牵引其腰部，待其腰部放松后，身体前倾，以准备抖动，其后随身体起立之势，瞬间用力，做1～3次较大幅度的抖动，使抖动之力作用于腰部，使其产生较大幅度的波浪状运动。

动作要领：抖腰法属于复合手法，要以拔伸牵引和较大幅度的短阵性抖动相结合，使受术者腰部放松后再行抖动，要掌握好发力时机。

注意事项：

（1）操作时不可屏气。

（2）受术者腰部疼痛较重，活动受限，肌肉不能放松者禁用。

3. 肝脏触诊

被检查者处于仰卧位，两膝关节屈曲，使腹壁放松，并做较深腹式呼吸以使肝脏上下移动。检查者立于患者右侧，将右手四指并拢，掌指关节伸直，与肋缘大致平行地放在右侧腹部估计肝下缘的下方或叩诊肝浊音界的下方，随患者呼气时，手指压向腹壁深部，吸气时，手指缓慢抬起，朝肋缘向上迎触下移的肝缘。如此反复进行，手指逐渐向肋缘移动，直到触及肝缘或肋缘为止。需在右锁骨中线上及前正中线上分别触诊肝缘，并在平静呼吸时分别测量其与肋缘或剑突根部的距离，以厘米表示。

正常成人的肝脏一般触不到，但腹壁松弛的瘦者于深吸气时可触及肝下缘，多在肋弓下1cm以内，剑突下如能触及肝左叶，多在3cm以内。2岁以下小儿的肝脏相对较大，易触及。正常肝脏质地柔软，表面光滑，无压痛和叩击痛。触及肝脏后，应详细描述以下几点：大小、质地、表面形态及边缘、压痛。

4. 口对口人工呼吸

（1）施救者一只手的拇指和食指捏住患者鼻翼，用小鱼际肌按患者前额，另一只手固定患者下颌，开启口腔。

（2）施救者双唇严密包住患者口唇，平静状态下吹气，吹气时观察胸廓是否隆起。

（3）吹气时间每次不少于1s，每次送气量500～600mL，以胸廓抬起为有效。

（4）吹气完毕，松开患者口鼻，使患者的肺和胸廓自然回缩，将气体排出。

（5）重复吹气一次，与心脏按压交替进行，吹气按压比为2∶30。

059号题

【题干】

1. 关元、足三里、合谷的定位
2. 闪罐法操作
3. 指鼻试验
4. 肥皂水刷手法

【答题要求】根据你所抽题目的要求，边操作边口述，时间15分钟。

【答案解析】

1. 关元、足三里、合谷的定位

关元：前正中线上，脐下3寸。

足三里：犊鼻穴下3寸，胫骨前嵴外一横指处。

合谷：在手背，第1、2掌骨之间，当第2掌骨桡侧的中点处。简便取穴法：以一手拇指指间关节横纹，放在另一手拇、食指之间的指蹼缘上，当拇指尖下即该穴。

2. 闪罐法操作

操作要点：①选取适宜体位，充分暴露待拔腧穴；②选用大小适宜的罐具；③用镊子夹紧95%的酒精棉球一个，点燃，使棉球在罐内壁中段绕1～3圈或短暂停留后迅速退出，迅速将罐扣在应拔的部位，再立即将罐起下；④如此反复多次地拔住起下、起下拔住；⑤拔至施术部位皮肤潮红、充血或瘀血为度。

注意事项：①闪火、吸拔、起罐动作要连贯。手腕要求放松，吸拔时翻转灵活自如。②火力适中。③吸附力大小适当。④避免闪拔时火焰在罐口停留过久或用一个罐子操作时间过长，以防罐口过烫而致烫伤皮肤。

3. 指鼻试验

嘱病人将前臂外旋、伸直，以食指触自己的鼻尖，先慢后快、先睁眼后闭眼，反复做上述动作。正常人动作准确，共济失调患者表现为同侧动作摇摆、过度、碰不准鼻尖等。如睁眼无困难、闭目则不能完成，为感觉性共济失调；睁眼、闭眼皆有困难者为小脑性共济失调。

4. 肥皂水刷手法

（1）洗手：①流水冲洗双手臂。②用洗手液或肥皂水按七步洗手法洗手和手臂，七步洗手法：手掌相对→手掌对手背→双手十指交叉→双手互握→揉搓拇指→指尖→手臂至上臂下1/3，两侧在同一水平交替上升，不得回搓，重复两次，共5分钟，洗手过程保持双手位于胸前并高于肘部，双前臂保持拱手姿势。③取无菌毛巾擦干手和臂。

（2）消毒手臂：①用消毒毛刷蘸取消毒肥皂液交替刷洗双手及手臂，从指尖到肘上10cm，刷手时尤应注意甲缘、甲沟、指蹼等处，刷完一遍，指尖朝上肘向下，用清水冲洗手臂上的肥皂水，然后，另换一消毒毛刷，同法进行第二、三遍刷洗，每一遍比上一遍低2cm（分别为肘上10cm、8cm、6cm），共约10分钟。②每侧用一块无菌毛巾从指尖至肘部擦干，擦过肘部的毛巾不可再擦手部，以免污染。③将双手及前臂浸泡在75%乙醇桶内5分钟，浸泡范围至肘上6cm处，若有乙醇过敏，可改用0.1%苯扎溴铵溶液浸泡，也可用1:5000氯己定（洗必泰）溶液浸泡3分钟。④浸泡消毒后，保持拱手姿势待干，双手不得下垂，不能接触未经消毒的物品。

060号题

【题干】

1. 拇指后位捏脊法
2. 舒张进针法
3. 神经系统随意运动检查
4. 股骨闭合性骨折简易固定

【答题要求】根据你所抽题目的要求，边操作边口述，时间15分钟。

【答案解析】

1. 拇指后位捏脊法

捏脊法由捏法、捻法、提法、推法等多种手法动作复合而成，常施于脊柱两侧。

操作方法：两手拇指伸直，两指端分置于脊柱两侧，指面向前，两手食、中指前按，腕关节微屈，以两手拇指与食、中指罗纹面将皮肤捏起，并轻轻提捻，然后向前推行移动，在向前移动的捏脊过程中，两手拇指要前推，而食指、中指则交替前按，两者相互配合，从而交替捏提捻动前行。捏脊法每次操作一般均从龟尾穴开始，沿脊柱两侧向上终止于大椎穴为一遍，可连续操作三至五遍。为加强手法效应，常采用三步一提法，即每捏捻三次，便停止前行，用力向上提拉一次。

动作要领：

（1）拇指后位捏脊法要以拇指和食、中指的罗纹面捏住皮肤，腕部宜微悬，以利于拇指的推动前移。

（2）捏提肌肤多寡及用力要适度。捏提肌肤过多，则动作呆滞不易向前推动，过少则易滑脱；用力过大易疼痛，过小则刺激量不足。

（3）需较小或一般刺激量时，宜用拇指后位捏脊法。

（4）捏脊法包含了捏、捻、提、推等复合动作，动作宜灵活协调，若掌握得法，操作娴熟，在提拉皮肤时，常发出较清晰的“嗒、嗒”声。

2. 舒张进针法

①消毒腧穴皮肤、医生双手常规消毒；②押手绷紧皮肤：以押手拇、食指或食、中指把腧穴处皮肤向两侧轻轻撑开，使之绷紧，两指间的距离要适当；③持针：刺手拇、食、中指三指指腹夹持针柄；④刺入：刺手持针，于押手两指间的腧穴处迅速刺入。

3. 神经系统随意运动检查

随意运动是受意识支配的动作，是大脑皮质通过锥体束由骨骼肌来完成，用肌力来衡量。随意运动的丧失就是瘫痪。常以关节为中心检查肌群的伸、屈、内收、外展、旋前、旋后等。医师从相反方向测试患者对阻力的克服力量。肌力分为0～5级。0级：无肢体活动，也无肌肉收缩，为完全性瘫痪。1级：可见肌肉收缩，但无肢体活动。2级：肢体能在床面上做水平移动，但不能抬起。3级：肢体能抬离床面，但不能抵抗阻力。4级：能做抵抗阻力的动作，但较正常差。5级：正常肌力。

4. 股骨闭合性骨折简易固定

（1）固定前应尽可能牵引伤肢以矫正明显的畸形，避免骨折断端对神经、血管、皮肤等周围组织的压迫，然后将伤肢放到适当位置固定。

（2）固定物与肢体之间要加衬垫（棉垫、毛巾、布料片等软物），骨突部位加垫棉花或布类保护，以防皮肤压伤。

（3）固定范围一般应包括骨折处上下两个关节。

（4）大腿骨折：①健肢固定法：在膝、踝关节及两腿之间的空隙处加以棉垫，用绷带或三角巾将双下肢绑在一起；②躯干固定法：伤肢外侧从腋下至足踝部置一长夹板，伤肢内侧从大腿根部至足踝部置一短夹板，用绷带或三角巾捆绑固定。

第三站 临床答辩

001 号题

【题干】

1. 小儿急性腮腺炎问诊

2. 肩髃、肾俞主治

3. 患者，女，28 岁。转移性右下腹疼痛，腹痛加剧，压痛、反跳痛，腹皮挛急，右下腹可摸及包块，壮热，纳呆，恶心呕吐，便秘或腹泻，舌红，苔黄腻，脉弦数。查体麦氏点压痛。血常规检查白细胞总数 18×10^9/L。请给出中西医诊断

4. 房颤心电图表现

【答题要求】根据你抽取题目的要求，进行口头答辩，时间 15 分钟。

【答案解析】

1. 小儿急性腮腺炎问诊

(1) 现病史

①主症的时间，程度：发热和腮部肿胀疼痛出现的时间？腮部肿胀疼痛是单侧还是双侧？疼痛跟进食是否有关？有无急性腮腺炎病人接触史？

②伴随症状：发热时是否有恶寒表现？有无汗出？有无口渴？有无头痛，呕吐，四肢抽搐和颈项僵直？神志是否清楚？男孩有无睾丸肿痛？女孩有无一侧少腹（附件）疼痛？

③诊疗经过：是否进行过相关检查？确诊急性腮腺炎否？口服抗病毒西药或中药否？治疗效果如何？

(2) 其他病史：既往史、个人史、家族史、过敏史有无异常？

(3) 预防接种史：预防接种情况如何？是否全程接种？尤其是麻风腮疫苗是否接种过？

2. 肩髃、肾俞主治

肩髃：①肩臂挛痛、上肢不遂等肩、上肢病证；②瘾疹。

肾俞：①头晕、耳鸣、耳聋等肾虚病证；②遗尿、遗精、阳痿、早泄、不育等生殖泌尿系疾患；③月经不调、带下、不孕等妇科病证；④腰痛；⑤慢性腹泻。

3. 双重诊断

中医诊断：肠痈（湿热证，酿脓期）。

西医诊断：急性阑尾炎。

4. 房颤心电图表现

(1) P 波消失，代之以一系列大小不等、间距不均、形态各异的心房颤动波（f 波），其频率为 350～600 次/分钟。

(2) R－R 间距绝对不匀齐。

（3）QRS 波群形态一般正常。

002 号题

【题干】

1. 胸痹问诊

2. 肺俞、神阙主治

3. 患者，女，20 岁。咳嗽频剧，咳声嘶哑，喉燥咽痛，咳痰不爽，痰黏稠。咳时汗出，常伴鼻流黄涕，口渴，头痛，身楚，见恶风、身热等表证，舌苔薄黄，脉浮数。听诊两肺散在干、湿啰音，血常规白细胞计数正常，X 线检查无异常发现。请给出中西医诊断

4. 肺癌组织分型

【答题要求】根据你抽取题目的要求，进行口头答辩，时间 15 分钟。

【答案解析】

1. 胸痹问诊

（1）现病史

①主症的时间，程度：疼痛的部位是在胸骨后还是心前区？疼痛是闷痛、刺痛还是冷痛？持续的时间长短，是几分钟还是十几分钟甚至半小时以上？疼痛是否放射到肩背部？疼痛有无诱发因素，如与生气、受寒、饱食等有关？疼痛能否自行缓解？以往有无类似发作？

②伴随症状：是否伴有痰多气短，肢体沉重？有无心悸气短，动则益甚，倦怠乏力？大小便如何？睡眠是否正常？

③诊疗经过：是否做过心电图、心肌酶等相关检查？是否确诊？服用硝酸甘油或复方丹参滴丸否？如已服用，效果如何？

（2）其他病史：既往史、个人史、家族史、过敏史有无异常？

2. 肺俞、神阙主治

肺俞：①咳嗽、气喘、咯血等肺疾；②骨蒸潮热、盗汗等阴虚病证；③皮肤瘙痒、瘾疹等皮肤病。

神阙：①虚脱、中风脱证等元阳暴脱；②腹痛、腹胀、腹泻、痢疾、便秘、脱肛等肠腑病证；③水肿，小便不利；④保健灸常用穴。

3. 双重诊断

中医诊断：咳嗽（风热犯肺证）。

西医诊断：急性支气管炎。

4. 肺癌组织分型

（1）按解剖学分类

①中央型肺癌：生长在段支气管以上位于肺门附近者，约占 3/4，以鳞状上皮细胞癌和小细胞肺癌较常见。

②周围型肺癌：生长在段支气管及其分支以下者，约占 1/4，以腺癌较为常见。

（2）按组织病理学分类

①非小细胞肺癌（NSCLC）：包括鳞状上皮细胞癌（简称鳞癌）、腺癌、大细胞癌及

其他肺癌如腺鳞癌、类癌、肉瘤样癌等。

②小细胞肺癌：在原发性肺癌中恶性程度最高，患者年龄较轻，多有吸烟史。

003 号题

【题干】

1. 患者阳事不举，伴心悸、乏力，问诊

2. 风寒阻络型落枕治法、取穴

3. 患者，男，25 岁。干咳，咳声短促，偶痰中带有血丝，色鲜红，胸部隐隐闷痛，午后自觉手足心热，少量盗汗，皮肤干灼，口干咽燥，舌边尖红，苔薄白，脉细数。双肺听诊呼吸音粗，少量湿啰音。X 线见双肺片状密度阴影。痰中检出结核杆菌。请给出中西医诊断

4. 高血压病的降压药用药原则

【答题要求】根据你抽取题目的要求，进行口头答辩，时间 15 分钟。

【答案解析】

1. 患者阳事不举，伴心悸、乏力，问诊

（1）现病史

①主症的时间，强度：患者是痿而不举，举而不坚，还是坚而不久？病情持续的时间？有无诱发因素？心悸乏力是阵发性还是持续性？是否有诱发因素？

②伴随症状：是否伴有早泄？是否有神疲？有无腰酸膝软？是否畏寒肢冷？睡眠如何？是否精神苦闷，胆怯多疑？有无小便不畅，滴沥不尽等症？

③诊疗经过：是否进行过相关检查？是否排除阴茎发育不良引起的性交不能？是否服用药物治疗，效果如何？

（2）其他病史：既往史、个人史、家族史、过敏史有无异常？患者是否有房劳过度，手淫频繁，久病体弱，或有消渴、惊悸、郁证等病史？

2. 风寒阻络型落枕治法、取穴

治法：疏风散寒，舒筋通络，活血止痛。

取穴：外劳宫、阿是穴、肩井、后溪、昆仑、风池、合谷。

3. 双重诊断

中医诊断：肺痨（肺阴亏损证）。

西医诊断：肺结核。

4. 高血压病降压药的用药原则

（1）小剂量：小剂量开始，根据需要，逐步增加剂量。

（2）优先选择长效制剂：使用每日 1 次给药而有持续 24 小时降压作用的长效药物，以有效控制夜间血压与晨峰血压。

（3）联合用药：增加降压效果，减少不良反应。

（4）个体化：根据患者具体情况、耐受性及个人意愿或长期承受能力，选择适合患者的降压药物。

004 号题

【题干】

1. 女，19 岁。经血淋沥不尽，纳呆便溏，问诊

2. 三阴交主治及操作

3. 患儿，3 岁。壮热不退 3 天，烦躁不安，口渴欲饮，面红目赤，皮疹分布较密，疹色紫暗，疱浆浑浊，甚至可见出血性皮疹、紫斑，大便干结，小便短黄，舌红绛，苔黄糙而干，脉数有力。起病 3 周前有水痘接触史。病原学检查可见水痘－带状疱疹病毒。请给出中西医诊断

4. Ⅰ度房室传导阻滞心电图的特点

【答题要求】根据你抽取题目的要求，进行口头答辩，时间 15 分钟。

【答案解析】

1. 女，19 岁。经血淋沥不尽，纳呆便溏，问诊

（1）现病史

①主症的时间，程度：月经淋沥不尽持续的时间？经血的颜色、质地和经量如何？纳呆便溏出现的时间？是否有诱发因素？

②伴随症状：是否神疲气短？有无面浮肢肿，小腹空坠？有无四肢不温？是否有潮热盗汗？是否有心烦口干？是否伴有失眠多梦？是否有心悸不宁？

③诊疗经过：是否进行过激素六项、基础体温、宫颈黏液等相关检查？是否确诊？有无治疗？怎样治疗？效果如何？

（2）其他病史：既往史、个人史、家族史、过敏史有无异常？既往有无崩漏史？有无口服避孕药或其他激素史？有无内科出血病史？

（3）月经史：初潮年龄，既往月经来潮情况等。

2. 三阴交主治及操作

（1）主治：①肠鸣腹胀、腹泻等脾胃虚弱诸证；②月经不调、带下、阴挺、不孕、滞产等妇产科病证；③遗精、阳痿、遗尿等生殖泌尿系统疾患；④心悸、失眠、眩晕；⑤下肢痿痹；⑥阴虚诸证；⑦湿疹、瘾疹等皮肤疾患。

（2）操作：直刺 1～1.5 寸。孕妇禁针。

3. 双重诊断

中医诊断：水痘（邪炽气营证）。

西医诊断：水痘。

4. Ⅰ度房室传导阻滞心电图的特点

（1）窦性 P 波之后均伴随有 QRS 波群。

（2）P－R 间期延长：P－R 间期≥0.21s（老年人＞0.22s）。

005 号题

【题干】

1. 心悸，胸闷伴下肢浮肿，问诊

2. 肩井、天宗主治

3. 患者，男，50 岁。咳嗽咳痰，气憋，痰质稠黏，痰黄白相兼，胸闷胸痛，纳呆便溏，神疲乏力，舌质淡，苔白腻，脉滑。CT 显示右肺肺门增大及纵隔肿块，痰液脱落细胞检查发现癌细胞。请给出中西医诊断

4. 2 型糖尿病患者现在餐前血糖 8.5mmol/L，要想了解近 1～2 个月血糖控制情况需要检查什么指标

【答题要求】根据你抽取题目的要求，进行口头答辩，时间 15 分钟。

【答案解析】

1. 心悸，胸闷伴下肢浮肿，问诊

(1) 现病史

①主症的时间，程度：患者自觉心搏异常，或快速，或缓慢，或跳动过重，或忽跳忽止，持续的时间？发作有无规律？有无诱发因素？胸闷和下肢水肿出现的时间？水肿的性质是按之随手而起还是按之凹陷如泥？

②伴随症状：是否伴有咳嗽咳痰？夜间是否有呼吸困难？是否伴有腹胀？食欲如何？是否伴有形寒肢冷？有无恶心，欲吐，流涎？有无自汗盗汗？是否伴有头痛头晕？睡眠如何？是否有口渴？饮水情况如何？二便如何？

③诊疗经过：是否进行过心电图、心功能、超声心动等检查？是否确诊？是否治疗，怎样治疗，效果如何？

(2) 其他病史：既往史、个人史、家族史、过敏史有无异常？既往是否有高血压、冠心病病史？

2. 肩井、天宗主治

肩井：①颈项强痛，肩背疼痛，上肢不遂；②难产、乳痈、乳汁不下、乳癖等妇产科及乳房疾患；③瘰疬。

天宗：①肩胛疼痛、肩背部损伤等局部病证；②乳痈；③气喘。

3. 双重诊断

中医诊断：癌病，肺癌（痰湿蕴肺证）。

西医诊断：原发性支气管肺癌。

4. 2 型糖尿病患者现在餐前血糖 8.5mmol/L，要想了解近 1～2 个月血糖控制情况需要检查什么指标

应检查糖化血红蛋白。

[参考值] HBA_{1C}4%～6%；HBA_1 5%～8%。

[临床意义] 可反映采血前 2～3 个月血糖的平均水平。

(1) 评价糖尿病控制程度：HBA_{1C}增高提示近 2～3 月糖尿病控制不良，HBA_{1C}越高，血糖水平越高，病情越重，可作为糖尿病长期控制的检测指标。

(2) 筛检糖尿病：美国糖尿病协会将 HBA_{1C}≥6.5% 作为糖尿病诊断标准之一。

(3) 鉴别高血糖：糖尿病高血糖的 HBA_{1C}增高，而应激性糖尿病的 HBA_{1C}正常。

(4) 预测血管并发症　HBA_{1C} >10%，提示血管并发症重。

006 号题

【题干】

1. 患者突然发生口眼㖞斜，肌肤不仁，问诊

2. 合谷、地机主治

3. 患者，男，45 岁。喘逆上气，胸胀痛，息粗，鼻扇，咳痰不爽，痰稠黏。伴形寒，身热，烦闷，身痛，有汗，口渴，苔燥黄，舌边红，脉浮数。既往有慢性支气管炎病史 10 年。听诊肺部有广泛的湿啰音和哮鸣音。X 线检查见肺气肿的体征。请给出中西医诊断

4. 类风湿性关节炎关节的表现

【答题要求】根据你抽取题目的要求，进行口头答辩，时间 15 分钟。

【答案解析】

1. 患者突然发生口眼㖞斜，肌肤不仁，问诊

（1）现病史

①主症的时间，程度：口眼㖞斜，肌肤不仁持续的时间？有无诱发因素，如受凉、生气等因素？

②伴随症状：发病之前有无头晕、头痛、肢体一侧麻木等先兆症状？有无一侧肢体的偏瘫？有无意识丧失？是否手足麻木？有无口角流涎，舌强语謇？有无手足拘挛，关节酸痛？有无耳后疼痛？有无大汗淋漓，目闭口开，手撒遗尿？有无手足厥冷？大便是否秘结？

③诊疗经过：是否进行过头颅 CT 检查？是否查血常规？是否确诊？是否治疗，怎样治疗，效果如何？应用何种药物？

（2）其他病史：既往史、个人史、家族史、过敏史有无异常？是否有高血压病史？是否有高脂血症？是否有糖尿病？

2. 合谷、地机主治

合谷：①头痛、目赤肿痛、齿痛、鼻衄、口眼㖞斜、耳聋等头面五官诸疾；②发热、恶寒等外感病证；③热病无汗或多汗；④经闭、滞产等妇产科病证；⑤上肢疼痛、不遂；⑥牙拔除术、甲状腺手术等口面五官及颈部手术针麻常用穴。

地机：①痛经、崩漏、月经不调等妇科病证；②腹痛、腹泻等脾胃病证；③小便不利、水肿等脾不运化水湿病证；④下肢痿痹。

3. 双重诊断

中医诊断：喘证（表寒肺热证）。

西医诊断：慢性阻塞性肺疾病。

4. 类风湿性关节炎关节的表现

（1）晨僵：一般持续 1 小时以上。其持续时间长短反映滑膜炎症的严重程度。

（2）疼痛：疼痛是出现最早的症状。疼痛关节常伴有压痛。

（3）肿胀：多因滑膜急性炎症充血、水肿、关节腔渗液，或慢性炎症滑膜增厚所致。

（4）关节畸形：多见于较晚期患者。

（5）关节功能障碍：美国风湿病学会将其分为四级：①Ⅰ级：能照常进行日常生活和工作；②Ⅱ级：能生活自理，并参加一定工作，但活动受限；③Ⅲ级：仅能生活自理，不能参加工作和其他活动；④Ⅳ级：生活不能自理。

007 号题

【题干】

1. 咳嗽咳痰，问诊

2. 滞针的处理方法

3. 患者，女，60 岁。面色苍白，倦怠乏力，头晕目眩，心悸失眠，少气懒言，食欲不振，毛发干脱，爪甲裂脆，舌淡胖，苔薄，脉濡细。血常规：血红蛋白含量为 100g/L，血清铁浓度 <8.9μmol/L，总铁结合力 >64.4μmol/L。请给出中西医诊断

4. 实验室检查：血沉升高的意义

【答题要求】根据你抽取题目的要求，进行口头答辩，时间 15 分钟。

【答案解析】

1. 咳嗽咳痰，问诊

（1）现病史

①主症的时间，程度：咳嗽出现及持续的时间？咳声清脆还是紧闷？咳嗽是夜间还是清晨较重？咳痰的颜色、质地、难易程度如何？发作是否有诱因，如跟冷空气、异味、过食甜咸等有关？

②伴随症状：是否伴有恶寒发热？有无咳血或痰中带有血丝？有无胸闷、脘痞、呕恶、食少、体倦、大便溏？是否胸胁胀满、咳时引痛、面赤？有无口干而黏，欲饮水？是否伴有胁肋胀痛？是否伴有潮热盗汗？是否伴有形体肥胖？

③诊疗经过：是否进行过胸透或 X 线片检查？是否查过血常规？是否确诊？是否治疗，怎样治疗，效果如何？

（2）其他病史：既往史、个人史、家族史、过敏史有无异常？

2. 滞针的处理方法

（1）若患者精神紧张，局部肌肉过度收缩时，可稍延长留针时间，或于滞针腧穴附近进行循按或叩弹针柄，或在附近再刺一针，以宣散气血，而缓解肌肉的紧张。

（2）若行针不当，或单向捻针而致者，可向相反方向将针捻回，并用刮柄、弹柄法，使缠绕的肌纤维回释，即可消除滞针。

3. 双重诊断

中医诊断：眩晕（气血亏虚证）。

西医诊断：缺铁性贫血。

4. 实验室检查：血沉升高的意义

（1）生理性增快：见于妇女月经期、妊娠、老年人。

（2）病理性增快：见于：①各种炎症，如细菌性急性炎症、风湿热和结核病活动期。②损伤及坏死，如急性心肌梗死、严重创伤、骨折等。③恶性肿瘤。④各种原因导致的高球蛋白血症，如多发性骨髓瘤、感染性心内膜炎、系统性红斑狼疮、肾炎、肝硬化等。⑤贫血。

008 号题

【题干】

1. 水肿问诊

2. 列缺、曲池主治

3. 患者妊娠期阴道少量出血，色淡暗，腰酸，腹痛，舌淡暗，苔白，脉沉细滑，尺脉弱。妇科检查宫口未开，胎膜未破，子宫大小与停经周数相符。尿妊娠实验阳性。请给出中西医诊断

4. 肺气肿 X 片的特点

【答题要求】根据你抽取题目的要求，进行口头答辩，时间 15 分钟。

【答案解析】

1. 水肿问诊

（1）现病史

①主症的时间，强度：水肿起始的部位，是从眼睑开始，还是下肢先肿？水肿的性质是指凹性水肿还是非指凹性水肿？水肿持续的时间？有无诱发因素？发病前是否有上呼吸道和皮肤感染病史？

②伴随症状：是否有恶寒、发热、肢节酸楚、小便不利等症？有无咽喉红肿疼痛？有无皮肤光亮，尿少色赤，身发疮痍，甚则溃烂？有无身体困重、胸闷、纳呆、泛恶等症状？有无胸脘痞闷，烦热口渴，小便短赤，或大便干结？有无脘腹胀闷，食欲不振，便溏，神疲乏力？

③诊疗经过：是否确诊？是否治疗，怎样治疗，效果如何？

（2）其他病史：既往史、个人史、家族史、过敏史有无异常？

2. 列缺、曲池主治

列缺：①咳嗽、气喘、咽喉肿痛等肺系病证；②头痛、齿痛、项强、口眼㖞斜等头项部疾患；③手腕痛。

曲池：①肩臂痹痛、上肢不遂等上肢病证；②腹痛、腹泻；③齿痛、颊肿。

3. 双重诊断

中医诊断：胎动不安（肾虚证）。

西医诊断：先兆流产。

4. 肺气肿 X 片的特点

（1）两肺野透亮度增加。

（2）肺纹理分布稀疏、纤细。

（3）横膈位置低平（膈穹隆平坦，位置下降），活动度减弱。

（4）胸廓呈桶状胸，前后径增宽，肋骨横行，肋间隙增宽。

（5）心影狭长，呈垂位心。

（6）侧位胸片见胸骨后间隙增宽。

009 号题

【题干】

1. 腰痛问诊

2. 印堂、三阴交主治

3. 患者心悸不宁，善惊易恐，坐卧不安，恶闻声响，食少纳呆，苔薄白，脉细弦。查心电图：①3个以上的连续出现的室性早搏。②心室率多在 100 ~ 250 次/分，节律不规

则。请给出中西医诊断

4. 桡骨下端骨折伸直型（科雷斯骨折）的诊断

【答题要求】根据你抽取题目的要求，进行口头答辩，时间15分钟。

【答案解析】

1. 腰痛问诊

（1）现病史

①主症的时间，程度：腰痛持续的时间？是酸痛、冷痛、刺痛还是灼痛？疼痛是游走性还是固定痛？是否夜间加重？寒冷和阴雨天是否加重？是否有外伤病史？

②伴随症状：疼痛时是否伴有酸软无力，缠绵不愈，心烦少寐，口燥咽干，面色潮红，手足心热？或者局部发凉，喜温喜按，遇劳更甚，卧则减轻？

③诊疗经过：是否进行过相关检查？是否确诊？是否治疗，怎样治疗，效果如何？

（2）其他病史：既往史、个人史、家族史、过敏史有无异常？

2. 印堂、三阴交主治

印堂：①痴呆、痫病、失眠、健忘等神志病证；②头痛，眩晕；③鼻衄，鼻渊；④小儿惊风，产后血晕，子痫。

三阴交：①肠鸣腹胀、腹泻等脾胃虚弱诸证；②月经不调、带下、阴挺、不孕、滞产等妇产科病证；③遗精、阳痿、遗尿等生殖泌尿系统疾患；④心悸，失眠，高血压；⑤下肢痿痹；⑥阴虚诸证；⑦湿疹、瘾疹等皮肤疾患。

3. 双重诊断

中医诊断：心悸（心虚胆怯证）。

西医诊断：心律失常，室性心动过速。

4. 桡骨下端骨折伸直型（科雷斯骨折）的诊断

症状：伤后局部肿胀、疼痛，手腕功能部分或完全丧失。

体征：

（1）腕部侧面观：骨折远端向背侧移位时，可见“餐叉样”畸形。

（2）腕部正面观：骨折远端向桡侧移位时，呈“枪上刺刀状”畸形。

（3）缩短移位时可触及上移的桡骨茎突。

010号题

【题干】

1. 围绕痉证问诊

2. 风池、昆仑主治

3. 患者，男，30岁。暴饮暴食后，腹痛肠鸣，泻下粪便臭如败卵，泻后痛减，脘腹胀满，嗳腐酸臭，不思饮食，舌苔厚腻，脉滑。痢疾杆菌培养阴性。请给出中西医诊断

4. 急性黄疸型肝炎的分期

【答题要求】根据你抽取题目的要求，进行口头答辩，时间15分钟。

【答案解析】

1. 痉证问诊

（1）现病史

①主症的时间，程度：项背强急、四肢抽搐、角弓反张持续的时间？是否突然发病？发作是呈间断性还是持续性？有无受暑、情绪变化、外伤等病史？

②伴随症状：发作时是否有恶寒表现？有无汗出？有无高热头痛、口噤、手足躁动？有无腹满便结，口渴喜冷饮？有无烦躁？神志是否清楚？有无半身不遂，肌肤不仁？有无口吐涎沫？口中有无猪羊叫声？

③诊疗经过：是否进行过脑脊液、头颅 CT、脑电图等相关检查？是否确诊？是否治疗，怎样治疗，效果如何？

（2）其他病史：既往史、个人史、家族史、过敏史有无异常？

2. 风池、昆仑主治

风池：①中风、癫痫、头痛、眩晕、耳鸣、耳聋等内风所致的病证；②感冒、热病、口眼㖞斜等外风所致的病证；③目赤肿痛、视物不明、鼻塞、鼽衄、咽痛等五官病证；④颈项强痛。

昆仑：①后头痛、项强痛、腰骶疼痛、足踝肿痛等痛证；②癫痫；③滞产。

3. 双重诊断

中医诊断：泄泻（食滞肠胃证）。

西医诊断：急性肠炎。

4. 急性黄疸型肝炎的分期

（1）黄疸前期：多以发热起病，伴以全身乏力，食欲不振，厌油，恶心，甚或呕吐。常有上腹部不适、腹胀、便秘或腹泻，尿色逐渐加深，至本期末尿色呈浓茶样，少数病例可出现上呼吸道症状，或皮疹、关节痛等症状，肝脏可轻度肿大，伴有触痛及叩击痛，病程一般持续 5 ~ 7 天。

（2）黄疸期：尿色加深，巩膜及皮肤出现黄染，且逐日加深，多于数日至 2 周内达高峰，然后逐渐下降，黄疸明显时可出现皮肤瘙痒，大便颜色变浅，心动过缓等症状，肝肿大达肋缘下 1 ~ 3cm，有明显触痛及叩击痛，部分病例且有轻度脾肿大，肝功能改变明显。本期病程持续 2 ~ 6 周。

（3）恢复期：黄疸消退，精神及食欲好转，肿大的肝脾回缩，触痛及叩击痛消失，肝功能恢复正常。本期病程平均约 1 个月。

011 号题

【题干】

1. 痹证的问诊

2. 膻中、太阳主治

3. 刘某，女，23 岁，未婚，职员。患者 12 岁月经初潮，周期 26 ~ 31 天，经期 5 ~ 6 天，量中。6 个月前暴怒后突然月经停闭，精神抑郁，烦躁易怒，胸胁胀满，少腹胀痛拒按。查体：T 36.4℃，P 76 次/分，R 18 次/分，BP 112/80mmHg。营养良好，第二性征正常。舌边紫暗有瘀点，脉沉弦而涩。辅助检查：内分泌六项：正常；超声提示：子宫及双

侧附件正常。尿妊娠实验：阴性。请给出中西医诊断

4. 肝硬化的常见并发症

【答题要求】 根据你抽取题目的要求，进行口头答辩，时间15分钟。

【答案解析】

1. 痹证的问诊

（1）现病史

①主症的时间，程度：关节疼痛、重着、麻木发作的时间？疼痛的强度和性质？疼痛的关节是否肿大、变硬变形？发病及病情的轻重是否与劳累以及季节、气候的寒冷、潮湿等天气变化有关？或者与饮食不当有关？

②伴随症状：发作时是否有恶风、发热？局部皮肤有无寒冷感？有无关节肿胀散漫，活动不利，肌肤麻木不仁？局部有无灼热红肿，痛不可触，得冷则舒？有无发热、恶风、汗出、口渴、烦躁不安？关节肌肤有无紫暗，按之较硬，有硬结、瘀斑？有无腰膝酸软，或畏寒肢冷，阳痿，遗精，或骨蒸劳热，心烦口干？

③诊疗经过：是否进行过抗链“O”、类风湿因子（RF）、血尿酸等检测？是否确诊？是否治疗，怎样治疗，效果如何？

（2）其他病史：既往史、个人史、家族史、过敏史有无异常？

2. 膻中、太阳主治

膻中：①咳嗽、气喘、胸闷、心痛、噎膈、呃逆等胸中气机不畅的病证；②产后乳少、乳痈、乳癖等胸乳病证。

太阳：①头痛；②目疾；③面瘫、面痛。

3. 双重诊断

中医诊断：闭经（气滞血瘀证）。

西医诊断：闭经。

4. 肝硬化的常见并发症

（1）急性上消化道出血：最常见，是主要死因，表现为呕血与黑便，大量出血可引起出血性休克，并诱发腹水和肝性脑病。

①食管胃底静脉曲张出血：门静脉高压是导致曲张静脉出血的主要原因，诱因多为粗糙食物、胃酸侵蚀及腹内压增高等，表现为突发大量呕血或柏油样便，可伴出血性休克。

②消化性溃疡和急性出血性糜烂性胃炎：门静脉高压使胃黏膜静脉回流缓慢，代谢产物淤滞，屏障功能受损，黏膜糜烂、溃疡甚至出血。

③门静脉高压性胃病：门静脉高压时胃黏膜下的动－静脉交通支广泛开放，胃黏膜毛细血管扩张，广泛渗血，多表现为反复或持续少量呕血、黑便及难以纠正的贫血，少数出现上消化道大出血。

（2）肝性脑病：晚期肝硬化最严重的并发症，也是最常见的死亡原因之一，肝功能衰竭时，肠道和体内一些可以影响神经活性的毒性产物，未被肝脏解毒和清除，经门静脉与体静脉间的交通支进入体循环，透过通透性改变了的血脑屏障进入脑部，导致大脑功能紊乱，主要表现为神经和精神方面的异常。

（3）原发性肝癌。

（4）感染：患者抵抗力低下，门体静脉间侧支循环建立，增加了肠道病原微生物进入人体的机会，称为肠道细菌移居，故易并发各种感染如支气管炎、胆道感染、自发性细菌性腹膜炎、结核性腹膜炎等。自发性细菌性腹膜炎是在无腹腔内邻近器官直接细菌感染来源的情况下发生于腹腔的感染，是终末期肝病患者的重要死亡原因之一，病原菌主要来自于肠道菌群，少数来自于泌尿道、呼吸道和软组织感染灶，多为革兰阴性杆菌，典型临床表现为发热、腹痛、腹肌紧张、腹部压痛、反跳痛和肠鸣音减弱，起病隐匿者仅有腹胀、轻微腹痛、肠蠕动减弱或腹水持续不减，病情进展则腹痛加剧，腹水增长迅速，严重者诱发肝性脑病、出现感染性休克等。

（5）其他：如肝肾综合征、电解质和酸碱平衡紊乱、肝肺综合征、门静脉血栓形成等。

012 号题

【题干】

1. 腹痛的问诊

2. 四神聪、承山主治

3. 患者，女，35 岁。小便频数短涩，灼热刺痛，溺色黄赤，少腹拘急胀痛，口苦，呕恶，大便秘结，苔黄腻，脉滑数。尿沉渣镜检，白细胞 >5/HP，有红细胞。尿细菌定量培养菌落计数 $\geq 10^5$/mL。请给出中西医诊断

4. 二度房室传导阻滞心电图特点

【答题要求】根据你抽取题目的要求，进行口头答辩，时间 15 分钟。

【答案解析】

1. 腹痛的问诊

（1）现病史

①主症的时间，程度：疼痛发作的时间？是否有转移？疼痛的部位在小腹、少腹、大腹、上腹部还是脐腹部？性质是冷痛、胀痛、绞痛、灼痛、刺痛还是隐痛？病程的长短？发病及病情的轻重是否与劳累以及季节、气候的寒冷有关？或者与饮食不当有关？

②伴随症状：是否伴有压痛和反跳痛？排气排便是否通畅？是否伴有腹泻或便秘？腹痛是否牵引前阴？是否伴有小便淋沥，尿道灼痛？有无嘈杂吐涎？有无外伤或手术史？疼痛有无连及腰背，伴恶寒发热，恶心呕吐？

③诊疗经过：是否进行过腹部 B 超或者 X 线片检查？是否进行血尿淀粉酶检查？是否确诊？是否治疗，怎样治疗，效果如何？

（2）其他病史：既往史、个人史、家族史、过敏史有无异常？

2. 四神聪、承山主治

四神聪：①头痛、眩晕；②失眠、健忘、癫痫等神志病证；③目疾。

承山：①腰腿拘急、疼痛；②痔疾，便秘。

3. 双重诊断

中医诊断：淋证（热淋）。

西医诊断：尿路感染。

4. 二度房室传导阻滞心电图特点

（1）二度Ⅰ型：又称莫氏Ⅰ型或文氏型。心电图表现为：①P 波规律地出现；②P－R 间期呈进行性延长（而 R－R 间距则进行性缩短），直至出现一次心室漏搏，其后 P－R 间期又恢复为最短，再逐渐延长，直至又出现心室漏搏。这种周而复始的现象，称为房室传导的文氏现象。房室传导比例常为 3∶2、4∶3、5∶4 等。

（2）二度Ⅱ型：又称莫氏Ⅱ型。心电图表现为：P 波有规律地出现，发生心室漏搏之前和之后的所有下传搏动的 P－R 间期都恒定（正常范围或延长），QRS 波群成比例地脱漏，形态一般正常或增宽畸形。房室传导比例常为 2∶1、3∶2、4∶3 等。

013 号题

【题干】

1. 黄疸问诊

2. 尺泽、悬钟主治

3. 患者，女，52 岁。心胸疼痛，如刺如绞，痛有定处，入夜为甚，甚则心痛彻背，背痛彻心，痛引肩背，伴有胸闷，日久不愈，可因暴怒、劳累而加重，舌质紫暗，有瘀斑，苔薄，脉弦涩。冠心病病史 10 年。心电图显示：①宽而深的 Q 波（病理性 Q 波）或 Qs 波；②S－T 段抬高；③T 波倒置。血清酶 AST 和 CPK 明显升高。请给出中西医诊断

4. 洋地黄中毒的处理

【答题要求】根据你抽取题目的要求，进行口头答辩，时间 15 分钟。

【答案解析】

1. 黄疸问诊

（1）现病史

①主症的时间，程度：目黄、身黄、小便黄，尤其是目睛黄染持续的时间？是黄色鲜明，还是疸色如金，还是黄色晦暗？跟进食是否有关？有无急性病毒性肝炎病人接触史。

②伴随症状：是否身热，口干口苦，胸胁胀满疼痛？是否有汗？是否大便秘结？有无见神昏、发斑、出血等危象？有无纳少、乏力？

③诊疗经过：是否进行过肝胆 B 超、肝功能、乙肝五项等检查？确诊病毒性肝炎否？口服抗病毒西药或中药否？治疗效果如何？

（2）其他病史：既往史、个人史、家族史、过敏史有无异常？有无病毒性肝炎病史？

2. 尺泽、悬钟主治

尺泽：①咳嗽、气喘、咯血、咽喉肿痛等肺系实热性病证；②肘臂挛痛；③急性吐泻、中暑、小儿惊风等急症。

悬钟：①痴呆、中风、半身不遂等髓海不足疾患；②颈项强痛、胸胁满痛、下肢痿痹、脚气。

3. 双重诊断

中医诊断：胸痹（心血瘀阻证）。

西医诊断：急性心肌梗死。

4. 洋地黄中毒的处理

发生洋地黄中毒后应立即停药。轻者停药症状可以消失，快速性心律失常者如血钾低则可静脉补钾，钾不低者可用苯妥英钠，禁止电复律；缓慢性心律失常可用阿托品 0.5～1mg，皮下注射。

014 号题

【题干】

1. 失眠问诊

2. 鱼际、攒竹主治

3. 张某，女，29 岁。患者 15 天行前剖腹产手术，9 天前出现高热，经治疗后 6 天前出现乍寒乍热，小腹疼痛拒按，恶露少，色暗有块，伴左下肢持续性疼痛。查体：T 38.3℃，P 96 次/分，R 24 次/分，BP 112/80mmHg。痛苦面容，下腹部压痛（+），左下肢局部压痛（+），可触及硬索状，舌紫暗，有瘀点，脉弦涩有力。辅助检查：血常规：白细胞 10.5×10^9/L，中性粒细胞 0.86。超声提示：子宫正常，左下肢静脉内可见回声（考虑血栓可能）。请给出中西医诊断

4. 胆固醇增高常见于哪些疾病

【答题要求】根据你抽取题目的要求，进行口头答辩，时间 15 分钟。

【答案解析】

1. 失眠问诊

（1）现病史

①主症的时间，程度：患者是入寐困难或寐而易醒，还是醒后不能再寐，还是彻夜难眠？症状持续的时间？是否跟情志变化或进食等因素有关？

②伴随症状：是否有头痛、头昏？有无心悸、健忘、神疲乏力？有无心神不宁、多梦？有无饮食不节、情志失常、劳倦、思虑过度、病后、体虚等病史？

③诊疗经过：是否进行过相关检查？是否口服镇静类西药或安神类中药？治疗效果如何？

（2）其他病史：既往史、个人史、家族史、过敏史有无异常？

2. 鱼际、攒竹主治

鱼际：①咳嗽、咯血、咽干、咽喉肿痛、失喑等肺系热性病证；②掌中热；③小儿疳积。

攒竹：①头痛，眉棱骨痛；②眼睑瞤动、眼睑下垂、口眼㖞斜、目视不明、流泪、目赤肿痛等眼疾；③呃逆。

3. 双重诊断

中医诊断：产后发热（血瘀证）。

西医诊断：①产褥感染。②下肢血栓性静脉炎。

4. 胆固醇增高常见于哪些疾病

胆固醇简称 TC，TC 增高是冠心病的危险因素之一，高 TC 者动脉硬化、冠心病的发生率较高，TC 升高还见于甲状腺功能减退症、糖尿病、肾病综合征、胆总管阻塞、长期

高脂饮食等。

015 号题

【题干】

1. 痫病问诊

2. 后溪、申脉主治

3. 白某，男，58 岁。患者平素急躁易怒，头晕目眩。昨日晨起有左侧肢体活动欠利，今日下午加重而被家人送到医院。现症：左侧伴身不遂伴感觉麻木，口眼㖞斜，舌强语謇，躁动不安，头晕目眩。查体：T 37.7℃，P 92 次/分，R 18 次/分，BP 135/85mmHg。意识模糊，躁动不安，语言不利，面色红赤，双瞳孔等大等圆，对光反射存在；左鼻唇沟变浅，口角右偏，双肺呼吸音粗，腹平软。左侧肢体肌力Ⅱ级，皮肤痛觉减弱，左侧巴氏征（+）。舌质红苔黄，脉弦。辅助检查：急查颅脑 CT：右侧内囊见低密度灶。心电图：正常心电图。请给出中西医诊断

4. 房性早搏心电图判读

【答题要求】根据你抽取题目的要求，进行口头答辩，时间 15 分钟。

【答案解析】

1. 痫病问诊

（1）现病史

①主症的时间，程度：突然昏倒、不省人事、四肢抽搐、口吐涎沫持续的时间？发作前有无头痛头晕等征兆？发作后能否自行苏醒？以前是否有类似发病？发作是否跟精神刺激、饱食等诱发因素有关？

②伴随症状：是否伴有口中如做猪羊叫声？有无胸闷纳呆？有无心烦易怒？是否有口眼㖞斜？有无肢体偏瘫？是否伴有汗出神疲？

③诊疗经过：是否做过脑电图检查？是否确诊？是否治疗，怎样治疗，效果如何？

（2）其他病史：既往史、个人史、家族史、过敏史有无异常？家族中是否有癫痫病患者？

2. 后溪、申脉主治

后溪：①头项强痛、腰背痛、手指及肘臂挛痛等痛证；②耳聋，目赤；③癫狂痫；④疟疾。

申脉：①头痛、眩晕；②癫狂痫、失眠等神志病证；③腰腿酸痛。

3. 双重诊断

中医诊断：中风（肝阳暴亢，风火上扰证）。

西医诊断：脑梗死。

4. 房性早搏心电图判读

①提早出现的房性 P′波，形态与窦性 P 波不同。②P′－R 间期≥0.12s。③房性 P′波后有正常形态的 QRS 波群。④房性早搏后的代偿间歇不完全。即房早前后的两个窦性 P 波的时距小于窦性 P－P 间距的两倍。

016 号题

【题干】

1. 癃闭问诊

2. 印堂、百会主治

3. 杨某，男，77 岁。病人自诉半年前受凉后右足趾末端出现发凉、怕冷、麻木，继之感疼痛，初时未予诊治。不久，出现间歇性跛行，休息后症状消失，曾到某医院门诊，考虑“脉管炎”，予中药治疗后，上症稍有缓解。但 15 天前突感右足趾疼痛加剧，夜间尤甚，难以入寐，小趾末节皮肤迅速变黑，伴有发热，恶寒。查体：T 37℃，P 92 次/分，R 21次/分，BP 140/90mmHg。形体适中，平卧位，全身皮肤干燥，浅表淋巴结不肿大。双肺呼吸音清晰，心界不大，心率 92 次/分，律齐，各瓣膜听诊区未闻及病理性杂音。肝脾（－），双肾区无叩击痛。双小腿肌肉萎缩，趾甲增厚变形，右足小趾末节皮肤发黑，干瘪，足趾、足背皮温降低，右足背动脉搏动消失。左足皮温稍低，左足背动脉搏动减弱。舌质红绛，舌苔黄腻，脉滑数。辅助检查：①血脂：TG 2.9mmol/L，LDH－C 4.8 mmol/L。②空腹血糖：4.6mmol/L。③心电图：ST－T 段下移。④眼底检查：眼底动脉硬化。⑤右下肢动脉血管造影：股动脉、腘动脉壁有虫蚀样改变，足背动脉管腔狭窄。请给出中西医诊断

4. 血清尿素氮 16.7mmol/L 的临床意义

【答题要求】根据你抽取题目的要求，进行口头答辩，时间 15 分钟。

【答案解析】

1. 癃闭问诊

（1）现病史

①主症的时间，程度：是小便点滴不畅还是小便闭塞不通？发病的时间？是否着凉、情绪变化？

②伴随症状：小腹是否胀满？有无口苦口黏，或口渴不欲饮，或大便不畅？是否烦躁易怒？是否咳嗽？食欲如何？是否倦怠乏力？有无腰膝酸软？

③诊疗经过：男性患者是否进行过前列腺肛门指诊检查？是否确诊？是否治疗，怎样治疗，效果如何？

（2）其他病史：既往史、个人史、家族史、过敏史有无异常？

2. 印堂、百会主治

印堂：①痴呆、痫病、失眠、健忘等神志病证；②头痛、眩晕；③鼻衄、鼻渊；④小儿惊风、产后血晕、子痫。

百会：①痴呆、中风、失语、瘛疭、失眠、健忘、癫狂痫、癔症等神志病证；②头风、头痛、眩晕、耳鸣等头面病证；③脱肛、阴挺、胃下垂、肾下垂等气失固摄而致的下陷性病证。

3. 双重诊断

中医诊断：脱疽（热毒蕴结证）。

西医诊断：下肢动脉硬化性闭塞症。

4. 血清尿素氮 16.7mmol/L 的临床意义

血清尿素氮正常参考值是 3.2～7.1mmol/L，增高往往见于：

（1）肾前性因素：肾血流量不足，见于脱水、心功能不全、休克、水肿、腹水等。体内蛋白质分解过盛，见于急性传染病、脓毒血症、上消化道出血、大面积烧伤、大手术后和甲亢。

（2）肾脏疾病：如慢性肾炎、肾结核和肾肿瘤等。

（3）肾后性因素：尿路结石、前列腺肥大、泌尿生殖系统肿瘤等。

017 号题

【题干】

1. 郁证问诊

2. 迎香、地仓主治

3. 患者，男，38 岁。口渴多饮，口舌干燥，尿频量多，烦热多汗，舌边尖红，苔薄黄，脉洪数。空腹血糖为 6.0mmol/L。请给出中西医诊断

4. 糖尿病酮症酸中毒（DKA）的治疗

【答题要求】根据你抽取题目的要求，进行口头答辩，时间 15 分钟。

【答案解析】

1. 郁证问诊

（1）现病史

①主症的时间，程度：忧郁不畅、情绪不宁、胸胁胀满疼痛持续的时间？有无诱发因素？是否有忧愁、焦虑、悲哀、恐惧、愤懑等情志内伤的病史？

②伴随症状：是否脘闷嗳气，不思饮食？有无头痛，目赤，耳鸣，或嘈杂吞酸，大便秘结？咽中是否如有物梗塞，吞之不下，咯之不出？有无失眠，多梦，五心烦热，盗汗？

③诊疗经过：是否确诊？是否治疗，怎样治疗，效果如何？

（2）其他病史：既往史、个人史、家族史、过敏史有无异常？

2. 迎香、地仓主治

迎香：①鼻塞、鼽衄等鼻病；②口㖞、面痒等面部病证；③胆道蛔虫症。

地仓：①口角㖞斜、流涎、面痛等面局部病证；②眼睑动。

3. 双重诊断

中医诊断：消渴（上消，肺热津伤证）。

西医诊断：糖尿病。

4. 糖尿病酮症酸中毒（DKA）的治疗

（1）补液：是抢救 DKA 首要的、极其关键的措施。补液途径：开始静脉输注生理盐水或林格液，待血糖降至 14mmol/L 以下可改用 5% 葡萄糖，并用对抗量胰岛素；可同时进行胃肠道补液。补液量：第一个 24 小时总量 4000～6000mL，严重脱水者可达 6000～8000mL；以后视脱水程度而定。补液速度：先快后慢，最初 2 小时内输入 1000～2000mL，以后根据血压、心率、每小时尿量、末梢循环情况以及必要时根据中心静脉压调整补液量及速度。

（2）应用胰岛素：小剂量胰岛素疗法，每小时输注胰岛素 0.1U/kg，可使血中胰岛素

浓度恒定在 100～200μU/mL。

（3）纠正酸中毒：当 CO_2结合力降至 4.5～6.7mmol/L（10%～15%）时，应予以纠酸，可用 5%碳酸氢钠 100～125mL 直接推注或稀释成等渗溶液静脉滴注。

（4）补钾：在整个治疗过程中，按病情变化定期监测血钾和（或）心电图，决定补钾方案。处理诱发病和防治并发症：针对休克、感染、心衰、心律失常、肾衰竭等进行治疗。

018 号题

【题干】

1. 便血问诊

2. 外关、血海主治

3. 患者，女，35 岁。胃脘胀痛 2 年，痛连两胁，遇烦恼则痛作或痛甚，嗳气、矢气则痛缓，胸闷嗳气，喜长叹息，大便不畅，舌苔多薄白，脉弦。胃镜下表现为黏膜充血、色泽较红、边缘模糊，多为局限性，水肿与充血区共存，形成红白相间征象，黏膜粗糙不平，有出血点，有小的糜烂。请给出中西医诊断

4. 风湿性心脏病的表现

【答题要求】根据你抽取题目的要求，进行口头答辩，时间 15 分钟。

【答案解析】

1. 便血问诊

（1）现病史

①主症的时间，程度：便血的颜色是鲜红、暗红或紫暗，还是黑如柏油样？便血的量？持续的时间？是先便后血，还是大便染血，还是便血相混？

②伴随症状：大便是否带脓？大便习惯是否改变？大便的形状是否正常？是否伴有肛门疼痛？是否有肛门异物感？肛门是否有异物突出？大便是否干燥？是否伴有腹痛？有无食少，体倦，面色萎黄，心悸，少寐？是否喜热饮？

③诊疗经过：是否进行过肛门指诊检查？是否确诊？是否治疗，怎样治疗，效果如何？

（2）其他病史：既往史、个人史、家族史、过敏史有无异常？既往有无消化道溃疡病史？

2. 外关、血海主治

外关：①热病；②头痛、目赤肿痛、耳鸣、耳聋等头面五官病证；③瘰疬、胁肋痛；④上肢痿痹不遂。

血海：①月经不调、痛经、经闭等妇科病证；②瘾疹、湿疹、丹毒等血热性皮肤病；③膝股内侧痛。

3. 双重诊断

中医诊断：胃痛（肝气犯胃证）。

西医诊断：慢性浅表性胃炎。

4. 风湿性心脏病的表现

（1）心肌炎：病理上可分为局限性和弥漫性。常见体征：

①窦性心动过速：为心肌炎的早期体征，心率常在 100～140 次/分之间，与体温升高

不成比例，退热后或睡眠时心率仍快。

②心脏增大：心浊音界常呈双侧性增大，心尖搏动弥散、微弱。

③心音改变：第一心音常减弱，如合并心衰者可听到舒张期奔马律。

④杂音：心尖区或主动脉瓣区常听到Ⅱ级以上的收缩期吹风样杂音。

⑤心律失常：可有早搏、阵发性心动过速、不同程度的房室传导阻滞及阵发性房颤等。

⑥心力衰竭：充血性心衰为严重心肌炎所致，常见于儿童，病情往往凶险，患者有呼吸困难、咳嗽、面色苍白、肝大、水肿甚至肺水肿等表现。

（2）心内膜炎：常侵及二尖瓣，其次为主动脉瓣。

（3）心包炎：常见于重症患者，常与心肌炎、心内膜炎同时存在。

019 号题

【题干】

1. 肺痨问诊

2. 神阙、环跳主治

3. 患者泄泻腹痛，泻下急迫，粪色黄褐，气味臭秽，肛门灼热，烦热口渴，小便短黄，舌质红，苔黄腻，脉滑数。结肠镜检查发现，结肠黏膜有溃疡，周围充血、水肿。请给出中西医诊断

4. 上消化道大出血的临床表现

【答题要求】根据你抽取题目的要求，进行口头答辩，时间 15 分钟。

【答案解析】

1. 肺痨问诊

（1）现病史

①主症的时间，程度：咳嗽、咯血、潮热、盗汗、消瘦持续的时间？有无诱发因素？有无与肺痨患者接触病史？

②伴随症状：是否伴有自汗？是否伴有胸痛、胸闷、气短？食欲如何？有无倦怠乏力？有无畏寒肢冷？大小便如何？是否伴有失眠？是否有心悸、心慌？

③诊疗经过：是否进行过结核菌素实验？痰液是否进行过结核菌培养？是否确诊？是否服用抗结核药物？采用的治疗方案是什么？治疗效果如何？

（2）其他病史：既往史、个人史、家族史、过敏史有无异常？

2. 神阙、环跳主治

神阙：①虚脱、中风脱证等元阳暴脱；②腹痛、腹胀、腹泻、痢疾、便秘、脱肛等肠腑病证；③水肿，小便不利；④保健灸常用穴。

环跳：①腰胯疼痛、下肢痿痹、半身不遂等腰腿疾患；②风疹。

3. 双重诊断

中医诊断：泄泻（湿热泻）。

西医诊断：溃疡性结肠炎。

4. 上消化道大出血的临床表现

（1）呕血与黑便为上消化道大出血的特征性表现。

（2）失血性周围循环衰竭，失血量大于1000mL且失血速度快时，可致急性周围循环衰竭。

（3）氮质血症。

（4）发热。多数患者在24小时内出现低热。

（5）对消化性溃疡疼痛及肝功能的影响。消化性溃疡患者出血后疼痛往往减轻或消失。

020号题

【题干】

1. 男，11岁，发热、腹泻2天，问诊

2. 地机、胃俞主治

3. 患者，男，25岁。喉中哮鸣有声，胸膈烦闷，呼吸急促，喘咳气逆，咳痰不爽，痰黏色黄，烦躁，发热，恶寒，无汗，身痛，口干欲饮，大便偏干，舌苔白腻罩黄，舌尖边红，脉弦紧。双肺广泛哮鸣音，呼气音延长。请给出中西医诊断

4. 某男，25岁，血清钾2.66mmol/L，分析临床意义

【答题要求】根据你抽取题目的要求，进行口头答辩，时间15分钟。

【答案解析】

1. 男，11岁，发热、腹泻2天，问诊

（1）现病史

①主症的时间，程度：发热是高热，潮热，还是低热？每天大便的次数？稀水样便还是黄糜样大便？是否有不消化食物？大便气味如何？腥臭还是酸臭，还是臭味不显著？是否有伤食、受凉、饮食不节或饮食不洁等诱发因素？

②伴随症状：神志是否清楚？有无鼻塞、咳嗽？有无咽喉肿痛？是否伴有腹痛？大便是否有脓血？是否伴有里急后重？有无呕吐？有无口渴喜饮？饮水量多寡？皮肤是否干燥？有无眼窝凹陷？小便如何？

③诊疗经过：是否进行过大便常规检查？是否确诊？是否治疗，怎样治疗，效果如何？

（2）其他病史：既往史、个人史、家族史、过敏史有无异常？

2. 地机、胃俞主治

地机：①痛经、崩漏、月经不调等妇科病证；②腹痛、腹泻等脾胃病证；③小便不利、水肿等脾不运化水湿病证；④下肢痿痹。

胃俞：胃脘痛、呕吐、腹胀、肠鸣等胃疾。

3. 双重诊断

中医诊断：哮病（寒包热哮证）。

西医诊断：支气管哮喘。

4. 某男，25岁，血清钾2.66mmol/L，分析临床意义

血钾正常值3.5～5.5mmol/L，过低见于：①摄入不足：长期低钾饮食、禁食或厌食等。②丢失过多：严重呕吐、腹泻或胃肠减压，应用排钾利尿剂及肾上腺皮质激素。

021 号题

【题干】

1. 头痛的问诊

2. 膻中、外关主治

3. 患者多食易饥，口渴，尿多，形体消瘦，大便干燥，苔黄，脉滑实有力。空腹血糖为 6.2mmol/L。请给出中西医诊断

4. 脑梗死的诊断要点

【答题要求】根据你抽取题目的要求，进行口头答辩，时间 15 分钟。

【答案解析】

1. 头痛的问诊

（1）现病史

①主症的时间，程度：头痛发生的时间？头痛的部位是在太阳穴、巅顶部、前额部，还是后头部连及项部？是空痛、隐痛、胀痛、刺痛，还是掣痛？是持续性疼痛还是间歇发作？有无着凉生气等诱发因素？

②伴随症状：是否伴有头晕目眩？是否有恶风发热？有无汗出？有无呕吐？是否口渴？是否烦躁不安？有无神疲倦怠乏力？是否伴有腰膝酸软？大便情况如何？

③诊疗经过：是否进行头颅 CT 或脑血流图等相关检查？是否确诊？是否治疗，怎样治疗，效果如何？

（2）其他病史：既往史、个人史、家族史、过敏史有无异常？

2. 膻中、外关主治

膻中：①咳嗽、气喘、胸闷、心痛、噎膈、呃逆等胸中气机不畅的病证；②产后乳少、乳痈、乳癖等胸乳病证。

外关：①热病；②头痛、目赤肿痛、耳鸣、耳聋等头面五官病证；③瘰疬、胁肋痛；④上肢痿痹不遂。

3. 双重诊断

中医诊断：消渴（中消，胃热炽盛证）。

西医诊断：糖尿病。

4. 脑梗死的诊断要点

①可有动脉硬化、高血压、糖尿病、心房颤动等病史。②常有 TIA 中风病史。③突然起病（脑栓塞几秒或几分钟，脑血栓几小时），出现局限性神经缺失症状并持续 24 小时以上，神经症状和体征可用某一血管综合征解释（脑栓塞多为完全性卒中），意识常清楚或轻度障碍，多无脑膜刺激征，起病 3 ~ 4 日后又恶化者以脑出血为更多见。④脑部 CT、MRI 检查可显示梗死部位和范围，并可排除脑出血、肿瘤卒中和炎症性疾病。腔隙性梗死诊断需依据 CT 或 MRI 检查。

022 号题

【题干】

1. 感冒问诊

2. 阳陵泉、命门主治

3. 曾某，女，10 个月。患儿腹泻 3 天，大便日行 10 余次，为稀水样便，啼哭少泪，口渴多饮，无发热，无呕吐，乳食差，小便短少，口唇干。查体：T 36.2℃，P 134 次/分，R 32 次/分。神志清，精神稍差，皮肤弹性差。目眶及前囟凹陷，心率 134 次/分钟，律齐。两肺未闻及啰音，腹软，无压痛，四肢尚温。舌红少津，苔少，指纹淡滞。辅助检查：血常规：白细胞 7.9×10^9/L，中性粒细胞 0.31，淋巴细胞 0.61，大便常规：镜检未见异常。请给出中西医诊断

4. 高血压病的诊断

【答题要求】根据你抽取题目的要求，进行口头答辩，时间 15 分钟。

【答案解析】

1. 感冒问诊

（1）现病史

①主症的时间，程度：恶寒发热的轻重？有汗还是无汗？是否有鼻塞、流涕、喷嚏？是鼻流清涕还是浊涕？是咽干咽痒，还是咽喉肿痛？有无诱发因素？

②伴随症状：是否咳痰以及咳痰的颜色？有无肌肉酸痛？是否口渴？大便情况如何？是否伴有倦怠乏力？是否伴有口干心烦？

③诊疗经过：是否进行过血常规检查？是否确诊？是否治疗，怎样治疗，效果如何？

（2）其他病史：既往史、个人史、家族史、过敏史有无异常？

2. 阳陵泉、命门主治

阳陵泉：①黄疸、胁痛、口苦、呕吐、吞酸等肝胆犯胃病证；②膝肿痛、下肢痿痹、麻木；③小儿惊风。

命门：①腰脊强痛、下肢痿痹；②月经不调、赤白带下、痛经、经闭、不孕等妇科病证；③遗精、阳痿、精冷不育、小便频数等男性肾阳不足性病证；④小腹冷痛，腹泻。

3. 双重诊断

中医疾病诊断：小儿泄泻（气阴两伤证）。

西医诊断：小儿腹泻。

4. 高血压病的诊断

凡动脉血压持续增高达到高血压标准，即收缩压≥140mmHg 和（或）舒张压≥90mmHg，并可排除症状性高血压时，即可诊断为高血压病。

023 号题

【题干】

1. 患者起红斑、水疱呈串状，根据主诉病史进行问诊

2. 针灸治疗胆道蛔虫症所致胆绞痛的治法、出现呕吐症状的配穴

3. 孙某，女，45 岁，已婚，干部。患者既往有右上腹反复疼痛病史。2 天前又出现右上腹疼痛，逐渐加重，今晨起出现畏寒发热而前来就诊。现症：右上腹硬满灼痛，痛而拒按，不能进食，大便干燥，小便黄赤，四肢厥冷。查体：T 39.5℃，P 108 次/分，R 25 次/分，BP 110/60mmHg。神情淡漠，巩膜及皮肤黄染，上腹饱满，右上腹压痛拒按，可触及肿大的胆囊，墨非征阳性。舌质红绛，苔黄燥，脉弦数。辅助检查：血常规：白细胞

21×10^9/L，中性粒细胞0.9。肝功：血清总胆红素186μmol/L，间接胆红素36μmol/L，直接胆红素50μmol/L。B超：提示胆囊增大，胆囊壁增厚，不光滑，胆囊内多个强回声光团伴声影，胆总管扩张，远端梗阻。请给出中西医诊断

4. 慢性肾功能不全的分期

【答题要求】根据你抽取题目的要求，进行口头答辩，时间15分钟。

【答案解析】

1. 患者起红斑、水疱呈串状，根据主诉病史进行问诊

（1）现病史

①主症的时间，程度：串状红斑、水疱出现的部位是腰部，还是季胁部？红斑的颜色是鲜红还是暗红？是否高出于皮肤？抚之是否碍手？压之是否褪色？水疱疱液是清亮还是浑浊？持续的时间？

②伴随症状：是否疼痛？疼痛的性质？有无诱发因素？是否口苦咽干，心烦易怒？食欲如何？大小便情况如何？有无汗出？是否口渴？是否烦躁不安？

③诊疗经过：是否进行过血常规和水痘病毒相关检测？是否确诊？是否治疗，怎样治疗，效果如何？

（2）其他病史：既往史、个人史、家族史、过敏史有无异常？

2. 针灸治疗胆道蛔虫症所致胆绞痛的治法、出现呕吐症状的配穴

治法：解痉利胆，驱蛔止痛。以足少阳、手足阳明经穴为主。

主穴：胆囊穴、阳陵泉、迎香、四白、鸠尾、日月。

配穴：呕吐者，加内关、足三里。

3. 双重诊断

中医诊断：腹痛（肝胆湿热证）。

西医诊断：胆石症。

4. 慢性肾功能不全的分期

（1）肾功能不全代偿期：肌酐清除率（Ccr）>50%，血肌酐（Scr）<133μmol/L（1.5mg/dL），一般无临床症状。

（2）肾功能不全失代偿期：Ccr 25%~50%，Scr 133~221/μmol/L（1.5~2.5mg/dL），临床上可出现轻度贫血、乏力、夜尿增多。疲劳、感染、进食蛋白质过多、服用损害肾功能的药物等可加剧临床症状。

（3）肾衰竭期（尿毒症早期）：Ccr 10%~25%，Scr 221~442μmol/L（2.5~5.0mg/dL），临床上大多有明显贫血、消化道症状，可出现轻度代谢性酸中毒及钙磷代谢紊乱，水及电解质紊乱尚不明显。

（4）肾衰竭终末期（尿毒症晚期）：Ccr<10%，Scr>442μmol/L（5.0mg/dL），临床上出现各种尿毒症症状，如明显贫血、严重恶心、呕吐以及各种神经系统并发症等。水、电解质和酸碱平衡明显紊乱。

024号题

【题干】

1. 乳房肿块伴乳房胀痛的问诊

2. 晕厥的针灸治法及主穴

3. 患者，男，28 岁。醉酒后淋雨，出现喘息咳逆，呼吸急促，胸部胀闷，痰多稀薄而带泡沫，色白质黏，常有头痛，恶寒发热，口不渴，无汗，苔薄白而滑，脉浮紧。胸片显示，病变右肺下叶密度均匀阴影，并在实变阴影中可见支气管气道征，肋膈角可有少量胸腔积液征。请给出中西医诊断

4. 急性胰腺炎的检查方法

【答题要求】根据你抽取题目的要求，进行口头答辩，时间 15 分钟。

【答案解析】

1. 乳房肿块伴乳房胀痛的问诊

（1）现病史

①主症的时间，程度：乳房肿块的部位、形状、大小、数目、质地？肿块是否随喜怒而消长？乳房胀痛是否与月经周期及情志变化相关？

②伴随症状：乳头是否有溢液？肿块部位的皮肤是否有变化？是否腰酸乏力，神疲倦怠？有无月经失调，月经量、色有无变化？是否烦躁易怒？是否有心悸失眠？

③诊疗经过：是否做过乳腺相关检查？是否确诊？是否治疗，怎样治疗，效果如何？

（2）其他病史：既往史、个人史、家族史、过敏史有无异常？

2. 晕厥的针灸治法及主穴

治法：苏厥醒神。以督脉及手厥阴经穴为主。

主穴：水沟、中冲、涌泉、足三里。

3. 双重诊断

中医诊断：喘证（风寒壅肺证）。

西医诊断：大叶性肺炎。

4. 急性胰腺炎的检查方法

（1）白细胞计数：白细胞及中性粒细胞增多，中性粒细胞核左移。

（2）血、尿淀粉酶测定：血清淀粉酶在起病后 6 ~ 12 小时开始升高，约 24 小时达到高峰，48 小时开始下降。持续 3 ~ 5 天，血清淀粉酶超过正常值 3 倍可确诊为本病，尿淀粉酶一般较血清淀粉酶晚 2 小时开始升高，下降较慢，持续 1 ~ 2 周，胰源性胸、腹水中淀粉酶含量明显高于血清。

（3）血清脂肪酶测定：血清脂肪酶常在起病后 24 ~ 72 小时开始上升，持续 7 ~ 10 天，对病后就诊较晚的急性胰腺炎患者有诊断价值，且特异性也较高。

（4）血清正铁白蛋白：当腹腔内出血时红细胞破坏释放血红素，经脂肪酸和弹力蛋白酶作用能变为正铁血红素，后者与白蛋白结合成正铁血白蛋白，重症胰腺炎起病时常为阳性。

（5）生化检查：

①血糖：暂时性血糖升高系机体对本病的应激反应，如持久的空腹血糖高于 10mmol/L 则反映胰腺坏死，胰岛细胞受损严重。

②血钙：急性胰腺炎常伴低钙血症，且血钙降低程度与病情严重度平行，若血钙低于 1.5mmol/L 则提示预后不良。

③血清转氨酶、乳酸脱氢酶、胆红素：升高。

④血清尿素、肌酐：常有不同程度升高。

（6）腹部 B 超检查：可作为常规初筛检查，用于初步判断胰腺组织的形态学变化，急性胰腺炎 B 超可见胰腺肿大，胰内及胰周围回声异常，对胰腺脓肿、假性囊肿有诊断意义，有助于判断有无胆道疾患及腹水，但易受胃肠道积气的影响。

（7）腹部 CT 检查：对急性胰腺炎的严重程度、附近器官是否受累可提供帮助，对鉴别水肿型、坏死型病理改变也有较大价值。

（8）腹部平片检查：对排除其他急腹症，如内脏穿孔等有重要意义，“哨兵襻”和“结肠切割征”为胰腺炎的间接指征，弥漫性模糊影腰大肌边缘不清提示存在腹腔积液，可发生麻痹性肠梗阻。

025 号题

【题干】

1. 桡骨下端骨折问诊

2. 足三里、腰阳关主治

3. 患者，男，25 岁。有过敏性鼻炎病史 15 年，近期喉中哮鸣有声，短气息促，动则为甚，吸气不利，咳痰质黏起沫，脑转耳鸣，腰酸腿软，心慌，不耐劳累。舌红少苔，脉细数。血常规显示嗜酸性粒细胞增高，痰液检查可见较多嗜酸性粒细胞。双肺可闻及弥漫性以呼气相为主的哮鸣音，呼气相延长。请给出中西医诊断

4. 急性重症肝炎的临床表现

【答题要求】根据你抽取题目的要求，进行口头答辩，时间 15 分钟。

【答案解析】

1. 桡骨下端骨折问诊

（1）现病史

①主症的时间，程度：受伤的经过？手掌哪个部位着地？疼痛的部位？皮肤颜色？持续的时间？是否肿胀？

②伴随症状：是否发热？有无出血？

③诊疗经过：是否拍摄 X 线片？是否确诊？是否治疗，怎样治疗，效果如何？

（2）其他病史：既往史、个人史、家族史、过敏史有无异常？

2. 足三里、腰阳关主治

足三里：①胃痛、呕吐、噎膈、腹胀、腹泻、痢疾、便秘等胃肠病证；②下肢痿痹；③心悸、眩晕、癫狂等神志病；④乳痈、肠痈等外科疾患；⑤虚劳诸证，为强壮保健要穴。

腰阳关：①腰骶疼痛，下肢痿痹；②月经不调、赤白带下等妇科病证；③遗精、阳痿等男科病证。

3. 双重诊断

中医诊断：哮病（肺肾两虚证）。

西医诊断：支气管哮喘。

4. 急性重症肝炎的临床表现

急性重型肝炎亦称暴发型肝炎，通常以急性黄疸型肝炎起病，病情在10天内迅速恶化，并出现下列症状：①黄疸迅速加深；②明显出血倾向；③肝脏迅速缩小，可有肝臭；④神经系统症状有烦躁、谵妄、定向力和计算力障碍、嗜睡以至昏迷，多数患者有脑水肿；⑤急性肾功能不全（肝肾综合征），尿少、尿闭及氮质血症等。

026号题

【题干】

1. 多饮、多食，伴消瘦1年，围绕主诉问诊

2. 晕针的处理

3. 患者，男，55岁。突然发病，半身不遂，口舌㖞斜，舌强语謇，神识欠清，肢体强痉，面赤身热，气粗口臭，躁扰不宁，苔黄腻，脉弦滑而数。CT显示，内囊出血。请给出中西医诊断

4. 降压药的分类

【答题要求】根据你抽取题目的要求，进行口头答辩，时间15分钟。

【答案解析】

1. 多饮、多食，伴消瘦1年，围绕主诉问诊

（1）现病史

①主症的时间，程度：每天饮水量是多少？每天吃几两？体重下降了多少？上述症状持续的时间？

②伴随症状：是否伴有多尿？夜尿是否频多？口舌是否干燥？有无乏力？是否伴有心慌心悸？是否伴有汗出？大便情况如何？睡眠情况如何？

③诊疗经过：是否测过空腹血糖、OGTT和糖化血红蛋白？是否确诊糖尿病？是否服用降糖药物？如服了，是何种药物？使用剂量和方法？效果如何？

（2）其他病史：既往史、个人史、家族史、过敏史有无异常？

2. 晕针的处理

立即停止针刺，将针全部起出。使患者平卧，注意保暖，轻者仰卧片刻，给饮温开水或糖水后，即可恢复正常。重者在上述处理基础上，可刺人中、素髎、内关、足三里，灸百会、关元、气海等穴，即可恢复。若仍不省人事，呼吸细微，脉细弱者，可考虑配合其他治疗或采用急救措施。

3. 双重诊断

中医诊断：中风，中脏腑（痰火瘀闭证）。

西医诊断：脑出血。

4. 降压药的分类

①利尿剂。②β受体阻滞剂。③钙拮抗剂（CCB）。④血管紧张素转换酶抑制剂。⑤血管紧张素Ⅱ受体阻滞剂。⑥α受体阻滞剂。

可乐定（氯压定）、甲基多巴、胍乙啶、利舍平、长压定、肼屈嗪已很少应用。罗布麻、复方降压片尚可应用。

027 号题

【题干】

1. 痢疾问诊

2. 针灸断针处理

3. 患者，男，75 岁。面目及肌肤淡黄，甚则晦暗不泽，肢软乏力，心悸气短，大便溏薄，舌质淡苔薄，脉濡细。有病毒性肝炎病史。肝功能检查 ALT 明显升高。血清 HBsAg 阳性，HBeAg 阳性，抗 - HBc 阳性。请给出中西医诊断

4. 急性心肌梗死心电图的特点

【答题要求】根据你抽取题目的要求，进行口头答辩，时间 15 分钟。

【答案解析】

1. 痢疾问诊

（1）现病史

①主症的时间，程度：大便每天几次？脓血便是白多赤少还是赤多白少？腹痛、里急后重的程度？有无不洁饮食或痢疾病人接触病史？是急性发作还是反复发作？

②伴随症状：是否腹胀、腹痛、肠鸣、纳呆？有无恶寒、发热、头痛等外感症状？有无呕吐？有无小便量少？

③诊疗经过：是否进行过大便常规检查？是否进行过大便痢疾杆菌培养？是否确诊？是否治疗，采用何种药物治疗，效果如何？

（2）其他病史：既往史、个人史、家族史、过敏史有无异常？

2. 针灸断针处理

医者态度必须从容镇静，嘱患者切勿变更原有体位，以防断针向肌肉深部陷入。若残端部分针身显露于体外时，可用手指或镊子将针起出。若断端与皮肤相平或稍凹陷于体内者，可用左手拇、食二指垂直向下挤压针孔两旁，使断针暴露体外，右手持镊子将针取出。若断针完全深入皮下或肌肉深层时，应在 X 线下定位，手术取出。

3. 双重诊断

中医诊断：黄疸，阴黄（脾虚湿滞证）。

西医诊断：慢性病毒性肝炎（乙肝大三阳）。

4. 急性心肌梗死心电图的特点

（1）缺血型 T 波改变：“冠状 T 波”，两支对称的尖深倒置 T 波。

（2）损伤型 S - T 段移位：呈弓背向上的 S - T 段抬高，明显时可形成单向曲线。

（3）坏死型 Q 波改变：梗死区的导联上 Q 波异常加深、增宽（宽度 $>0.04s$，深度 $\geq R/4$）。

028 号题

【题干】

1. 内痔问诊

2. 针灸起针后出现血肿的处理

3. 患者，女，55 岁。心悸易惊，心烦失眠，五心烦热，口干，盗汗，思虑劳心则症

状加重，伴耳鸣腰酸，头晕目眩，急躁易怒，舌红少津，苔少，脉细数。心电图显示，提早出现的房性 P′波，形态与窦性 P 波不同。P′－R 间期≥0.12s。房性 P′波后有正常形态的 QRS 波群。请给出中西医诊断

4. 外周血淋巴细胞升高的临床意义

【答题要求】根据你抽取题目的要求，进行口头答辩，时间 15 分钟。

【答案解析】

1. 内痔问诊

（1）现病史

①主症的时间，程度：便血的颜色？排便时是否有肿物脱出？能否自行回纳？还是用手方能还纳？肛门有无异物感？有无诱发因素？

②伴随症状：是否伴有疼痛？疼痛的性质、持续时间？肛周是否感觉潮湿、瘙痒？

③诊疗经过：是否做过肛门指诊检查？是否确诊？是否治疗，怎样治疗，效果如何？

（2）其他病史：既往史、个人史、家族史、过敏史有无异常？

2. 针灸起针后出现血肿的处理

若微量的皮下出血而局部小块青紫时，一般不必处理，可以自行消退。若局部肿胀疼痛较剧，青紫面积大而且影响活动功能时，可先做冷敷止血后，再做热敷或在局部轻轻揉按，以促使局部瘀血消散吸收。

3. 双重诊断

中医诊断：心悸（阴虚火旺证）。

西医诊断：心律失常，房性过早搏动。

4. 外周血淋巴细胞升高的临床意义

淋巴细胞升高可见于：①感染性疾病：主要为病毒感染。也可见于某些杆菌感染，如结核病、百日咳、布氏杆菌病。②某些血液病。③急性传染病的恢复期。

029 号题

【题干】

1. 崩漏问诊

2. 肺俞、阳陵泉主治

3. 患者，女，32 岁。呕吐反复发作 3 年。一周前饮食不洁，出现呕吐清水痰涎，胃脘痛，脘闷不食，头眩心悸，舌苔白腻，脉滑。镜检发现，胃黏膜充血水肿，红白相间条纹。请给出中西医诊断

4. 中年女性，空腹血糖＜2.5mmol/L，考虑有什么临床意义

【答题要求】根据你抽取题目的要求，进行口头答辩，时间 15 分钟。

【答案解析】

1. 崩漏问诊

（1）现病史：

①主症的时间，程度：月经是淋沥下血不断还是突然下血量多如注？月经周期是否正常？月经颜色是淡红、深红、紫暗还是鲜红？是否夹有血块？经期持续几天？有无诱发因素？

②伴随症状：是否神疲气短，或面浮肢肿，小腹空坠，四肢不温？有无头晕耳鸣、腰膝酸软？有无潮热盗汗？有无口渴心烦？大小便情况如何？

③诊疗经过：是否做过相关检查？是否确诊？是否治疗，怎样治疗，效果如何？

（2）其他病史：既往史、个人史、家族史、过敏史有无异常？

（3）以往月经的周期、经期、经量有无异常？有无崩漏史？有无口服避孕药或其他激素史？有无宫内节育器及输卵管结扎术史？有无内科出血病史？

2. 肺俞、阳陵泉主治

肺俞：①咳嗽、气喘、咯血等肺疾；②骨蒸潮热、盗汗等阴虚病证；③皮肤瘙痒、瘾疹等皮肤病。

阳陵泉：①黄疸、胁痛、口苦、呕吐、吞酸等肝胆犯胃病证；②膝肿痛、下肢痿痹、麻木；③小儿惊风。

3. 双重诊断

中医诊断：呕吐（痰饮内阻证）。

西医诊断：慢性胃炎急性发作。

4. 中年女性，空腹血糖 <2.5mmol/L，考虑有什么临床意义

空腹血糖正常值 3.9 ~ 6.1mmol/L。血糖降低提示：①如胰岛细胞瘤或腺癌、胰岛素注射过量等；②缺乏抗胰岛素的激素，如生长激素、甲状腺激素、肾上腺皮质激素等。

030 号题

【题干】

1. 便秘问诊

2. 支沟、公孙主治

3. 患者，男，35 岁。全身水肿，下肢明显，按之没指，小便短少，身体困重，胸闷，纳呆，泛恶，苔白腻，脉沉缓。患者发病前有咽部链球菌感染史。肾活检可见肾小球毛细血管内皮细胞和系膜细胞增生。请给出中西医诊断

4. 冠心病心绞痛心电图的特点

【答题要求】根据你抽取题目的要求，进行口头答辩，时间 15 分钟。

【答案解析】

1. 便秘问诊

（1）现病史

①主症的时间，程度：排便的间隔时间如何？大便粪质是否干结，排出艰难，或欲大便而艰涩不畅？发病的时间？有无饮食不节、情志内伤、劳倦过度等病史？

②伴随症状：是否腹胀、腹痛、口臭？有无纳差及神疲乏力？便后有无短气乏力？平素有无头晕目眩，心悸气短，健忘？是否伴有畏寒肢冷？小便如何？

③诊疗经过：是否进行过相关检查？是否确诊？是否治疗，怎样治疗，效果如何？

（2）其他病史：既往史、个人史、家族史、过敏史有无异常？

2. 支沟、公孙主治

支沟：①便秘；②耳鸣，耳聋；③暴喑；④瘰疬，⑤胁肋疼痛；⑥热病。

公孙：①胃痛、呕吐、腹痛、腹泻、痢疾等脾胃肠腑病证；②心烦、失眠、狂证等神

志病证；③逆气里急、气上冲心（奔豚气）等冲脉病证。

3. 双重诊断

中医诊断：水肿（水湿浸渍证）。

西医诊断：急性肾小球肾炎。

4. 冠心病心绞痛心电图的特点。

（1）典型心绞痛：S－T 段水平型或下垂型压低≥0.1mV，T 波倒置、低平或双向。

（2）变异型心绞痛：S－T 段抬高，常伴 T 波高耸（只在发作时出现，与心梗鉴别）。

031 号题

【题干】

1. 淋证问诊

2. 条口、水沟主治

3. 赵某，男，41 岁，已婚，工人。患者于 3 天前出现发热，头痛，鼻塞，流涕，自服清热解毒口服液治疗，效果不明显。现症：发热，微恶风寒，汗少，鼻塞，口渴，咽干，手足心热，干咳少痰。查体：T 37.6℃，P 76 次/分，R 20 次/分，BP 120/70mmHg。咽部充血，两肺呼吸音清，舌红少苔，脉细数。辅助检查：血常规：白细胞 10.2×10^9/L，中性粒细胞 0.79。胸部 X 线片示：未见异常。请给出中西医诊断

4. AST 145U/L 的临床意义

【答题要求】根据你抽取题目的要求，进行口头答辩，时间 15 分钟。

【答案解析】

1. 淋证问诊

（1）现病史

①主症的时间，程度：尿频、尿急、淋沥涩痛发生的时间？是否急性起病？每日几次小便？小便量是否减少？有无感染饮水少等诱发因素？

②伴随症状：小腹是否伴有引痛？小便是否有中断？是否有砂石？尿中是否有血？小便是清亮还是浑浊如米泔水？是否伴有口苦口黏，或口渴不欲饮？有无咽干，烦渴欲饮，呼吸急促？有无情志抑郁，或多烦善怒，胁腹胀满？平素有无畏寒肢冷，腰膝冷而酸软无力？

③诊疗经过：是否进行过尿常规检查？是否确诊？是否治疗，怎样治疗，效果如何？

（2）其他病史：既往史、个人史、家族史、过敏史有无异常？

2. 条口、水沟主治

条口：①下肢痿痹，转筋；②肩臂痛；③脘腹疼痛。

水沟：①昏迷、晕厥、中风、中暑、休克、呼吸衰竭等急危重症，为急救要穴之一；②癔病、癫狂痫、急慢惊风等神志病证；③鼻塞、鼻衄、面肿、口㖞、齿痛、牙关紧闭等面鼻口部病证；④闪挫腰痛。

3. 双重诊断

中医诊断：感冒（阴虚感冒）。

西医诊断：急性上呼吸道感染。

4. AST 145U/L 的临床意义

AST 正常值是 10～40U/L，增高常见于：

（1）肝脏疾病：急性病毒性肝炎时，ALT 与 AST 均显著升高，以 ALT 升高更加明显，是诊断病毒性肝炎的重要检测项目。

（2）心肌梗死：急性心肌梗死后 6～8 小时，AST 增高。

（3）其他疾病：骨骼肌疾病、肺梗死、肾梗死等转氨酶轻度升高。

032 号题

【题干】

1. 疱疹问诊

2. 风池、环跳主治

3. 患者，男，56 岁。眼睑浮肿，继则四肢及全身皆肿，血尿，尿量减少，伴恶寒，发热，咽喉红肿疼痛，舌质红，脉浮滑数。血压 140/90mmHg。肾活检可见肾小球血管内皮细胞及系膜细胞增生，肾小球体积增大。请给出中西医诊断

4. 甲胎蛋白 450μg/L 的临床意义

【答题要求】根据你抽取题目的要求，进行口头答辩，时间 15 分钟。

【答案解析】

1. 疱疹问诊

（1）现病史

①主症的时间，程度：疱疹先出现的部位？分布的部位？疱疹的颜色？疱液是清亮还是浑浊？疱疹起病前是否有发热？是否有水痘病人接触史？

②伴随症状：是否伴有高热、汗出、口渴？是否伴有丘疹、结痂？是否有头痛？食欲如何？二便如何？

③诊疗经过：是否进行过相关检查？是否确诊？是否治疗，怎样治疗，效果如何？

（2）其他病史：既往史、个人史、家族史、过敏史有无异常？

2. 风池、环跳主治

风池：①中风、癫痫、头痛、眩晕、耳鸣、耳聋等内风所致的病证；②感冒、鼻塞、鼽衄、目赤肿痛、口眼㖞斜等外风所致的病证；③颈项强痛。

环跳：①腰腿痛、下肢痿痹、半身不遂等腰腿疾患；②风疹。

3. 双重诊断

中医诊断：水肿（风水相搏证）。

西医诊断：急性肾小球肾炎。

4. AFP 450μg/L 的临床意义

AFP 的参考值：RIA 或 ELISA 法＜20μg/L，450μg/L 表明增高。

临床意义：原发性肝癌。AFP 是目前诊断原发性肝细胞癌最特异的标志物，50% 患者 AFP＞300μg/L。

033 号题

【题干】

1. 带下病问诊

2. 委中、秩边主治

3. 患者，女，20 岁。咳嗽，咳声嘶哑，喉燥咽痛，咳痰不爽，痰黏稠。咳时汗出，恶风，身热，舌苔薄黄，脉浮数。听诊肺部可闻及粗的干啰音，咳痰后减少。请给出中西医诊断

4. 血红细胞和血红蛋白减少的临床意义

【答题要求】根据你抽取题目的要求，进行口头答辩，时间 15 分钟。

【答案解析】

1. 带下病问诊

（1）现病史

①主症的时间，程度：带下量是多还是少？颜色是白色、黄色还是五色杂下？质地清稀如水，还是黏稠如脓，或是豆渣状或凝乳状？气味是否异常？是否有鱼腥臭味？有无经期、产后余血未净，摄生不洁，或不禁房事，或妇科手术后感染邪毒病史？

②伴随症状：是否伴有发热？是否伴腹痛？是否有阴部瘙痒、灼热、疼痛？有无尿频、尿痛？有无面色㿠白或萎黄，四肢倦怠？有无腰酸，畏寒肢冷，小腹冷？是否头晕耳鸣，五心烦热，咽干口燥？大小便情况如何？

③诊疗经过：是否做过白带检查？是否进行过妇科检查？是否确诊？是否治疗，怎样治疗，效果如何？

（2）其他病史：既往史、个人史、家族史、过敏史有无异常？

2. 委中、秩边主治

委中：①腰背痛、下肢痿痹等腰及下肢病证；②腹痛、急性吐泻等急症；③遗尿，小便不利；④丹毒、皮肤瘙痒、疔疮。

秩边：①腰骶痛、下肢痿痹等腰及下肢病证；②小便不利、癃闭；③便秘，痔疾；④阴痛。

3. 双重诊断

中医诊断：咳嗽（风热犯肺证）。

西医诊断：急性气管－支气管炎。

4. 血红细胞和血红蛋白减少的临床意义

根据红细胞和血红蛋白减少程度，贫血分为四级：①轻度：男性低于 120g/L，女性低于 110g/L，但高于 90g/L；②中度 60～90g/L；③重度 30～60g/L；④极重度低于 30g/L。

贫血可分为三类：①红细胞生成减少，见于造血原料不足（如缺铁性贫血、巨幼细胞贫血），造血功能障碍（如再生障碍性贫血、白血病等），慢性系统性疾病（慢性感染、恶性肿瘤、慢性肾病等）。②红细胞破坏过多，见于各种溶血性贫血。③失血，如各种失血性贫血。

034 号题

【题干】

1. 胃痛问诊

2. 通里、神庭主治

3. 患者，男，42 岁。便血一个月，便血色鲜，量较多，血便不相混。便时肛门内有肿物外脱，便后可自行回纳，肛门灼热重坠不适。苔黄腻，脉弦数。肛门指诊于截石位 3、

7、11点触及光滑块，质软无压痛。请给出中西医诊断

4. 幽门螺杆菌感染的三联疗法

【答题要求】根据你抽取题目的要求，进行口头答辩，时间15分钟。

【答案解析】

1. 下痢脓血问诊

（1）现病史

①主症的时间，程度：胃痛的发病时间？疼痛的性质是胀痛，刺痛，冷痛，灼痛，还是隐痛？疼痛是持续性，还是阵发性？是否喜温喜按？跟进食、情绪变化是否有关？

②伴随症状：是否伴有恶心、呕吐、呃逆、嗳气？是否伴有胁痛、喜太息？是否伴有腹痛？有无恶寒、发热？小便情况如何？大便颜色如何？有无形寒畏冷，四肢不温？

③诊疗经过：是否进行过胃镜检查？是否确诊？是否治疗，怎样治疗，效果如何？

（2）其他病史：既往史、个人史、家族史、过敏史有无异常？

2. 通里、神庭主治

通里：①心悸、怔忡等心病；②舌强不语、暴喑；③腕臂痛。

神庭：①癫狂痫、失眠、惊悸等神志病证；②头痛、目眩、目赤、目翳、鼻渊、鼻衄等头面五官病证。

3. 双重诊断

中医诊断：内痔（湿热下注证）。

西医诊断：内痔。

4. 幽门螺旋杆菌感染的三联疗法

三联疗法一般为质子泵抑制剂或铋剂，加上抗生素羟氨苄青霉素、克拉霉素、甲硝唑（或替硝唑）中的任两种。剂量一般为：奥美拉唑每日40mg，兰索拉唑每日60mg，次枸橼酸铋每日480mg，克拉霉素每日500～1000mg，羟氨苄青霉素每日2000mg，甲硝唑每日800mg，上述剂量分2次服，连服7天。

035号题

【题干】

1. 腰痛，遇寒加重，问诊

2. 手三里、足三里主治

3. 患者王某，女，42岁。6个月前出现月经过多症状，经B超检查，确诊子宫肌瘤，此后月经过多逐渐加重，每次月经时间都在半月以上，开始一周血量大，有血块，不甚疼痛，之后便淋沥不断，需要用止血药来停止月经，这个月用止血药意外无效，遂来求中药治疗。现病人月经量多，经来有块，伴有精神抑郁，经前乳房胀痛，胸胁胀痛，心烦易怒，小腹胀痛。查体：T 36.8℃，P 82次/分，R 16次/分，BP 110/80mmHg。精神不振，神志清晰，面色略苍白，心肺（－），腹软，肝脾未及，神经系统检查（－）。舌苔薄，舌边有瘀点，脉弦。辅助检查：妇科双合诊检查：子宫增大，表面不规则，可触及多个结节。B超提示子宫多发性肌瘤。请给出中西医诊断

4. 慢性肺源性心脏病急性发病的处理

【答题要求】根据你抽取题目的要求，进行口头答辩，时间15分钟。

【答案解析】

1. 腰痛，遇寒加重，问诊

（1）现病史

①主症的时间，程度：腰痛持续的时间？疼痛的性质是酸痛、冷痛还是刺痛？疼痛的部位是两侧痛还是正中痛甚？疼痛是否向下肢放射？遇热或活动后疼痛是否减轻？疼痛发作有无规律？除遇寒加重外，阴雨天是否加重？有无着凉、涉水、外伤等诱发因素？

②伴随症状：是否伴酸软无力？是否伴有喜温喜按，肢冷畏寒？静卧之后疼痛是否减轻？有无进行性加重？大小便情况如何？

③诊疗经过：是否拍摄腰部X线片？是否确诊？是否治疗，怎样治疗，效果如何？

（2）其他病史：既往史、个人史、家族史、过敏史有无异常？

2. 手三里、足三里主治

手三里：①肩臂痛麻、上肢不遂等上肢病证；②腹痛，腹泻；③齿痛，颊肿。

足三里：①胃痛、呕吐、噎膈、腹胀、腹泻、痢疾、便秘等胃肠病证；②下肢痿痹；③心悸、眩晕、癫狂等神志病；④乳痈、肠痈等外科疾患；⑤虚劳诸证，为强壮保健要穴。

3. 双重诊断

中医诊断：癥瘕（气滞血瘀证）。

西医诊断：子宫肌瘤。

4. 慢性肺源性心脏病急性发病的处理

（1）控制呼吸道感染：一般可首选青霉素静滴，加用链霉素，肌注。经3～5日治疗无效时，可加用或改用其他抗生素，如庆大霉素、红霉素、卡那霉素、氨苄西林、羧苄西林、头孢菌素类。根据痰培养和致病菌对药物敏感度的测定结果选用更为合理。

（2）改善呼吸功能，抢救呼吸衰竭：采取综合措施，包括缓解支气管痉挛、清除痰液、通畅呼吸道、持续低浓度（25%～35%）给氧、应用呼吸中枢兴奋剂等。必要时施行气管切开、气管插管和机械呼吸器治疗等。

（3）控制心力衰竭：在积极控制感染、改善呼吸功能后，一般患者心功能常能改善，尿量增多，水肿消退，肝大可缩小或恢复正常，不需使用利尿剂和强心剂。但较重患者或经治疗无效者可适当选用。

①利尿剂：用药期间密切观察血气与电解质变化。使用排钾利尿剂时应适当补充钾、氯离子。对中度水肿可用氢氯噻嗪每日1～3次，每次25mg，口服，需要时可加用保钾利尿剂，如氨苯蝶啶每日1～3次，每次50～100mg。对重度水肿可临时用呋塞米20mg和依他尼酸25mg，稀释后静脉缓注。碳酸酐酶抑制剂可能诱发肺性脑病，不宜采用。

②强心剂：肺心病患者由于慢性缺氧及感染对洋地黄类药物耐受性很低，疗效差，易发生心律失常，这与处理一般心衰有所不同。强心剂的剂量宜小，一般为常规剂量的1/2～2/3量，同时选用作用快、排泄快的强心剂。常以毒毛花苷K或毛花苷C，静脉缓慢注射。

③血管扩张剂的应用：使用时以10%葡萄糖液500mL加酚妥拉明10～20mg静

滴。最近有用酚妥拉明 10mg 和肝素 50mg 加入 10% 葡萄糖液 500mL 中缓慢静滴者，每日 1 次，对重症血液高凝的肺心病有明显疗效。此外如硝普钠、硝苯地平等均有一定疗效。

（4）控制心律失常：未经洋地黄制剂治疗者，可在密切观察下选用小量毛花苷 C 或地高辛治疗；对频发室性早搏、室性心动过速者，可选用利多卡因、丙吡胺等药物。洋地黄中毒所致的心律失常，则按洋地黄中毒处理。另外，还要注意避免应用普萘洛尔等 β 肾上腺素能受体阻滞剂，以免引起支气管痉挛。

（5）糖皮质激素的应用：一般可用氢化可的松或地塞米松静滴，病情好转后逐渐停用。

（6）降低血黏度药物的应用：用肝素。

036 号题

【题干】

1. 恶心呕吐，食入不化 1 年，问诊

2. 翳风、环跳主治

3. 患者，喉中痰涎壅盛，声如拽锯，或鸣声如吹哨笛，喘急胸满，但坐不得卧，咳白色泡沫痰液，无明显寒热倾向，常在春季花粉季节发作。请给出中西医诊断

4. 粪隐血试验阳性的临床意义。

【答题要求】根据你抽取题目的要求，进行口头答辩，时间 15 分钟。

【答案解析】

1. 恶心呕吐，食入不化 1 年，问诊

（1）现病史

①主症的时间，程度：恶心、呕吐有无规律？每天发作几次？有无诱发因素？是呕吐清水痰涎还是不消化食物？呕吐物气味如何？是酸臭难闻还是气味不甚？

②伴随症状：食欲如何？脘部有无痞闷不舒？有无乏力？是否喜暖恶寒？大便情况如何？是否有夹有不消化食物？睡眠如何？是否伴有口渴喜饮？

③诊疗经过：是否进行过胃镜检查？是否确诊？有无治疗？怎样治疗？效果如何？

（2）其他病史：既往史、个人史、家族史、过敏史有无异常？

2. 翳风、环跳主治

翳风：①耳鸣、耳聋等耳疾；②口眼㖞斜、牙关紧闭、颊肿等面、口病证；③瘰疬。

环跳：①腰腿痛、下肢痿痹、半身不遂等腰腿疾患；②风疹。

3. 双重诊断

中医诊断：哮病（风痰哮证）。

西医诊断：支气管哮喘。

4. 粪隐血试验阳性的临床意义

阳性常见于消化性溃疡的活动期、胃癌、钩虫病以及消化道炎症、出血性疾病等。消化性溃疡隐血试验呈间断阳性，消化道癌症呈持续性阳性，故本试验对消化道出血的诊断及消化道肿瘤的普查、初筛和监测均有重要意义。

037 号题

【题干】

1. 腰部隐隐作痛，进行性加重两年，问诊

2. 阳陵泉、行间主治

3. 患者，女，60 岁。心悸易惊，心烦失眠，五心烦热，口干，盗汗，思虑劳心则症状加重，伴耳鸣腰酸，头晕目眩，急躁易怒，舌红少津，苔少，脉细数。心电图显示：①提前出现的 QRS 波群前无相关 P 波；②提前发生的 QRS 波群宽大畸形，时限大于 0.12s，S－T 段与 T 波的方向与 QRS 波群的主波方向相反；③代偿间歇完全。请给出中西医诊断

4. AFP 升高的临床意义

【答题要求】根据你抽取题号的要求，进行口头答辩，时间 15 分钟。

【答案解析】

1. 腰部隐隐作痛，进行性加重两年，问诊

（1）现病史

①主症的时间，程度：腰部隐隐作痛是持续性还是阵发性？是否跟劳累有关？活动后是否减轻？两年期间进行性加重的程度？

②伴随症状：腰部是否伴有酸软无力？有无心烦少寐，口燥咽干，面色潮红，手足心热？有无局部发凉，喜温喜按，遇劳更甚，卧则减轻？大小便情况如何？

③诊疗经过：是否进行过腰部 X 线片检查？是否确诊？有无治疗，怎样治疗，效果如何？

（2）其他病史：既往史、个人史、家族史、过敏史有无异常？

2. 阳陵泉、行间主治

阳陵泉：①黄疸、胁痛、口苦、呕吐、吞酸等肝胆犯胃病证；②膝肿痛、下肢痿痹、麻木；③小儿惊风。

行间：①中风、癫痫、头痛、目眩、目赤肿痛、青盲、口祸等肝经风热病证；②月经不调、痛经、闭经、崩漏、带下等妇科经带病证；③阴中痛、疝气；④遗尿、癃闭、五淋等泌尿系病证；⑤胸胁满痛。

3. 双重诊断

中医诊断：心悸（阴虚火旺证）。

西医诊断：心律失常，室性过早搏动。

4. AFP 升高的临床意义

（1）原发性肝癌：AFP 是目前诊断原发性肝细胞癌最特异的标志物。

（2）病毒性肝炎、肝硬化：AFP 也可升高（常＜200μg/L）。

（3）妊娠：妊娠 3～4 个月后，AFP 上升，7～8 个月达高峰（＜400μg/L），分娩后约 3 周即恢复正常。

（4）其他：生殖腺胚胎性肿瘤、胃癌、胰腺癌等，血中 AFP 也可增加。

038 号题

【题干】

1. 发热、倦怠乏力、自汗 1 个月，问诊

2. 太冲、期门主治

3. 患者，男，30岁。便后肛缘肿物隆起不缩小，坠胀明显，甚则灼热疼痛，便秘溲赤，舌红，苔黄腻，脉滑数。指诊检查可触及柔软、表面光滑、无压痛的黏膜隆起，肛门镜下可见齿线上黏膜隆起，呈暗紫色或深红色。请给出中西医诊断

4. 慢性肺心病的主要并发症

【答题要求】根据你抽取题目的要求，进行口头答辩，时间15分钟。

【答案解析】

1. 发热、倦怠乏力、自汗1个月，问诊

（1）现病史

①主症的时间，程度：发热是高热、潮热还是低热？发热有无规律？倦怠乏力和自汗的程度？跟劳累是否有关？

②伴随症状：是否伴有恶寒？夜间是否盗汗？食欲如何？是否形寒怯冷，四肢不温？是否伴有精神倦怠？大便是否正常？

③诊疗经过：是否进行过检查？是否确诊？有无治疗，怎样治疗，效果如何？

（2）其他病史：既往史、个人史、家族史、过敏史有无异常？

2. 太冲、期门主治

太冲：①中风、癫狂痫、小儿惊风、头痛、眩晕、耳鸣、目赤肿痛、口㖞、咽痛等肝经风热病证；②月经不调、痛经、经闭、崩漏、带下等妇科经带病证；③黄疸、胁痛、腹胀、呕逆等肝胃病证；④癃闭，遗尿；⑤下肢痿痹，足跗肿痛。

期门：①胸胁胀痛、呕吐、吞酸、呃逆、腹胀、腹泻等肝胃病证；②奔豚气；③乳痈。

3. 双重诊断

中医诊断：痔疮，混合痔（湿热下注证）。

西医诊断：痔疮，混合痔。

4. 慢性肺心病的主要并发症

（1）肺性脑病。

（2）酸碱平衡失调及电解质紊乱。

（3）心律失常：多表现为房性早搏及阵发性室上性心动过速，也可有房性扑动及心房颤动。

（4）休克：是肺心病较常见的严重并发症及致死原因之一。

（5）消化道出血。

（6）其他：如功能性肾衰竭、弥散性血管内凝血等。

039号题

【题干】

1. 男，下肢肌肉萎缩，腰膝酸痛2年，问诊

2. 腰阳关、命门主治

3. 患者，咳嗽，咳痰带血丝，发热，胸胁胀满，易怒，舌红，舌苔薄黄少津，脉弦数。听诊双肺呼吸音粗，少量湿啰音。X线检查双肺片状密度阴影。请给出中西医诊断

4. 溃疡性结肠炎的并发症。

【答题要求】根据你抽取题目的要求，进行口头答辩，时间 15 分钟。

【答案解析】

1. 男，下肢肌肉萎缩，腰膝酸痛 2 年，问诊

（1）现病史

①主症的时间，程度：肌肉萎缩的程度？持续的时间？是否进行性加重？腰膝酸痛的程度？是否跟劳累有关？有无其他诱发因素？

②伴随症状：是否伴有肢体关节疼痛重着麻木？肢体是否变形？有无一侧肢体偏瘫？是否伴有口眼㖞斜？是否眩晕耳鸣？有无舌咽干燥？有无遗精或遗尿？

③诊疗经过：是否进行过检查？是否确诊？有无治疗，怎样治疗，效果如何？

（2）其他病史：既往史、个人史、家族史、过敏史有无异常？

2. 腰阳关、命门主治

腰阳关：①腰骶疼痛，下肢痿痹；②月经不调、赤白带下等妇科病证；③遗精、阳痿等男科病证。

命门：①腰脊强痛，下肢痿痹；②月经不调、赤白带下、痛经、经闭、不孕等妇科病证；③遗精、阳痿、精冷不育、小便频数等肾阳不足性病证；④小腹冷痛，腹泻。

3. 双重诊断

中医诊断：咳嗽（肝火犯肺证）。

西医诊断：大叶性肺炎。

4. 溃疡性结肠炎并发症

（1）结肠扩张：易引起急性肠穿孔，预后差。

（2）结肠大出血：溃疡累及血管可引起大出血。

（3）其他：可并发癌变、肠梗阻、瘘管及肛周脓肿等。病期长达 10 年以上，病变广泛，年龄在 40 岁以上者易恶变。

040 号题

【题干】

1. 男，50 岁。项背强直、四肢抽搐 1 小时，问诊

2. 大椎、百会主治

3. 患者，女，48 岁。头昏胀痛，两侧为重，心烦易怒，夜寐不宁，口苦面红，兼胁痛，舌红苔黄，脉弦数。血压 160/100mmHg。请给出中西医诊断

4. 慢性肾小球肾炎的治疗。

【答题要求】根据你抽取题目的要求，进行口头答辩，时间 15 分钟。

【答案解析】

1. 男，50 岁。项背强直、四肢抽搐 1 小时，问诊

（1）现病史

①主症的时间，程度：项背强直、四肢抽搐起病的缓急？是阵发性还是持续性？每次持续的时间？既往是否有类似发作？

②伴随症状：神志是否清楚？肢体有无偏瘫？有无口眼㖞斜？口中是否吐涎沫？有无猪羊叫声？是否伴有恶寒发热？有无高热头痛，口噤齿龂，手足躁动？有无腹满便结，口

渴喜冷饮？有无心烦易怒、胁肋胀痛？

③诊疗经过：是否做过头颅 CT、脑电图等检查？是否确诊？有无治疗，怎样治疗，效果如何？

（2）其他病史：既往史、个人史、家族史、过敏史有无异常？

2. 大椎、百会主治

大椎：①热病、疟疾、恶寒发热、咳嗽、气喘等外感病证；②骨蒸潮热；③癫狂痫、小儿惊风等神志病证；④项强，脊痛；⑤风疹，痤疮。

百会：①痴呆、中风、失语、瘛疭、失眠、健忘、癫狂痫、癔症等神志病证；②头风、头痛、眩晕、耳鸣等头面病证；③脱肛、阴挺、胃下垂、肾下垂等气失固摄而致的下陷性病证。

3. 双重诊断

中医诊断：头痛（肝阳上亢证）。

西医诊断：原发性高血压病。

4. 慢性肾小球肾炎的治疗

应采用综合性防治措施，对水肿、高血压或肾功能不全患者应强调休息，避免剧烈运动，并限制钠盐。

（1）饮食：根据肾功能减退程度，控制蛋白摄入量，一般每天 30～40g，以优质蛋白（牛奶、蛋、瘦肉等）为主。

（2）控制高血压和保护肾功能

①血管紧张素转换酶抑制剂：选用双通道排泄的 ACEI 类药物，如贝那普利（洛汀新）等，一般剂量为 10mg，每天 1 次。Ccr < 30mL/min 时慎用。

②钙拮抗剂：常用的有氨氯地平（络活喜），5～10mg，每天 1 次。

③其他：包括 β 受体阻滞剂（常用倍他洛克 12.5～50mg/d），需注意心率；血管紧张素Ⅱ受体拮抗剂（常用科素亚 50mg/d），需注意肾功能、血钾；α 受体阻滞剂（常用哌唑嗪 3～6mg/d），需注意体位性低血压。

④利尿剂：水钠潴留明显者加用利尿剂。常用氢氯噻嗪 12.5～25mg，或呋塞米 20～40mg，均为每天 1～3 次。应用时注意体内是否有电解质紊乱、高血脂、高血糖、高凝状态等情况。

（3）抗凝和血小板解聚药物。

（4）糖皮质激素和细胞毒药物。

（5）其他：积极防治各种感染，禁用或慎用肾毒性药物，积极纠正高脂血症、高血糖、高尿酸血症。

041 号题

【题干】

1. 65 岁女性，手指关节红肿疼痛 3 年，近一个月来加重，问诊

2. 神庭、水沟主治

3. 患者，男，52 岁。水肿反复消长不已，面浮身肿，腰以下甚，按之凹陷不起，尿量减少，腰酸冷痛，四肢厥冷，怯寒神疲，面色㿠白，甚者心悸胸闷，喘促难卧，腹大胀

满，舌质淡胖，苔白，脉沉迟无力。实验室检查发现，蛋白尿，血尿，轻微氮质血症。请给出中西医诊断

4. 急性阑尾炎与急性胃肠炎的鉴别

【答题要求】根据你抽取题目的要求，进行口头答辩，时间15分钟。

【答案解析】

1. 65岁女性，手指关节红肿疼痛3年，近一个月来加重，问诊

（1）现病史

①主症的时间，程度：手指关节红肿疼痛的性质是酸痛，冷痛重着，还是灼热刺痛？疼痛的部位是否固定？是否游走性？夜间是否痛甚？疼痛是否有规律？疼痛是否得冷则舒？遇阴雨天是否加重？近一月疼痛加重有无诱发因素？

②伴随症状：有无皮下结节或环形红斑？有无关节变形？有无肌肉萎缩？有无发热、恶风、汗出、口渴？有无心慌心悸？

③诊疗经过：是否做过抗链“O”和类风湿因子等相关检查？是否确诊？有无治疗，怎样治疗，效果如何？

（2）其他病史：既往史、个人史、家族史、过敏史有无异常？

2. 神庭、水沟主治

神庭：①癫狂痫、失眠、惊悸等神志病证；②头痛、目眩、目赤、目翳、鼻渊、鼻衄等头面五官病证。

水沟：①昏迷、晕厥、中风、中暑、休克、呼吸衰竭等急危重症，为急救要穴之一；②癔症、癫狂痫、急慢惊风等神志病证；③鼻塞、鼻衄、面肿、口㖞、齿痛、牙关紧闭等面鼻口部病证；④闪挫腰痛。

3. 双重诊断

中医诊断：水肿（肾阳衰微证）。

西医诊断：慢性肾小球肾炎。

4. 急性阑尾炎与急性胃肠炎的鉴别

急性阑尾炎有转移性右下腹疼痛。发病初期常伴胃肠道症状，有恶心、呕吐，呕吐物多为食物，多数伴有腹泻或便秘、食欲减退。急性胃肠炎可出现腹痛、呕吐、腹部压痛等，常伴有饮食不洁的病史。

042号题

【题干】

1. 72岁老年男性，间断心悸眩晕2年，近半年加重伴下肢水肿，问诊

2. 中极、关元主治

3. 患者，男，60岁。冠心病病史10年。心悸眩晕，活动后加重。咳嗽，咳粉红色泡沫样痰，端坐呼吸，胸闷痞满，渴不欲饮，小便短少，下肢浮肿，形寒肢冷，伴恶心，欲吐，流涎，舌淡胖，苔白滑，脉象弦滑。听诊两肺底湿性啰音，心尖区可闻及舒张期奔马律和收缩期杂音。请给出中西医诊断

4. 慢性左心衰的临床表现

【答题要求】根据你抽取题目的要求，进行口头答辩，时间15分钟。

【答案解析】

1. 72 岁老年男性，间断心悸眩晕 2 年，近半年加重伴下肢水肿，问诊

（1）现病史

①主症的时间，程度：间断心悸眩晕发作的频率？近半年加重有无诱发因素？下肢水肿起病的缓急？水肿是指凹性还是非指凹性？

②伴随症状：是否伴有胸闷胸痛？是否伴有咳嗽喘息？是否有脘腹胀闷？是否口渴不喜饮？小便量是否减少？有无形寒肢冷？

③诊疗经过：是否做过心功能等相关检查？是否确诊？有无治疗，怎样治疗，效果如何？

（2）其他病史：既往史、个人史、家族史、过敏史有无异常？

2. 中极、关元主治

中极：①遗尿、小便不利、癃闭等泌尿系病证；②遗精、阳痿、不育等男科病证；③月经不调、崩漏、阴挺、阴痒、不孕、产后恶露不尽、带下等妇科病证。

关元：①中风脱证、虚劳冷惫、羸瘦无力等元气虚损病证；②少腹疼痛、疝气；③腹泻、痢疾、脱肛、便血等肠腑病证；④五淋、尿血、尿闭、尿频等泌尿系病证；⑤遗精、阳痿、早泄、白浊等男科病证；⑥月经不调、痛经、经闭、崩漏、带下、阴挺、恶露不尽、胞衣不下等妇科病证。

3. 双重诊断

中医诊断：心悸（水饮凌心证）。

西医诊断：慢性心力衰竭。

4. 慢性左心衰的临床表现

慢性左心衰以肺淤血及心排血量降低表现为主。

（1）症状

1）呼吸困难：①劳力性呼吸困难：是左心衰竭最早出现的症状。②端坐呼吸：肺淤血达到一定程度时，患者卧位时呼吸困难加重，坐位时减轻。③夜间阵发性呼吸困难：熟睡后突然憋醒，可伴阵咳，呼吸急促，咳泡沫样痰或呈哮喘状态，又称为“心源性哮喘”。

2）咳嗽、咳痰、咯血：痰常呈白色浆液性泡沫样，有时痰中带血丝，重症出现大咯血。

3）其他：乏力、疲倦、头昏、心慌是心排血量减少，器官、组织灌注不足所致。

（2）体征

1）肺部体征：湿性啰音多见于两肺底，与体位变化有关。

2）心脏体征：除原有心脏病体征外，慢性左心衰一般均心脏扩大、心率加快、肺动脉瓣区第二心音亢进、心尖区可闻及舒张期奔马律和（或）收缩期杂音、交替脉等。

043 号题

【题干】

1. 心悸时发时作，胸闷烦躁伴口干口苦 10 天，问诊

2. 气海、神阙主治

3. 患者素有头痛眩晕，心烦易怒，突然发病，半身不遂，口舌㖞斜，舌强语謇，神

识欠清，痰多而黏，伴腹胀，便秘，舌质暗红苔黄腻，脉弦滑。CT 显示壳核出血。请给出中西医诊断

4. 肺心病失代偿表现

【答题要求】根据你抽取题目的要求，进行口头答辩，时间 15 分钟。

【答案解析】

1. 心悸时发时作，胸闷烦躁伴口干口苦 10 天，问诊

（1）现病史

①主症的时间，程度：心悸发作的频率？起病的缓急？胸闷烦躁有无诱发因素？口干口苦的程度？是否受惊易作？

②伴随症状：有无胸闷胸痛？有无失眠多梦？是否大便秘结？小便有何改变？

③诊疗经过：是否做过心电图检查？是否确诊？有无治疗，怎样治疗，效果如何？

（2）其他病史：既往史、个人史、家族史、过敏史有无异常？

2. 气海、神阙主治

气海：①虚脱、形体羸瘦、脏气衰惫、乏力等气虚病证；②水谷不化、绕脐疼痛、腹泻、痢疾、便秘等肠腑病证；③小便不利、遗尿等泌尿系病证；④遗精、阳痿、疝气等男科病证；⑤月经不调、痛经、经闭、崩漏、带下、阴挺、产后恶露不止、胞衣不下等妇科病证；⑥保健灸常用穴。

神阙：①虚脱、中风脱证等元阳暴脱；②腹痛、腹胀、腹泻、痢疾、便秘、脱肛等肠腑病证；③水肿，小便不利；④保健灸常用穴。

3. 双重诊断

中医诊断：中风，中脏腑（痰热腑实证）。

西医诊断：脑出血。

4. 肺心病失代偿表现

（1）呼吸衰竭：主要表现为缺氧和二氧化碳潴留症状。

①低氧血症：除胸闷、心悸、心率增快和紫绀外，严重者可出现头晕、头痛、烦躁不安、谵妄、抽搐和昏迷等症状。

②二氧化碳潴留：头痛，多汗，失眠，夜间不眠，日间嗜睡，出现睡眠规律倒错。

（2）心力衰竭：以右心衰竭为主。心悸、心率增快、呼吸困难及紫绀进一步加重，上腹部胀痛、食欲不振、少尿。

044 号题

【题干】

1. 患者，女，抑郁易怒，胸胁胀满，问诊

2. 中脘、膻中主治

3. 苏某，男，40 岁，已婚，工人。患者昨晚与朋友聚会饮酒后出现上腹部疼痛伴恶心、呕吐，呕吐物为胃内容物，自服药物未效，今日来诊。现症：上腹近两胁处胀痛、窜痛持续不断，阵阵加剧，按之痛重，恶心呕吐，大便不畅，发热，口苦纳呆。查体：T 38.2℃，P 102 次/分，R 21 次/分，BP 130/80mmHg。神清，痛苦面容，心率 102 次/分，律齐，未闻及杂音，上腹压痛，无肌紧张及反跳痛，肝脾未触及，墨菲征（－）。舌质淡

红，苔薄，脉弦。辅助检查：血常规：白细胞 14.5×10^9/L，中性粒细胞 0.82，血清淀粉酶 800U/L，尿淀粉酶 1800U/L。请给出中西医诊断

4. 慢性肺源性心脏病急性发作处理原则

【答题要求】根据你抽取题目的要求，进行口头答辩，时间 15 分钟。

【答案解析】

1. 患者，女，抑郁易怒，胸胁胀满，问诊

（1）现病史

①主症的时间，程度：抑郁易怒，胸胁胀满起病的缓急？是否跟情绪刺激有关？

②伴随症状：是否口苦而干？有无头痛？是否目赤，耳鸣？有无嘈杂吞酸？大便是否正常？是否咽中如有异物梗阻，咳之不出，吞之不下？是否悲伤欲哭，时时哈欠？

③诊疗经过：是否做过肝功能检查？是否确诊？有无治疗，怎样治疗，效果如何？

（2）其他病史：既往史、个人史、家族史、过敏史有无异常？

2. 中脘、膻中主治

中脘：①胃痛、腹胀、纳呆、呕吐、吞酸、呃逆、小儿疳积等脾胃病证；②黄疸；③癫狂痫、脏躁、失眠等神志病。

膻中：①咳嗽、气喘、胸闷、心痛、噎膈、呃逆等胸中气机不畅的病证；②产后乳少、乳痈、乳癖等胸乳病证。

3. 双重诊断

中医诊断：腹痛（肝郁气滞证）。

西医诊断：急性胰腺炎。

4. 慢性肺源性心脏病急性发作处理原则

①控制呼吸道感染；②改善呼吸功能；③控制心力衰竭；④控制心律失常；⑤糖皮质激素的应用；⑥降低血黏度药物的应用；⑦处理并发症。

045 号题

【题干】

1. 女，29 岁。皮肤瘀斑，伴潮热盗汗，问诊

2. 定喘、十宣主治

3. 患者，女，20 岁。喉中哮鸣如水鸡声，呼吸急促，喘憋气逆，胸膈满闷如塞，咳不甚，痰少咳吐不爽，色白而多泡沫，口不渴，形寒怕冷，天冷或受寒易发，面色青晦，舌苔白滑，脉浮紧。听诊双肺广泛哮鸣音，呼气音延长。请给出中西医诊断

4. 心肌梗死的诊断

【答题要求】根据你抽取题目的要求，进行口头答辩，时间 15 分钟。

【答案解析】

1. 女，29 岁。皮肤瘀斑，伴潮热盗汗，问诊

（1）现病史

①主症的时间，程度：皮肤瘀斑起病的缓急？持续的时间？紫斑出现的部位？有无诱发因素，如外感、服用某些食物或药物等？潮热盗汗的程度？

②伴随症状：是否伴有鼻衄、齿衄、尿血？月经量是否过多？是否伴有腹痛便血？是

否伴有四肢关节疼痛？有无心烦，口渴，手足心热？有无倦怠乏力？有无食少腹胀便溏？

③诊疗经过：是否做过凝血功能检查？是否确诊？有无治疗，怎样治疗，效果如何？

（2）其他病史：既往史、个人史、家族史、过敏史有无异常？

2. 定喘、十宣主治

定喘：①哮喘，咳嗽；②落枕、肩背痛、上肢疾患。

十宣：①昏迷；②癫痫；③高热，咽喉肿痛；④手指麻木。

3. 双重诊断

中医诊断：哮病（冷哮）。

西医诊断：支气管哮喘。

4. 心肌梗死的诊断

（1）必须至少具备下列3条标准中的2条：①缺血性胸痛的临床病史；②心电图的动态演变；③血清心肌坏死标记物浓度的动态改变。

（2）对非ST段抬高的心肌梗死，血清肌钙蛋白测定的诊断价值更大。

046号题

【题干】

1. 患者呕吐酸腐，嗳气，问诊

2. 尺泽、鱼际主治

3. 患者，男，12岁。皮肤出现青紫斑点，伴有鼻衄、齿衄、便血，发热，口渴，便秘，舌质红，苔黄，脉弦数。实验室检查，血小板$16\times10^9/L$，免疫学检测，检出血小板相关抗体（PAIgG、IgM）及相关补体（PAC_3）。请给出中西医诊断

4. 高血压危象的治疗

【答题要求】根据你抽取题目的要求，进行口头答辩，时间15分钟。

【答案解析】

1. 患者呕吐酸腐，嗳气，问诊

（1）现病史

①主症的时间，程度：呕吐起病的缓急？呕吐次数？呕吐物的性质、气味？嗳气是徐是缓？嗳气的气味？有无诱发因素？跟进食、受凉、情绪变化是否有关？

②伴随症状：是否伴有发热、头痛？是否脘腹胀满疼痛？有无厌食？大便是否正常？气味如何？

③诊疗经过：是否做过相关检查？是否确诊？有无治疗，怎样治疗，效果如何？

（2）其他病史：既往史、个人史、家族史、过敏史有无异常？

2. 尺泽、鱼际主治

尺泽：①咳嗽、气喘、咯血、咽喉肿痛等肺系实热性病证；②肘臂挛痛；③急性吐泻、中暑、小儿惊风等急症。

鱼际：①咳嗽、咯血、咽干、咽喉肿痛、失喑等肺系热性病证；②掌中热；③小儿疳积。

3. 双重诊断：

中医诊断：血证，紫斑（血热妄行证）。

西医诊断：特发性血小板减少性紫癜。

4. 高血压危象的治疗

（1）迅速降压：①硝普钠，50～100mg加入5%葡萄糖液500mL内避光静滴，开始剂量为10mg/min，密切观察血压，每5分钟可增加5mg/min，直到血压得到控制。②硝酸甘油，25mg加入5%葡萄糖液500mL中，以5～10mg/min静滴，每5～10分钟可增加5～10mg/min至25～50mg/min。③二氮嗪（氯苯甲噻二嗪），200～300mg于15～30s内静注，必要时2小时后再注射；同时可合用呋塞米20～120mg静注，以防止水、钠潴留。④硝苯地平，10～20mg舌下含化。⑤拉贝洛尔50mg加入5%葡萄糖液40mL中，以5mg/min的速度静注，注射完后15分钟无效者可重复注射，3次无效则停用。

（2）制止抽搐：可用地西泮10～20mg肌注或静注，也可用苯巴比妥0.1～0.2g肌注或10%水合氯醛10～20mL保留灌肠。

（3）降低颅内压：①50%葡萄糖液20～40mL加入呋塞米20～40mg静脉注射；或利尿酸钠25～50mg静脉注射。②20%甘露醇250mL快速静脉滴注，半小时内滴完；或25%山梨醇250mL快速静脉滴注。

047号题

【题干】

1. 患者小便浑浊如米泔水，问诊

2. 孔最、足三里主治

3. 患者，女，30岁。午后潮热，夜间发热，不欲近衣，手足心热，烦躁，少寐多梦，盗汗，口干咽燥，舌质红，有裂纹，苔少，脉细数。放免法测定血清总甲状腺素（TT_4）为170nmol/L，血清总三碘甲状腺原氨酸（TT_3）为4.2nmol/L。请给出中西医诊断

4. 血尿酸升高的临床意义

【答题要求】根据你抽取题目的要求，进行口头答辩，时间15分钟。

【答案解析】

1. 患者小便浑浊如米泔水，问诊

（1）现病史

①主症的时间，程度：小便浑浊如米泔水持续的时间？小便量是否减少？有无诱发因素？尿液中有无絮状凝块物或者血块？

②伴随症状：小便是否频数？排尿时尿道是否热涩疼痛？尿时有无阻塞不畅？小腹是否牵引作痛？有无口干口渴？有无腰酸畏寒？有无神疲乏力？大便是否正常？

③诊疗经过：是否做过尿常规、膀胱B超等相关检查？是否确诊？有无治疗，怎样治疗，效果如何？

（2）其他病史：既往史、个人史、家族史、过敏史有无异常？

2. 孔最、足三里主治

孔最：①咯血、咳嗽、气喘、咽喉肿痛等肺系病证；②肘臂挛痛；③痔血。

足三里：①胃痛、呕吐、噎膈、腹胀、腹泻、痢疾、便秘等胃肠病证；②下肢痿痹；③心悸、眩晕、癫狂等神志病；④乳痈、肠痈等外科疾患；⑤虚劳诸证，为强壮保健

要穴。

3. 双重诊断

中医诊断：内伤发热（阴虚发热）。

西医诊断：甲状腺功能亢进症。

4. 血尿酸升高的临床意义

（1）肾脏疾病：肾炎病人，血清尿酸浓度增高较尿素氮、肌酐等更为显著，出现也较早。

（2）痛风：血清尿酸增高是诊断痛风的主要依据，浓度可高达800～1500μmol/L。

（3）妊娠高血压综合征：血尿酸浓度增高。

（4）白血病和肿瘤：由于白血病细胞和其他恶性肿瘤的细胞增殖加快，核酸分解加强，使内源性尿酸增加。

048 号题

【题干】

1. 咳嗽、咽痛、咳吐黄痰3天，问诊

2. 少商、曲池主治

3. 张某，女，50岁，已婚，职员。患者9个月前经期淋雨涉水后，连月来出现月经紊乱，经期5～20天，经量多少不一，经闭3个月后于2016年1月1日骤然而下，淋沥不断，色暗质稠，夹有血块，小腹刺痛，血块得下则小腹痛减。查体：T 36.8℃，P 90次/分，R 18次/分，BP 120/80mmHg。舌紫暗，苔薄白，脉涩。妇科检查：宫颈光滑，宫腔内流出暗红色血液，子宫及双侧附件正常。辅助检查：血常规：血红蛋白93g/L。B超检查：子宫附件未见明显异常。经前子宫内经诊刮病理提示：子宫内膜简单型增长过长。请给出中西医诊断

4. 如何诊断急性胃炎

【答题要求】根据你抽取题目的要求，进行口头答辩，时间15分钟。

【答案解析】

1. 咳嗽、咽痛、咳吐黄痰3天，问诊

（1）现病史

①主症的时间，程度：咳嗽、咽痛、咳吐黄痰起病的缓急？咳嗽的时间、程度？有无诱发因素？咽痛的程度？咳吐黄痰的量？咳痰难易程度？痰中是否有脓血？气味是否腥臭？

②伴随症状：是否伴有恶风、身热？有无鼻流黄涕？有无胸闷呕恶？是口渴喜饮还是渴而不欲饮？是否伴有胁肋胀痛、心烦易怒？

③诊疗经过：是否做过胸部X线检查？是否确诊？有无治疗，怎样治疗，效果如何？

（2）其他病史：既往史、个人史、家族史、过敏史有无异常？

2. 少商、曲池主治

少商：①咽喉肿痛、鼻衄、高热等肺系实热证；②高热、昏迷、癫狂；③指肿、麻木。

曲池：①肩臂痛麻、上肢不遂等上肢病证；②腹痛、腹泻；③齿痛、颊肿。

3. 双重诊断

中医诊断：崩漏（血瘀证）。

西医诊断：功能失调性子宫出血（无排卵型）。

4. 如何诊断急性胃炎

根据患者急性起病，上腹不适、疼痛，有饮食不当或服用药物或应激状态等诱因，一般可诊断急性胃炎。发病后 24 ~48 小时内胃镜检查，可明确诊断不同类型的胃炎。

049 号题

【题干】

1. 女，38 岁。鼻衄，头晕伴乏力，问诊

2. 手三里、迎香主治

3. 患者，男，60 岁。咳嗽不畅，胸闷气憋，胸痛有定处，如锥如刺，痰血暗红，口唇紫暗，舌质有瘀点，苔薄，脉细弦，CT 显示肺门增大及纵隔肿块，活体病理学检测显示肺鳞癌。请给出中西医诊断

4. 急性肾小球肾炎尿的特征

【答题要求】根据你抽取题目的要求，进行口头答辩，时间 15 分钟。

【答案解析】

1. 女，38 岁。鼻衄，头晕伴乏力，问诊

（1）现病史

①主症的时间，程度：鼻衄起病的缓急？衄血的颜色和质量？头晕是持续性还是阵发性？乏力的程度？发作有无规律？有无诱发因素？

②伴随症状：是否兼齿衄、肌衄？是否有便血、尿血？有无耳鸣、心悸、自汗？有无夜寐不宁？有无神疲倦怠？有无食少、腹胀、便溏？

③诊疗经过：是否进行过凝血功能检查？是否确诊？有无治疗，怎样治疗，效果如何？

（2）其他病史：既往史、个人史、家族史、过敏史有无异常？

（3）月经史：既往月经周期是否正常？经量多少？行经期几天？

2. 手三里、迎香主治

手三里：①手臂无力、上肢不遂等上肢病证；②腹痛，腹泻；③齿痛，颊肿。

迎香：①鼻塞、鼽衄等鼻病；②口㖞、面痒等面部病证；③胆道蛔虫症。

3. 双重诊断

中医诊断：肺癌（瘀阻肺络证）。

西医诊断：原发性支气管肺癌。

4. 急性肾小球肾炎尿的特征

（1）少尿。

（2）血尿：常为首发症状，几乎全部患者均有血尿，约半数为肉眼血尿，持续 1 ~2 周后转为镜下血尿。

（3）蛋白尿：几乎均有尿蛋白，一般在 0.5 ~3.0g/d 之间，常为非选择性蛋白尿。少数患者可在 3.5g/d 以上，甚至发展为肾病综合征。

050 号题

【题干】

1. 男性，57 岁。头胀痛，急躁易怒 1 年，问诊

2. 下关、地仓主治

3. 患者，男，30 岁。咳嗽，痰少质黏，时时咯血，血色鲜红，混有泡沫痰涎，午后潮热，骨蒸，五心烦热，口渴心烦，遗精，形体日益消瘦。痰涂片发现结核杆菌。结核菌素实验阳性。请给出中西医诊断

4. 慢性肾功能衰竭的临床变现

【答题要求】根据你抽取题目的要求，进行口头答辩，时间 15 分钟。

【答案解析】

1. 男性，57 岁。头胀痛，急躁易怒 1 年，问诊

（1）现病史

①主症的时间，程度：头痛的部位是在巅顶还是两侧，是前额连及眉棱骨疼痛，还是后头部连及项部？胀痛是阵发性还是持续性？起病的缓急？发作有无规律？有无诱发因素？

②伴随症状：除伴有急躁易怒外，是否伴有面红目赤，口苦咽干？有无胁痛？是否伴有眩晕欲仆？是否夜寐不宁？大便是否秘结？小便是否短赤？

③诊疗经过：是否进行过头颅 CT、脑血流等相关检查？是否确诊？有无治疗，怎样治疗，效果如何？

（2）其他病史：既往史、个人史、家族史、过敏史有无异常？

2. 下关、地仓主治

下关：①牙关不利、面痛、齿痛、口眼㖞斜等面口病证；②耳聋、耳鸣、聤耳等耳疾。

地仓：①口角㖞斜、流涎、面痛等面局部病证；②眼睑动。

3. 双重诊断

中医诊断：肺痨（虚火灼肺证）。

西医诊断：肺结核。

4. 慢性肾功能衰竭的临床变现

（1）水、电解质紊乱及酸碱失衡

①水代谢紊乱。早期因肾小管的浓缩功能减退，出现多尿（>2500mL/24h）、夜尿增多（夜尿量>日尿量），晚期肾小管的浓缩稀释功能严重损害，排出等张尿（尿渗透压与血浆渗透压相似），随后发展为肾小球滤过减少，出现少尿（<400mL/24h），严重者可无尿（<100mL/24h）。

②电解质紊乱。早期因肾小管重吸收钠能力减退而出现低钠血症，晚期因尿钠、钾、镁、磷排泄减少而出现高钠、高钾、高镁、高磷血症。

③代谢性酸中毒。酸中毒可加重高钾血症。

（2）各系统表现

①消化系统：食欲不振、厌食、恶心、呕吐、口有尿味、消化道炎症和溃疡、呕血、

便血及腹泻等。

②神经系统：可出现乏力、精神不振、记忆力下降、头痛、失眠、四肢发麻、肌痛、肌萎缩、情绪低落。

③血液系统：贫血，白细胞趋化性受损、活性受抑制，淋巴细胞减少等导致免疫功能受损，易致感染。因血小板功能异常，常有出血倾向。

④心血管系统：血压升高、容量负荷加重、贫血等可使心功能不全，血尿素增高可致心包炎。

⑤呼吸系统：可出现过度换气、胸膜炎、肺钙化等。

⑥其他：血甘油三酯升高；血浆白蛋白降低；肾脏合成1，25（OH）$_2$D$_3$减少；甲状旁腺功能亢进；铝沉积可导致肾性骨病，表现为骨痛、近端肌无力、骨折及身高缩短。骨外钙化导致皮肤瘙痒。淀粉样物质沉着引起腕管综合征等。

051 号题

【题干】

1. 男，腹痛拒按，烦渴引饮，问诊

2. 头维、天枢主治

3. 周某，女性，47 岁，干部。患者于 2 年前因卧室潮湿，发现双腕、指关节及踝足关节肿胀，疼痛，未治疗。1 年后出现四肢小关节畸形并僵硬，肌肉萎缩，关节活动受限，曾用激素治疗 3 个月无明显疗效，且病情逐渐加重，生活不能自理，关节疼痛剧烈，夜不安眠。近两个月来又恶风、自汗加重，故来诊。患者既往健康，否认肝炎、结核等传染病史及密切接触史，无先天性心脏病、外伤手术史及食物过敏史。否认药物过敏及长期服药史。无家族遗传病及传染病史。查体：T 36.5℃，P 80 次/分，R 16 次/分，BP 115/75mmHg。一般情况可，皮肤黏膜无黄染，未发现风湿结节。舌质淡、苔薄白，脉沉弱。四肢大小关节不同程度肿胀，双腕关节已强直，功能丧失；双手指关节呈梭状畸形，膝关节呈鹤膝样，四肢肌肉萎缩。余无明显阳性体征。辅助检查：血沉 50mm/h，抗“O”700U，类风湿因子（+）。X 线示双手典型的类风湿性关节炎改变。请给出中西医诊断

4. 腰椎间盘突出的临床表现

【答题要求】根据你抽取题目的要求，进行口头答辩，时间 15 分钟。

【答案解析】

1. 男，腹痛拒按，烦渴引饮，问诊

（1）现病史

①主症的时间，程度：腹痛的性质是胀痛，冷痛，灼痛，绞痛，还是刺痛？疼痛部位是转移性的还是固定的？疼痛是持续性还是阵发性？起病的缓急？有无诱发因素？烦渴引饮的程度？饮水量多少？疼痛拒按的部位？腹痛有无放射感？

②伴随症状：是否伴有恶心呕吐？大便是否通畅？大便次数是否增多？大便是否有脓血？腹部有无压痛反跳痛？有无潮热汗出？小便有无短黄？

③诊疗经过：是否做过相关检查？是否确诊？有无治疗，怎样治疗，效果如何？

（2）其他病史：既往史、个人史、家族史、过敏史有无异常？

2. 头维、天枢主治

头维：头痛、目眩、目痛等头目病证。

天枢：①腹痛、腹胀、便秘、腹泻、痢疾等胃肠病证；②月经不调、痛经等妇科疾患。

3. 双重诊断

中医疾病诊断：痹证（肝肾亏损，邪痹筋骨证）。

西医诊断：类风湿关节炎。

4. 腰椎间盘突出的临床表现

（1）症状：腰痛和下肢坐骨神经放射痛。病程较长者，其下肢放射痛部位感觉麻木、冷感、无力。中央型突出造成马尾神经压迫症状，表现为会阴部麻木、刺痛，二便功能障碍，阳痿或双下肢不全瘫痪。

（2）体征

①腰部畸形。腰肌紧张、痉挛，腰椎生理前凸减小或消失，甚至出现后凸畸形。

②腰部压痛和叩击痛，沿坐骨神经走行有压痛。

③腰部活动受限。

④皮肤感觉障碍。

⑤肌力减退或肌萎缩。

⑥腱反射减弱或消失。

⑦直腿抬高试验阳性，加强试验阳性；屈颈试验阳性。

052 号题

【题干】

1. 胁肋胀痛，走窜不定 5 天，问诊

2. 梁丘、犊鼻主治

3. 患者，男，45 岁。身目俱黄，黄色晦暗如烟熏，脘腹痞胀，纳谷减少，大便不实，神疲畏寒，舌淡苔腻，脉濡缓，有病毒性肝炎病史。血清 HBsAg 阳性，总胆红素 171μmol/L。请给出中西医诊断

4. 肺结核抗结核药疗效判定

【答题要求】根据你抽取题目的要求，进行口头答辩，时间 15 分钟。

【答案解析】

1. 胁肋胀痛，走窜不定 5 天，问诊

（1）现病史

①主症的时间，程度：胁肋胀痛的程度？是阵发性还是持续性？走窜不定的诱因？疼痛是单侧还是双侧？是否放射至左肩背部？有无诱发因素？疼痛是否和情志变化相关？是否跟呼吸和进食有关？

②伴随症状：是否胸闷腹胀？有无嗳气频作？疼痛是否得嗳气、矢气减轻？有无喜太息？

③诊疗经过：是否进行过肝功能和肝胆 B 超检查？是否确诊？有无治疗，怎样治疗，效果如何？

（2）其他病史：既往史、个人史、家族史、过敏史有无异常？是否有肝炎、胆囊炎、胆结石等病史？

2. 梁丘、犊鼻主治

梁丘：①膝肿痛、下肢不遂等下肢病证；②急性胃痛；③乳痈、乳痛等乳疾。

犊鼻：膝痛、屈伸不利、下肢麻痹等下肢、膝关节疾患。

3. 双重诊断：

中医诊断：黄疸，阴黄（寒湿阻遏证）。

西医诊断：慢性病毒性肝炎。

4. 肺结核抗结核药疗效判定

以痰检结核菌持续3个月转阴为主要指标，X线检查病灶吸收、硬结为第二指标。

053号题

【题干】

1. 女，19岁。经血淋沥不尽，纳呆便溏，问诊

2. 条口、丰隆主治

3. 患者，男，46岁。水肿反复消长不已，面浮身肿，腰以下甚，按之凹陷不起，尿量减少，腰酸冷痛，四肢厥冷，怯寒神疲，面色白，心悸胸闷，喘促难卧，腹大胀满，舌质淡胖，苔白，脉沉细。有急性肾炎病史。血常规显示血红蛋白为98g/L。尿常规显示：蛋白尿，血尿。请给出中西医诊断

4. 肝功能ALT升高提示的临床意义

【答题要求】根据你抽取题目的要求，进行口头答辩，时间15分钟。

【答案解析】

1. 女，19岁。经血淋沥不尽，纳呆便溏，问诊

（1）现病史

①主症的时间，程度：经血淋沥不尽持续的时间？经血的颜色是淡红，鲜红，深红，还是紫暗？经血是黏稠还是有血块？纳呆便溏持续的时间？每天的饮食量是多少？每天几次大便？

②伴随症状：是否伴有神疲肢倦、气短懒言？有无面浮肢肿，小腹空坠？有无四肢不温？有无腰膝酸软？带下是否正常？是否伴有失眠多梦？是否伴有五心烦热、盗汗？是否伴有畏寒肢冷、小便频数？

③诊疗经过：是否进行过激素六项、基础体温、宫颈黏液等检查？是否确诊？是否治疗，怎样治疗，效果如何？

（2）其他病史：既往史、个人史、家族史、过敏史有无异常？

（3）月经史：初潮年龄？既往月经周期、经期、经量颜色如何？有无崩漏史？有无口服避孕药或其他激素史？有无内科出血病史？

2. 条口、丰隆主治

条口：①下肢痿痹，转筋；②肩臂痛；③脘腹疼痛。

丰隆：①头痛、眩晕、癫狂；②咳嗽、痰多等痰饮病证；③下肢痿痹；④腹胀、便秘。

3. 双重诊断

中医诊断：水肿（肾阳衰微证）。

西医诊断：慢性肾小球肾炎。

4. 肝功能里 ALT 升高提示的临床意义

血清丙氨酸氨基转移酶（ALT）是非特异性肝损害指标。各型急性肝炎在黄疸出现前 3 周，ALT 即开始升高，慢性肝炎时 ALT 可持续或反复升高，有时成为肝损害唯一表现。重型肝炎患者若黄疸迅速加深而 ALT 反而下降，则表明肝细胞大量坏死。

054 号题

【题干】

1. 女，50 岁。失眠、心悸、盗汗，问诊

2. 内庭、公孙主治

3. 患者，女，28 岁。食欲不振，食入难化，恶心呕吐，脘部痞闷，大便不畅，舌苔白滑，脉象虚弦。X 线钡餐检查为龛影。请给出中西医诊断

4. 中毒性痢疾的治疗

【答题要求】根据你抽取题目的要求，进行口头答辩，时间 15 分钟。

【答案解析】

1. 女，50 岁。失眠、心悸、盗汗，问诊

（1）现病史

①主症的时间，程度：患者是入睡困难，寐而易醒，还是醒后不能再寐，甚则是彻夜不寐？发病的时间？有无诱发因素？

②伴随症状：是否伴有心烦、多梦？有无头晕耳鸣？有无腰膝酸软、五心烦热？有无咽干少津？有无心悸心慌？食欲如何？二便是否正常？

③诊疗经过：是否做过相关检查？是否确诊？有无治疗，怎样治疗，效果如何？

（2）其他病史：既往史、个人史、家族史、过敏史有无异常？

（3）月经史：初潮年龄？既往月经是否规律？目前月经周期、行经期、经量色质是否正常？

2. 内庭、公孙主治

内庭：①齿痛、咽喉肿痛、鼻衄等五官热性病证；②热病；③吐酸、腹泻、痢疾、便秘等肠胃病证；④足背肿痛，跖趾关节痛。

公孙：①胃痛、呕吐、腹痛、腹泻、痢疾等脾胃肠腑病证；②心烦、失眠、狂证等神志病证；③逆气里急、气上冲心（奔豚气）等冲脉病证。

3. 双重诊断

中医诊断：呕吐（脾胃气虚证）。

西医诊断：胃溃疡。

4. 中毒性痢疾的治疗

应采取综合急救措施，力争早期治疗。

（1）抗菌治疗。药物选择基本与急性菌痢相同，但应先采用静脉给药，情况好转后改为口服。此外可用第三代头孢菌素，如头孢哌酮、头孢拉定、头孢噻肟等。

(2) 抗休克治疗。

(3) 防治脑病。发热者应给予物理降温，可以降低氧耗或减轻脑水肿。对于高热及频繁惊厥患者可以短暂给予冬眠合剂氯丙嗪及异丙嗪各 1 ~ 2mg/kg 肌肉注射，可以加强物理降温的效果。

(4) 抢救呼吸衰竭。保持呼吸道通畅，给氧，严格控制入液量。

055 号题

【题干】

1. 男，60 岁。排便困难，四肢不温，问诊

2. 三阴交、地机主治

3. 患者，女，60 岁。膝关节疼痛，痛势较剧，部位固定，遇寒则痛甚，得热则痛缓，关节屈伸不利，局部皮肤有寒冷感。舌质淡，舌苔薄白，脉弦紧。血清抗“O”阳性，而类风湿因子阴性。请给出中西医诊断

4. 喘息性慢性支气管炎与支气管哮喘的鉴别

【答题要求】根据你抽取题目的要求，进行口头答辩，时间 15 分钟。

【答案解析】

1. 男，60 岁。排便困难，四肢不温，问诊

(1) 现病史

①主症的时间，程度：排便困难持续的时间？有无诱发因素？大便是否干结？四肢不温的程度？

②伴随症状：是否伴有大便变形？便后是否有血？是否伴有周期性肛门疼痛？排便后肛门是否具有异物感？便后肛门有无异物突出？有无腹痛，得暖则减？有无腰膝酸冷？是否伴有倦怠乏力？是否伴有畏寒？

③诊疗经过：是否做过肛门指诊等相关检查？有无治疗，怎样治疗，效果如何？

(2) 其他病史：既往史、个人史、家族史、过敏史有无异常？

2. 三阴交、地机主治

三阴交：①肠鸣腹胀、腹泻等脾胃虚弱诸证；②月经不调、带下、阴挺、不孕、滞产等妇产科病证；③遗精、阳痿、遗尿等生殖泌尿系统疾患；④心悸，失眠，眩晕；⑤下肢痿痹；⑥阴虚诸证；⑦湿疹、瘾疹等皮肤疾患。

地机：①痛经、崩漏、月经不调等妇科病证；②腹痛、腹泻等脾胃病证；③小便不利、水肿等脾不运化水湿病证；④下肢痿痹。

3. 双重诊断

中医诊断：风寒湿痹（痛痹）。

西医诊断：风湿性关节炎。

4. 喘息性慢性支气管炎与支气管哮喘的鉴别

喘息型慢性支气管炎一般多见于中老年，咳嗽、咳痰症状较为突出，往往因咳嗽反复发作，迁延不愈而伴有喘息。支气管哮喘患者常有个人或家族过敏性病史，多数自幼得病，早期以哮喘症状为主，突发突止，应用解痉药症状可明显缓解，间歇期一般可无症状。支气管哮喘反复发作多年后并发慢性支气管炎

056 号题

【题干】

1. 男，60 岁。喘咳气涌，痰多质黏色黄，问诊

2. 阴陵泉、血海主治

3. 患者，男，27 岁。全身浮肿 1 周，双下肢尤为明显，按之没指，小便短少，身体困重，胸闷，纳呆，泛恶，舌苔白腻，脉沉缓。实验室检查：24 小时尿蛋白含量为 3.8g，血浆白蛋白量 28g/L，血清总胆固醇 6.49mmol/L。请给出中西医诊断

4. 肾病综合征的诊断

【答题要求】根据你抽取题目的要求，进行口头答辩，时间 15 分钟。

【答案解析】

1. 男，60 岁。喘咳气涌，痰多质黏色黄，问诊

（1）现病史

①主症的时间，程度：病人喘咳气涌发病的时间？发作有无规律？有无诱发因素？痰多质黏色黄出现的时间？痰液是否腥臭难闻？

②伴随症状：是否伴有发热？是否胸闷窒塞？是否伴有哮鸣如吼？是否伴有胸痛？痰中是否有脓？是否咳血？是否心慌心悸？有无口渴而喜冷饮？睡眠如何？食欲如何？大小便有无异常？

③诊疗经过：是否进行过胸部 X 线片检查？是否确诊？有无治疗，怎样治疗，效果如何？

（2）其他病史：既往史、个人史、家族史、过敏史有无异常？既往是否有慢性阻塞性肺疾病的病史？有无吸烟史？

2. 阴陵泉、血海主治

阴陵泉：①腹胀、腹泻、水肿、黄疸等脾湿证；②小便不利、遗尿、尿失禁等泌尿系统疾患；③膝痛、下肢痿痹等下肢病证；④阴部痛、痛经、带下、遗精等妇科、男科病证。

血海：①月经不调、痛经、经闭等妇科病证；②瘾疹、湿疹、丹毒等血热性皮肤病；③膝股内侧痛。

3. 双重诊断

中医诊断：水肿（阳水，水湿浸渍证）。

西医诊断：肾病综合征。

4. 肾病综合征的诊断

（1）诊断标准：①尿蛋白超过 3.5g/d；②血浆白蛋白低于 30g/L；③水肿；④高脂血症。其中①②两项为诊断所必需。

（2）诊断内容：①确诊肾病综合征；②确认病因：首先排除继发性和遗传性疾病，才能确诊为原发性肾病综合征，最好进行肾活检，做出病理诊断；③判断有无并发症。

057 号题

【题干】

1. 男，70 岁。小便点滴不通，尿时灼热，伴口黏 2 天，问诊

2. 通里、神门主治

3. 庞某，女，29 岁，已婚，干部。患者平素月经正常，曾经多次流产，并有输卵管炎病史，素体虚弱。末次月经：2015 年 11 月 18 日，5 天前阴道少量出血，较平日月经量明显减少，色暗红，淋沥至今，自觉恶心欲呕，1 天前劳累后出现右侧腹部隐痛。查体：T 36.6℃，P 84 次/分，BP 110/80mmHg。右侧下腹部压痛（阳性），脉弦滑无力。妇科检查：阴道可见暗红色分泌物；子宫体：软，稍大，右侧附件区可触及软性包块，压痛（阳性）。辅助检查：血 HCG 1790U/L；B 超：宫腔内未见孕囊，右侧附件区可见一大小约 3cm 包块。请给出中西医诊断

4. 原发性支气管肺癌的实验室及辅助检查

【答题要求】根据你抽取题目的要求，进行口头答辩，时间 15 分钟。

【答案解析】

1. 男，70 岁。小便点滴不通，尿时灼热，伴口黏 2 天，问诊

（1）现病史

①主症的时间，程度：小便点滴不通的程度？一天小便总量是否减少？发病缓急？有无诱发因素？排尿是否有中断？尿时灼热是否疼痛？小便颜色如何？

②伴随症状：除伴口黏外，是否伴有小腹胀满？是否有身热不扬？有无口渴不欲饮？大便是否正常？有无阳痿不举？

③诊疗经过：是否进行过前列腺指诊、尿常规等检查？是否确诊？有无治疗，怎样治疗，效果如何？

（2）其他病史：既往史、个人史、家族史、过敏史有无异常？

2. 通里、神门主治

通里：①心悸、怔忡等心病；②舌强不语，暴喑；③腕臂痛。

神门：①心痛、心烦、惊悸、怔忡、健忘、失眠、痴呆、癫狂痫等心与神志病证；②高血压；③胸胁痛。

3. 双重诊断

中医疾病诊断：癥瘕（未破损期）。

西医诊断：异位妊娠。

4. 原发性支气管肺癌的实验室及辅助检查

（1）影像学检查：是发现肺癌的重要方法之一。包括胸部透视，正、侧位胸部平片，高电压摄片，体层摄片及计算机体层扫描（CT）。

①中央型肺癌可见肺门增大及纵隔肿块，或阻塞性肺气肿、肺炎、肺不张等。

②周围型肺癌早期为较淡薄、边界不清的小圆形病灶；癌瘤增大呈类圆形或分叶状，密度较高，或呈毛刺放射状阴影。

（2）痰液脱落细胞检查：可直接发现癌细胞，是简单而重要的早期诊断方法之一，其阳性率可达 70%～80%，应取新鲜标本多次送检。

（3）纤维支气管镜检查：能直接窥视生长于大支气管中的癌瘤，对中央型肺癌诊断有帮助，并可取病变组织做病理检查或取分泌液做脱落细胞检查。

（4）活组织检查病理学检查：对肺癌的确诊和组织分型具有决定性意义。

（5）其他：放射性核素肺扫描、开胸探查等。

058号题

【题干】

1. 水肿，泛恶一个月，问诊

2. 后溪、天宗主治

3. 患者起病急骤，大便频频，痢下鲜紫脓血，腹痛剧烈，后重感特著，壮热口渴，头痛烦躁，恶心呕吐，舌质红绛，舌苔黄燥，脉滑数。大便培养有痢疾杆菌生长。请给出中西医诊断

4. B型心钠素（BNP）45pmol/L临床意义

【答题要求】根据你抽取题目的要求，进行口头答辩，时间15分钟。

【答案解析】

1. 水肿，泛恶一个月，问诊

（1）现病史

①主症的时间，程度：是眼睑先肿还是下肢先肿？水肿是指凹性还是非指凹性？发病缓急？有无诱发因素？有无乳蛾、心悸、疮毒、紫癜以及久病体虚病史？恶心是阵发性还是持续性？

②伴随症状：神志是否清楚？是否伴有身体困重？是否胸闷喘息？食欲如何？有无腹胀？是否呕吐？小便是否正常？是否伴有畏寒肢冷、面色㿠白？大便是否正常？有无腰膝酸软？

③诊疗经过：是否做过肾功能、尿常规等相关检查？是否确诊？有无治疗，怎样治疗，效果如何？

（2）其他病史：既往史、个人史、家族史、过敏史有无异常？

2. 后溪、天宗主治

后溪：①头项强痛、腰背痛、手指及肘臂挛痛等痛证；②耳聋，目赤；③癫狂痫；④疟疾。

天宗：①肩胛疼痛、肩背部损伤等局部病证；②乳痈；③气喘。

3. 双重诊断

中医诊断：痢疾（疫毒痢）。

西医诊断：细菌性痢疾。

4. B型心钠素（BNP）45pmol/L临床意义

（1）用于心衰的诊断、分级和预后判断：心衰早期BNP即升高，升高水平与心衰程度呈正比，NT－PRO－BNP＞2000pg/mL基本可确定心衰。NT－PRO－BNP＜400pg/mL基本可除外心衰。

（2）AMI诊断：BNP可反映心肌梗死面积及严重程度。

（3）呼吸困难的鉴别：心源性呼吸困难BNP和NT－PRO－BNP升高，肺源性呼吸困难BNP和NT－PRO－BNP不升高。

（4）心脏疾病治疗检测：观察BNP和NT－PRO－BNP的变化可指导心衰治疗。

（5）其他心脏疾病诊断：如肥厚梗阻性心肌病和扩张性心肌病BNP会升高，增高幅

度与心肌肥厚程度呈正比。

059 号题

【题干】

1. 膝关节疼痛，肌肤麻木，问诊

2. 听宫、攒竹主治

3. 患者，男，45 岁。吐血色红，脘腹胀闷，嘈杂不适，甚则作痛，夹有食物残渣，口臭，便秘，大便色黑，舌质红，苔黄腻，脉滑数。既往有胃溃疡病史。请给出中西医诊断

4. 渗出液和漏出液的区别

【答题要求】根据你抽取题目的要求，进行口头答辩，时间 15 分钟。

【答案解析】

1. 膝关节疼痛，肌肤麻木，问诊

（1）现病史

①主症的时间，程度：膝关节疼痛持续的时间？疼痛部位是游走性还是固定于一个部位？是双侧还是单侧？关节有无红、肿？发作有无规律？跟气候变化是否有关？发病前有无诱发因素？肌肤麻木的范围？

②伴随症状：关节活动度如何？是否伴有身体困重？有无皮下结节和环形红斑？是否伴有肌肉萎缩？有无胸闷？食欲如何？小便是否正常？

③诊疗经过：是否做过抗链“O”和类风湿因子（RF）相关检查？是否确诊？有无治疗，怎样治疗，效果如何？

（2）其他病史：既往史、个人史、家族史、过敏史有无异常？

2. 听宫、攒竹主治

听宫：①耳鸣、耳聋、聤耳等耳疾；②齿痛。

攒竹：①头痛，眉棱骨痛；②眼睑瞤动、眼睑下垂、口眼㖞斜、流泪、目视不明、目赤肿痛等眼疾；③呃逆。

3. 双重诊断

中医诊断：血证，吐血（胃热壅盛证）。

西医诊断：急性上消化道出血。

4. 渗出液和漏出液的区别

	漏出液	渗出液
原因	非炎症所致	炎症、肿瘤或物理、化学刺激
外观	淡黄，浆液性	不定，可为黄色、脓性、血性、乳糜性
透明度	透明或微浑	多浑浊
比重	<1.018	>1.018
凝固性	不自凝	能自凝
黏蛋白定性	阴性	阳性
蛋白质定量	25g/L 以下	30g/L 以上

续表

	漏出液	渗出液
葡萄糖定量	与血糖相近	常低于血糖水平
细胞计数	常 $<100\times10^6/L$	常 $>500\times10^6/L$
细胞分类	以淋巴、间皮细胞为主	不同病因，分别以中性粒细胞或淋巴细胞为主
细菌检查	阴性	可找到致病菌
细胞学检查	阴性	可找到肿瘤细胞

060 号题

【题干】

1. 患者，女，25 岁。腹痛隐隐，时作时止，问诊

2. 胃俞、肾俞主治

3. 患者，男，30 岁。过量饮酒后，胃脘疼痛，胀满拒按，嗳腐吞酸，呕吐不消化食物，其味腐臭，吐后痛减，不思饮食，大便不爽，得矢气及便后稍舒，舌苔厚腻，脉滑。胃镜见胃黏膜充血、水肿，有中性粒细胞浸润。请给出中西医诊断

4. 原发性支气管肺癌远端转移的症状

【答题要求】根据你抽取题目的要求，进行口头答辩，时间 15 分钟。

【答案解析】

1. 患者，女，25 岁。腹痛隐隐，时作时止，问诊

（1）现病史

①主症的时间，程度：腹痛的部位是上腹，脐腹部，少腹，还是小腹？疼痛发生的频率？疼痛持续的时间？发作有无规律？遇冷是否加重？疼痛是否喜按？有无诱发因素？

②伴随症状：是否神疲乏力，气短懒言？有无形寒肢冷？食欲如何？大小便有何变化？

③诊疗经过：是否做过相关检查？是否确诊？有无治疗，怎样治疗，效果如何？

（2）其他病史：既往史、个人史、家族史、过敏史有无异常？

（3）月经史：初潮年龄？既往月经周期、行经期、经量色质是否正常？有无痛经病史？有无癥瘕病史？

2. 胃俞、肾俞主治

胃俞：胃脘痛、呕吐、腹胀、肠鸣等。

肾俞：①头晕、耳鸣、耳聋等肾虚病证；②遗尿、遗精、阳痿、早泄、不育等泌尿生殖系疾患；③月经不调、带下、不孕等妇科病证；④腰痛；⑤慢性腹泻。

3. 双重诊断

中医诊断：胃痛（饮食伤胃证）。

西医诊断：急性胃炎。

4. 原发性支气管肺癌远端转移的症状

（1）肺癌转移至脑、中枢神经系统时，可发生头痛、呕吐、眩晕、共济失调、脑神经

麻痹、单肢麻痹、半身不遂以及其他神经症状。

（2）转移至骨骼，特别是肋骨、脊椎、骨盆时，则有局部疼痛和压痛。

（3）有肝转移时，可出现厌食、肝大、黄疸和腹水等。

（4）肺癌多首先发现锁骨上和颈部淋巴结肿大。皮下转移时，可触及皮下结节。